머 리 말

현재 우리 나라에 출간되어 있는 사교 댄스에 관한 서적이 근 10여가지나 되지만 이들 대부분의 내용이 외국의 원본을 그대로 옮긴 경향이 많아 실제 그런 교본을 바탕으로 춤을 추어보려는 사람에게는 기본 스텝이 제대로 맞지 않아 당황하게 되는 경우가 많다. 그도 그럴 것이 거기에는 프로나 댄스 경연대회 등에서 시도되는 변형 스텝이나 워크에 의해 추어지는 패턴이 그대로 실려있기 때문이다.

이러한 모순을 없이 하기 위해 본인은 무도계에 몸 담은지 별로 오래되지는 않았지만 감히 그간의 경험과 이론적인 바탕을 두어 그야말로 알기 쉽고 어디서든 사교춤을 멋지게 출 수 있도록 이 책을 엮어 본 것이다. 특히 카바레 등 흔히 이용하는 사교장에서 가장 인기있는 춤 종목인 지르바에는 30가지의 기본 스텝을 완전히 도해하여 완벽을 기했다.

무도인의 한 사람으로서 일반 사교 댄스의 체계적 정립과 무도 풍토 쇄신이라는 일념에서 모든 성과 열을 쏟아 꾸며본 댄스 교본이라, 누구나 간단히 어디서든 사교 춤을 출 수 있게 되리라 믿어 의심치 않는다.

1988. 8.

한 명 호

차 례

머리말

댄스의 기초 지식 ······ 5

댄스의 역사 / 댄스의 종류 / 댄스와 음악 / 댄스를 즐기기 위해

댄스의 기본 ······ 13

스탠스 / 호울드 / 워크 / 리드와 폴로우 / 댄스 기본 스텝의 참고 사항

지 르 바 ······ 23

1. 전진 & 후진 2. 좌회전 & 우회전 3. 우회전 보내기
4. 전진하며 돌기 5. 제자리 돌기 6. 어깨걸이
7. 우회전 시키며 돌아나오기 8. 앞·뒤 건너며 보내기
9. 허리잡고 돌기 10. 여자 2회 돌려주기 11. 비켜서 돌면서 여자 2회 돌려주기 12. 4 Step 돌기 13. 등 뒤로 보내고 앞으로 당겨 돌려주기 ① 14. 어깨걸이 하며 건너가기 15. 등 뒤로 보내고 앞으로 당겨 돌려주기 ② 16. 4 Step 밀고 당기기
17. 제자리 2회 돌려주기 18. 4 Step 우회전하기 19. 4 Step 전진 & 후진 20. 제자리 2회전 시켜주기 21. 허리잡고 좌·우 방향 바꾸기 22. 4 Step 좌회전하기 23. 남·녀 전진하며 같이 돌기 24. 손 허리감고 돌며 보내기 25. 앞·뒤 건너가며 2회 돌려주기 26. 건너가며 옆에 서기 27. 등 뒤로 손 꺾어 당기며 돌려주기 28. 대각선 건너가기 29. 좌회전 후 후진하며 밀어 돌려주기 30. 2회 회전하고 후진하며 4Step or 5Step

블 루 스 ——————————————————————— 89

1. 록 스텝 2. 드리이 스텝 3. 턴 4. 트윈클 & 스위블
5. 샤세 6. 지그자그 7. 오픈 8. 오픈 턴 9. 오픈 리버스 턴 10. 방향 전환 11. 스핀 12. 로터리 지그자그
13. 크로스 스위블 14. 트위스트 턴 15. 4 스텝 16. 5 스텝
17. 트위스트 오픈 샤세 18. 샤세 리버스 턴 19. 샤세 턴
20. 링크 〈연결 연습〉

트 롯 트 ——————————————————————— 155

1. 샤세 2. 오픈(one) 3. 오픈(three) 4. 오픈 턴
5. 로터리 지그자그에 이은 트위스트 턴 〈연결 연습〉

왈   츠 ——————————————————————— 169

1. 오른쪽 전진 체인지 2. 왼쪽 전진 체인지 3. 내츄럴 턴
4. 리버스 턴 5. 내츄럴 스핀 턴
〈연결 연습〉

탱   고 ——————————————————————— 183

1. 워킹 드리이 스텝 2. 오픈 3. 링크 4. 오픈 턴
5. 스위블 턴
〈연결 연습〉

댄스의 기초지식

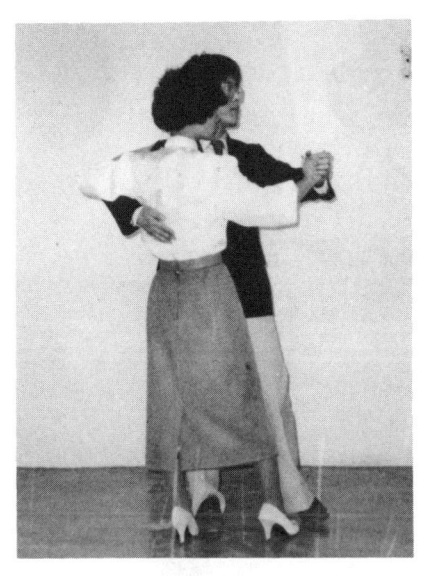

댄스의 역사

❖ 로열 댄스에서 왈츠로

댄스가 처음 하나의 형식을 갖추고 춤추어질 수 있게된 것은 유럽의 중세기 무렵부터라고 한다. 프랑스에 있어 궁정을 중심으로 귀족 문화가 성숙해감에 따라 「궁정 무용(로열 댄스)」이 번성해졌다. 이 즈음의 댄스는, 귀족이 상호 인사를 나누면서 춤추는 매우 우아한 것으로 메뉴엣, 가봇트, 폴카, 마즈르카 등이 유행되었다.

이 궁정을 중심으로 한 사교 댄스는 프랑스 혁명을 계기로 급속히 쇠퇴해지고 19세기 초부터 왈츠가 융성을 이루어 사교 댄스는 대중적인 것이 되었다.

❖ 라틴계 댄스의 발생

라틴계 댄스를 그 리듬의 발생을 따라 더듬어 보면 대부분이 쿠바의 하바네라에 기원을 두고 있다. 이 하바네라는 부두에서 작업하는 뱃사람들이 작업을 서두를 때에 손으로 뱃전을 두들겼던 장단에서 발생한 것이라 일컬어지고 있다.

브라질의 삼바, 아르헨티나의 탱고, 멕시코의 바이온, 카리브해 연안의 카리프소 등이 모두 이 하바네라에서 파생된 것이다. 룸바는, 뉴욕에서 미국인이 이 하바네라를 새로 고쳐 만든 것이다.

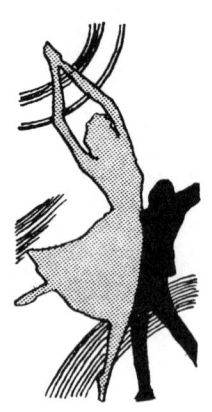

댄스의 종류

❖ 전통적 댄스와 풍속 댄스

댄스에는 크게 두 가지 측면이 있다. 하나는 정통적인 흐름을 오늘날에도 전승하는 전통적인 것으로 왈츠나 탱고가 그 대표적인 것이다. 또 하나는 현대의 디스코로 이어지는 것과 같은 풍속적인 것이다.

사교 댄스는 실제에 있어 시대와 함께 댄스 자체가 갖가지로 변화해 가는데, 오늘날의 사교 댄스를 한마디로 정의한다면, 정통적인 흐름을 바탕으로 하고, 현대적인 감각으로 어렌지한 것이라 말할 수 있다.

또 한가지 분류 방법은 모던 댄스와 라틴 댄스의 2계통으로 나눈다. 모던 댄스라 함은, 유럽 등지에서 옛부터 춤추어 왔던 왈츠나 탱고 등을 말하는 것이다. 한편, 룸바나 삼바와 같이 라틴 음악에 의해 춤추는 것을 라틴 댄스라하여 그 대부분이 제2차 세계대전 후에 유행된 것이다.

이 모던 댄스와 라틴 댄스의 2계통은, 매우 대조적인 특징을 지니고 있다.

모던 댄스의 경우에는,
1. 일정한 방향으로 진행해 간다.
2. 확실한 호울드(남녀가 짝지어 껴안는 방법)의 자세를 취해야 한다.

라는 루울이 정해져 있다. 이에 반하여 라틴 댄스에서는,
1. 진행 방향이 정해져 있지 않아, 어디를 향하여 춤추어도 상관없다.
2. 호울드의 행동 거지도 상당히 자유로와 한 손을 잡기도 하고, 양손을 다 떼고 춤추는 스타일도 있다.

즉, 규범에 따라 춤추는 것이 모던 댄스, 자연스런 몸 놀림의 스타일을 라틴 댄스라 말할 수 있다.

그러한 특징에서 모던 댄스를 루울 댄스, 라틴 댄스를 프리이 댄스라고도 한다.

❖ 볼룸 댄스

볼룸 댄스란 정통파의 댄스, 이른바 댄스 경기 대회에서 춤출 수 있는 댄스를 말한다. 이제까지 댄스라 말하면 댄스 홀에서 춤추는 것이 볼룸 댄스라 생각되었으나 시대에 따라서 그 개념이 달라졌다. 본격적인 볼룸 댄스라 하면 우선, 파아트너의 상당히 숙달된 테크닉이 요구되며, 플로어도 굉장히 넓지 않으면 테크닉 구사에 여러가지 장해나 제약을 받게 되는 것이다. 그래서 댄스의 기본적인 아름다움은 완성된 테크닉이라는 점에서 볼룸 댄스

를 결코 무시할 수 없는 것이다.

❖ 패밀리 댄스

패밀리 댄스란 사교 춤을 가장 기본에 알맞게 현대화한 것이다. 종래의 댄스에선 L·O·D(무답선의 방향)라 하여 일정한 방향으로 플로어를 진행해야 하는 방법이 정해져 있었지만, 집안의 거실 등에서는 그러한 규정을 지킬 정도의 넓은 공간이 없는 것이 보통이다. 그래서, 스퀘어 피이트 댄스는 1피이트(90센치) 사방에서도 춤출 수 있는 어레인지도 고려되어 보다 대중적인 것이 되었다. 가령 라디오에서 흘러나오는 음악에 맞추어 그자리에 있는 사람이 즉석에서 춤출 수 있는 친근한 댄스로 되어가고 있다는 것이다.

❖ 스포츠 댄스

스포츠 댄스란 디스코로 대표되는, 몸체를 마음껏 움직이는 댄스를 말한다. 어디서나 누구와도, 음악만 있으면 춤출 수 있고 기본적인 스텝에서부터 갖가지 바리에이션을 누구나 구사할 수 있는, 가장 대중적 흥미를 돋구는 댄스라 말할 수 있다.

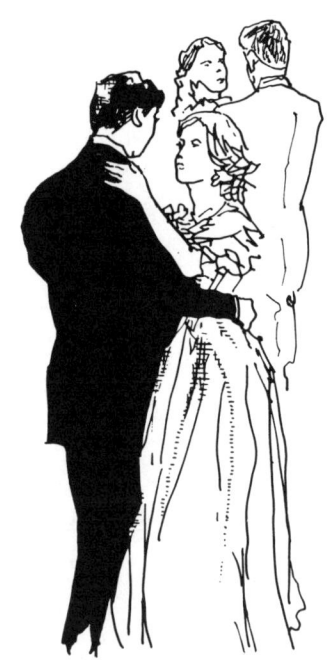

댄스의 기초 지식

댄스와 음악

❖ 스텝을 밟기 전에 음악에 친숙해진다

댄스와 음악은 그 관계가 아주 밀접하다. 그런데 생전 처음 댄스를 배우려는 사람이 염두에 두어야 하는 것은, 우선 스텝의 족형이다. 댄스 교실에서 또는 혼자서 한손에 책을 펴 들고, 오른발, 왼발, 오른발…… 이런 식으로 스텝에 열중하게 된다. 음악도 없이 오른발, 왼발…… 로는 댄스라 말할 수 없다.

댄스가 음악에 맞추어 추어져야 하는 것이라면 먼저 음악을 이해할 필요가 있다. 예를 들어 댄스 교본을 보아가며 스텝 연습을 할 때에도 장단이 맞는 음악이 곁들여지면 자연 머리에 들어오는 터득이 달라지게 되는 것이다.

❖ 리듬을 빨리 이해하자

그러면 음악을 그냥 막연하게 듣고만 있으면 되느냐 하면 그것이 아니다. 음악에는 멜로디, 하아모니, 리듬이라는 3요소가 있는데 사교춤을 추려면 이 3요소중 리듬에 맞출 필요가 있으므로 곡의 리듬에 주의해야 한다. 클래식이나 로큰로울에서나 음악에는 리듬이 있다. 왈츠는 3박자, 로큰롤울에선 2박자, 4박자 등 각기의 리듬이 있는데 우선 이 리듬을 분별할 수 있어야 한다.

「1, 2, 3, 4, 1, 2, 3……」이것은 예컨대, 로큰로울 음악을 듣고 있는 사람이 발로 박자를 맞추는, 그 탁, 탁, 탁의 장단과 마찬가지이다.

그리고 리듬에는 한 소절 중에 강약의 악센트가 반드시 있다. 가령, 왈츠에서는 「쿵, 찻, 찻」과 같이 음악의 율동 즉, 음절이 처음부터 끝까지 변함없이 반복되고 있다. 이러한 음의 강약이나 장단이 한 소절에 몇 개가 배열되어 있는 것을 리듬이라 한다.

음악을 들으면서, 4박자의 곡이라는 것이 판별되면, 다음에 손 박자로 1박자째를 맞추어 때려 보도록 한다. 이것이 강의 부분이다.

이것을 정확하게 맞출 수 있게되면, 댄스를 80퍼어센트 마스터한 것과 다름없다. 왜냐 하면 댄스는 이 1박자째부터 첫발을 내딛는 것이므로 이 첫발을 바로 내딛을 수 있게 되면 다음은 음악에 따르기만 하면 맞게 되는 것이다.

여하튼 이 1박자째를 손뼉으로 잘 맞출 수 있게되면, 자연 그 곡이 왈츠인지 탱고인지를 분별할 수 있게 된다.

❖ 음악의 3요소

그러면 댄스에 필요한 음악의 요소를 간추려 본다.

① 타 임
  타임이란 한 소절 안에 있는 박자의 수를 말한다. 예컨대, 왈츠는 3박자, 폭스트롯, 탱고, 맘보 등은 4박자, 삼바는 2박자이다.

② 템 포
  음악이 연주되는 속도를 말한다. 왈츠의 템포가 32소절이라면, 3박자 한소절이 1분간에 32회 되풀이 되는 것을 말한다. 보통 1분간에 30소절에서 34소절 정도의 것이 춤추기 쉬운 템포이다.

③ 리 듬
  음악의 박자에는 강약이 있다. 그 강한 박자의 곳을 악센트라 하며, 악센트가 있는 박자의 규칙적인 반복을 리듬이라고 한다.

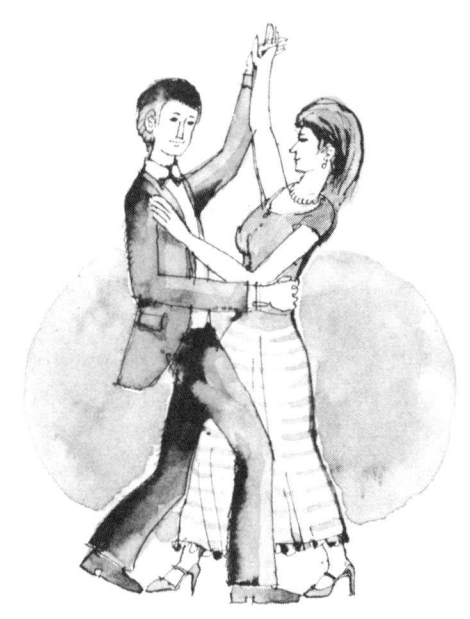

댄스의 기초 지식

댄스를 즐기기 위해

❖ 인생을 즐겁고 건강하게

흔히 말하는 바이지만「보행할 수 있는 사람이라면 누구나 춤을 출 수 있다.」는 것이다. 가족끼리 어울려 즐길 수도 있으며 가족 이외의 사람이라도 처음 참석한 파티에서 권유를 받게 되어 추어야 할 경우도 있을 수 있다. 손을 마주 잡고 춤추는, 평소 그러한 경험이 없기 때문에 이러한 계기가 새로운 커뮤니케이션을 조성하게 하는 것이다.

우리 나라에서는 포옹하거나 키스를 하는 습관이 별로 없으므로 처음은 부끄러울지 모르나 과감하게 춤추어 보자. 그러면 이제까지와는 다른 친근감이 느껴질 것이다.

여성은 발끝을 세우고 걷게 되므로 발목이 세게 졸라매어져 가늘어진다고도 한다.

새삼스럽게 스포츠를 하고자하면 웬일인지 두렵기도 하지만, 음악이 있으면 당장이라도 시작할 수 있는 사교 댄스는 생활을 풍요롭게 즐겨나가는 새로운 스포츠라 말할 수 있다.

❖ 지켜야 할 매너

어떠한 분위기의 파티나 회합에서도 지켜야 할 매너를 잊어서는 안된다. 모두가 즐길 수 있도록 서로를 아끼는 마음가짐이 중요하다.

▶ 춤 추기 전에 ◀
① 활동하기 쉬운 복장을 할 것
　댄스는 전후 좌우로 움직이며 돌아가기 때문에 발을 충분히 벌릴 수 없는 좁은 스커트나, 한복은 실제 댄스에서는 어울리지 않으므로 피해야 한다. 또한 분위기에 어울리게 하는 것도 고려되어야 한다.
② 청결하고 깨끗하게
　아무리 핸섬한 남성이라도 잡은 손이 축축하거나 더러우면 여성에게 불쾌감을 주게 마련이다. 남녀가 다 같이 땀에 젖은 셔어츠나 블라우스 따위를 입어도 좋지가 않다. 특히 머리 손질, 입에서 나는 자극성 냄새 등에도 주의해야 한다. 여성의 경우는 파티에 나갈 때 약간의 향수를 뿌려 두는 것도 그다지 나쁘지 않다.

▶ 춤출 때 ◀
① 팔꿈치를 높이 올리지 말 것
　다른 커플에 부딪쳐 서로 불쾌감을 느끼게 된다.
② 파트너의 허리를 깊이 껴안아 자기 앞으로 당기지 말 것

11

마치 뱀이 감싼 것과 같은 아름답지 못한 호울드이다. 또 여성의 드레스도 당겨 올라가게 된다.
③ 여성은 남성이 어떠한 춤솜씨이건, 무관심한 행동을 취하면 안 된다.
  가령 남성의 춤솜씨가 서투르다 하여 고개나 머리를 숙이는 따위의 행동은 파트너에게 실례가 된다.
④ 남성은 무릎을 깊이 구부리지 않는다.
  실수로 저지른 스텝이라도 여성에게는 불쾌한 것이다. 댄스는 기품있게 추어야 함을 잊지 않도록 한다.
⑤ 거친 발소리를 내며 춤추면 안 된다.
  남에게 보이기 위해 춤추고 있는 것이 아니다.
⑥ 유별난 제스처는 하지 않는다.
  리듬에 잘 맞는 춤이라 해도 몸짓, 손짓이 유별난 춤은 모처럼의 분위기를 망그러뜨린다.
⑦ 춤추면서 다른 사람에게 신호 따위를 보내지 않는다.
  파트너를 무시하면 다시는 상대해 주지 않는다.
⑧ 남성은 여성을 옆으로 껴안지 않는다.
  여성의 양다리 사이에 허리를 의지하고 춤추는 남성은 누구나 상대해 주지 않는다.
⑨ 상대방의 기술에 맞추어 춤춘다.
  파트너가 처음 추는 사람인 경우는 보폭을 작게 잡아 상대방의 춤솜씨를 관찰하도록 한다. 간파한 다음은 서로의 기술에 알맞는 춤을 추는 것이 중요하다.

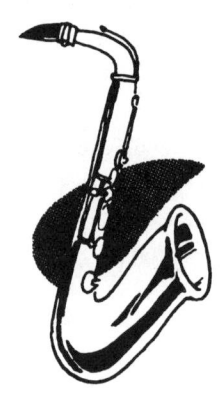

댄스의 기본

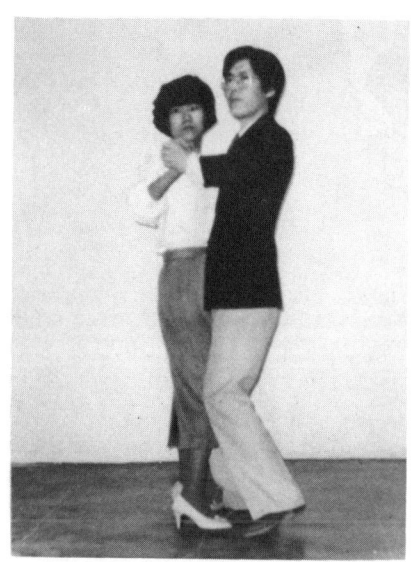

❖ 스탠스

　스탠스라 함은 이제부터 동작으로 들어가기 위해 취하는 자세이다. 스탠스는 춤출 때에도 언제나 흐트러져선 안 된다.
　스탠스의 기본은 학창 시절에 신장 측정을 했을 때의 자세이다. 되도록 등골을 똑바로 하고 턱을 당긴다. 좌우의 어깨는 자연스럽게 힘을 빼고 같은 높이가 되도록 한다. 한쪽으로 기울어지면 어디엔가 불필요한 힘이 가해져, 춤추는 동안에 밸런스가 흐트러지게 된다.
　올바른 스탠스는 발꿈치 위에 허리가, 그 위에 어깨가, 그리고 머리가 즉, 전신이 일직선으로 있는 상태를 말한다. 이 상태를 업 라이트 포우즈라고 부른다.

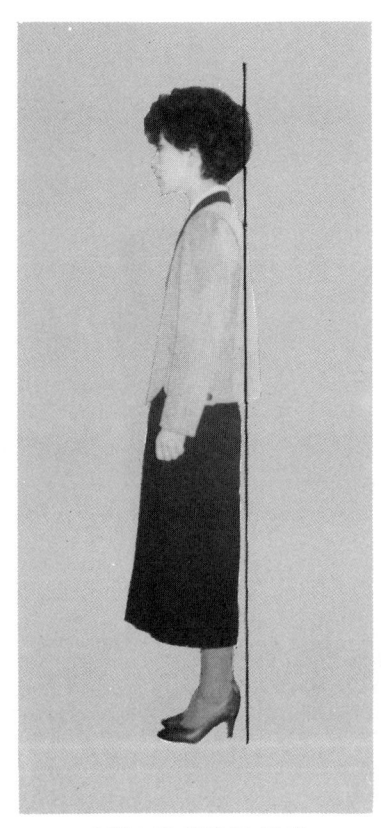

스탠스의 올바른 자세

댄스의 기본

❈ 호울드

올바른 스탠스를 취할 수 있게되면 다음은 호울드이다. 경쾌한 스텝을 밟기 위해서는 호울드가 중요한 역할을 한다.

호울드에서는 남자의 왼쪽은 오른쪽보다 조금 폭이 넓어진다. 이것은 보통, 남자가 왼쪽으로 돌아가게 되므로 몸체가 기울어지지 않기 위해, 오른쪽을 한껏 처지게 하면 올바른 자세를 유지할 수 있어 롱 사이드가 되는 것이다.

호울드의 모양은 한가지 뿐이 아니다. 세계의 각 나라에 따라 그 모양이 다르다. 기본 호울드를 마스터한 후 T·P·O에 맞추어 이색적인 호울드를 연구하는 것도 좋다.

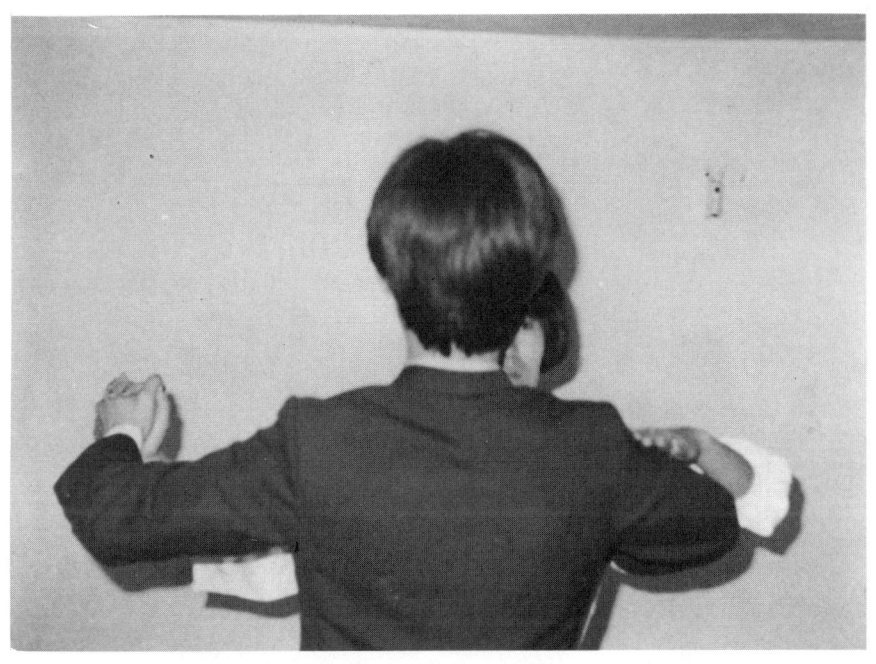

호울드의 올바른 자세(남성)

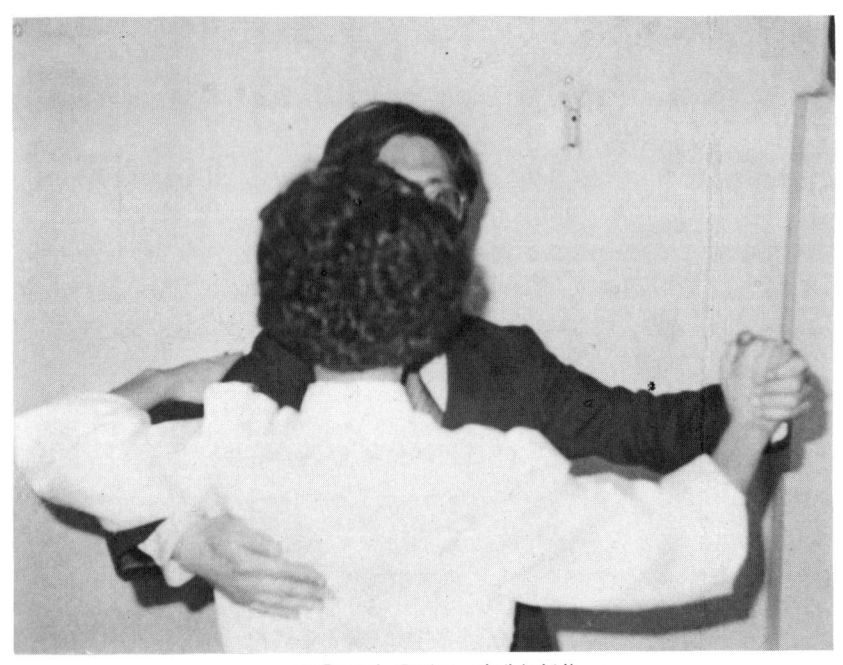

호울드의 올바른 자세(여성)

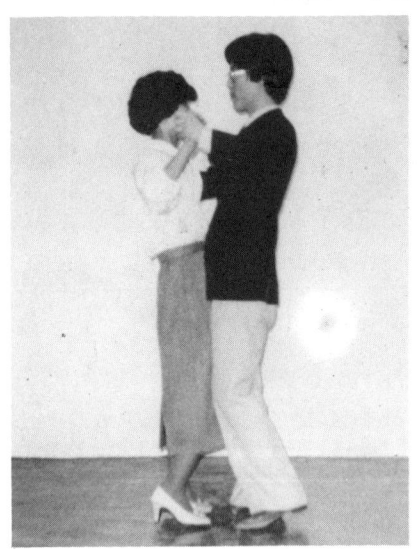
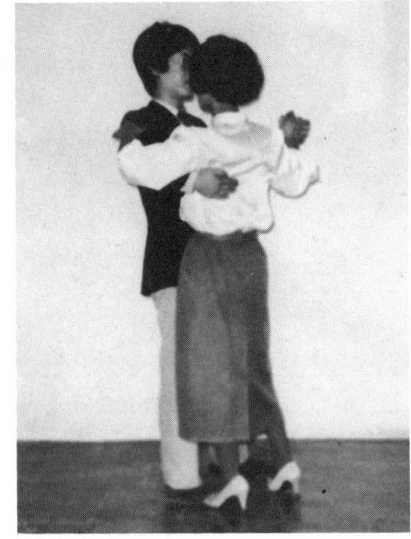

움직이기 시작하는 발(남성은 왼발, 여성은 오른발)의 뒤꿈치를 약간 쳐든다.

❖ 워 크

올바른 스탠스로 밸런스를 흐트리지 않고 걷는 것, 이것이 댄스의 기본이다. 여기서 주의해야 할 것은 전진, 후퇴 어느 경우에도 내딘은 발에 몸의 중심을 한 걸음 한 걸음 완전하게 이동해야 하는 것이다. 몸에 가해진 힘을 빼고 워크의 연습을 해 보기로 한다.

▶ 전진 워크 ◀

연습에선 어느 발부터 시작해도 상관없으나, 댄스의 경우는 남성이 왼발부터 나가는 것이 원칙이므로 남성은 왼발, 여성은 오른발부터 시작하자.

보통 보행의 경우와 마찬가지로 힘을 가하지 않고 일보 밸런스를 유지하면서 걸어본다. 무릎 끝으로 살짝 걷는 것이 아니라 허리를 지점으로 하여 상반신을 안정시켜 발을 휘둘러 내듯이 걷도록 한다.

유의할 점은, 몸의 중심 이동과 함께 발이 전진해야 한다. 천천히 밸런스를 흐트리지 않고 걷게 되면 이번에는 조금 빨리 걸어 본다. 가능하면 음악을 틀거나 누구에게 손박자를 치게하면 더욱 좋을 것이다. 2박자째마다 체중을 천천히 이동시키도록 한다. 중간에 중심이 남아 있으면 밸런스가 흐트러지기 쉬우므로, 중심의 이동이 원활히 될 때까지 반복 연습한다.

▶ 후퇴 워크 ◀

전진 워크가 스무우드하게 이루어지면 후퇴 워크의 연습을 한다.

후퇴 워크의 요령은 "체중을 앞 발에 걸어 둔 채 발끝으로 물러난다"는 데 있다. 후퇴하는 발은, 1박자째를 세기 전에 올라가 있고, 1박자째 때에는 이미 뒷발에 중심 이동이 임팩트로 끝나 있는 것이 된다.

이때 특히 주의해야 할 점은, 후퇴와 동시에 허리까지 당겨버리면 안 된다. 이것은 스탠스와 밸런스를 나쁘게 하는 원인이 되기 때문이다.

후퇴 워크를 많이 하는 것은 여성이므로 특히 여성은 이 연습을 충분히 하도록 한다.

스타트·전진·후진의 예

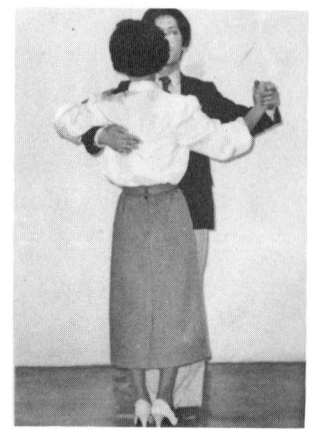

블루스의 스타트

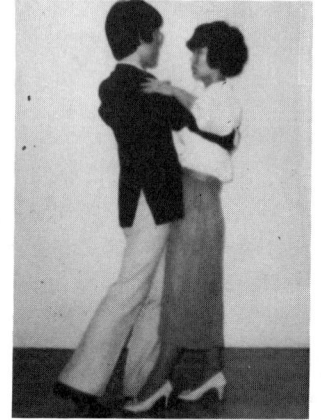

전진

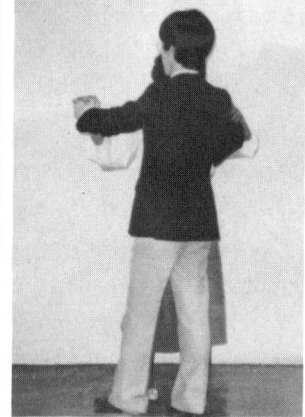

후진

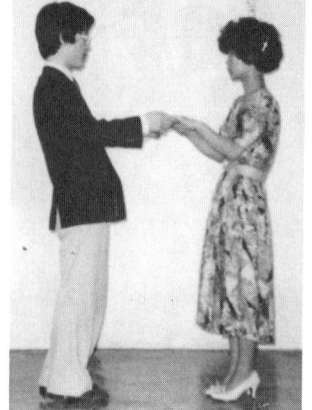

지르바의 스타트

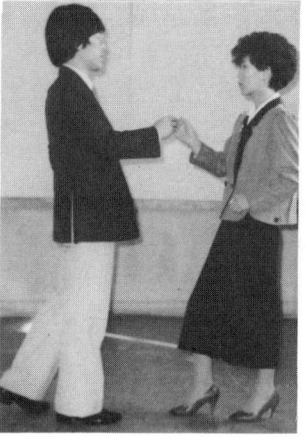

전진

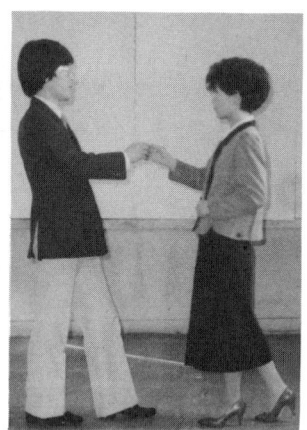

후진

❖ 리드와 폴로우

사교 댄스에서는 어느 종목이든 남성이 리드하며 여성이 이에 따라 폴로우 한다. 실제로는 「두 사람이 일체가 되어 춤춘다」라는 편이 옳은 표현일 것이다. 다만 남성의 리드란 동작의 실마리(계기)를 남성이 만드는 것이다. 위의 계기(콘트럴)라 하여, 강하게 힘으로 밀거나, 끌어당기는 것이 아니다. 그 포인트를 들어 본다.

① 우선, 남성이 동작을 일으키려고 할 때, 몸을 앞으로, 뒤로 또는 옆으로 움직이려고 하는 의사 표시를 한다. 이것이 실마리가 된다.

② 다음에 남성은 중심을 조금씩 동작의 방향으로 이동하면서 스텝한다. 중심을 이동하지 않고 바로 스텝에 들어가면 안 된다. 여성은, 중심의 이동에 맞추어 스텝해야 하는 데, 남성보다 동작을 일으키는 것이 약간 늦어지기 때문이다.

③ 여성은, 이 남성의 중심 이동을 느끼고 나서 스텝하게 된다. 자기가 먼저 스텝을 시작하면 안 된다. 어디까지나 폴로우의 입장이니까.

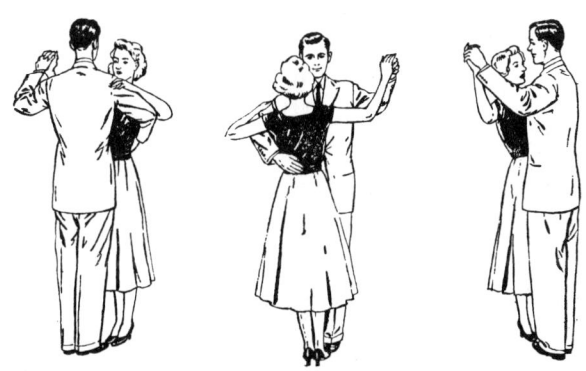

◇댄스 기본 스텝의 참고 사항◇

기술한 설명 중 약간의 이해를 돕기 위하여 자세히 부분적 설명을 추가한다.

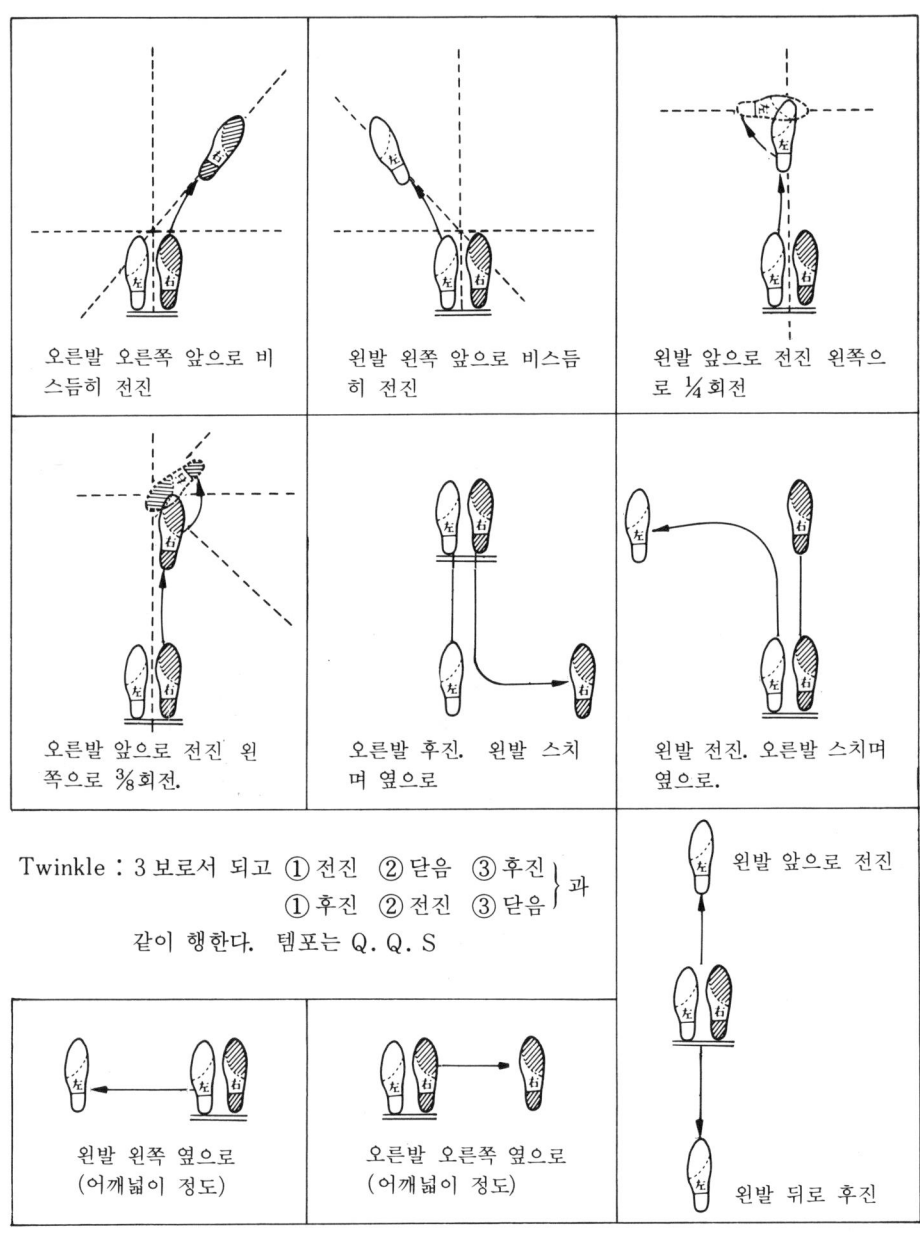

댄스의 기본

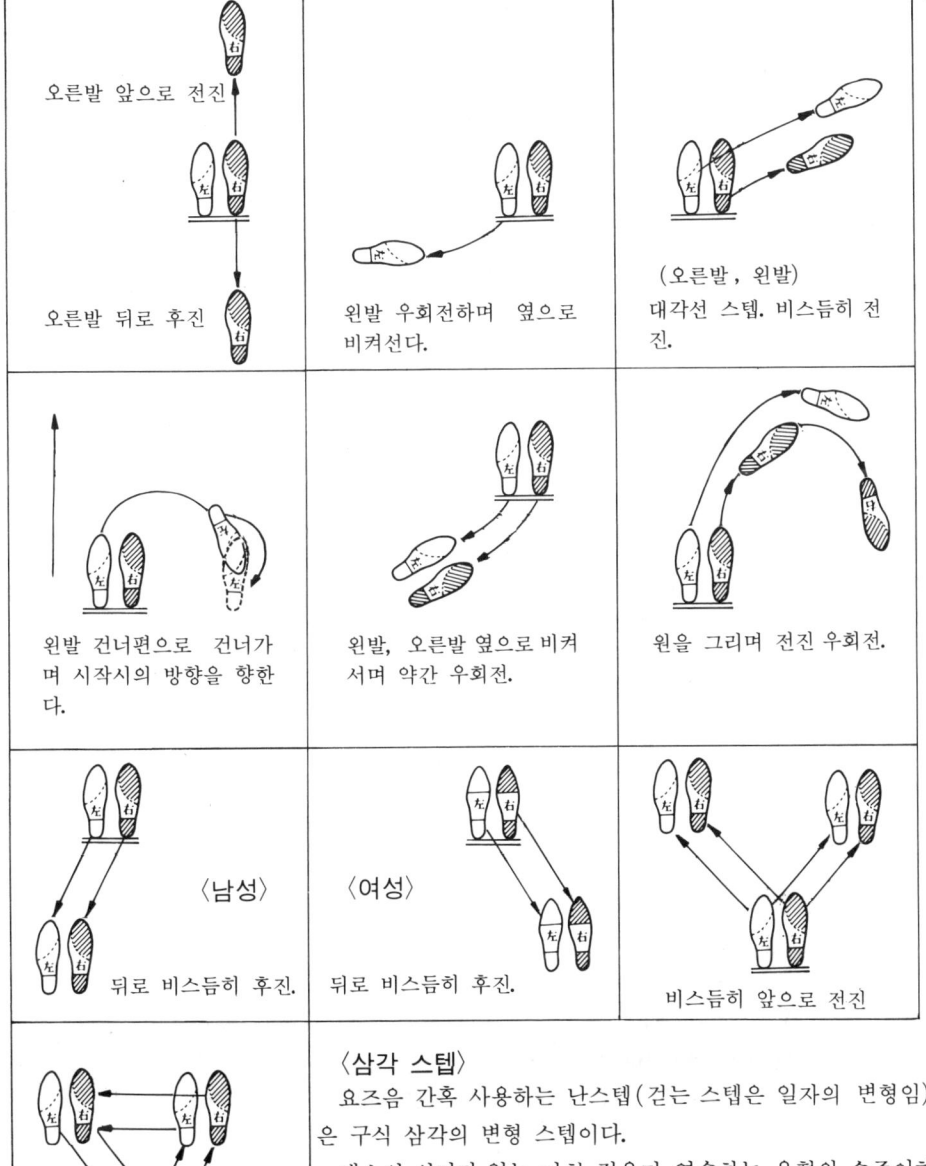

〈삼각 스텝〉
　요즈음 간혹 사용하는 난스텝(걷는 스텝은 일자의 변형임)은 구식 삼각의 변형 스텝이다.
　댄스의 의미가 없는 마치 걸음마 연습하는 유형의 수준이하의 댄스로 말하기조차 부끄러운 종류다.

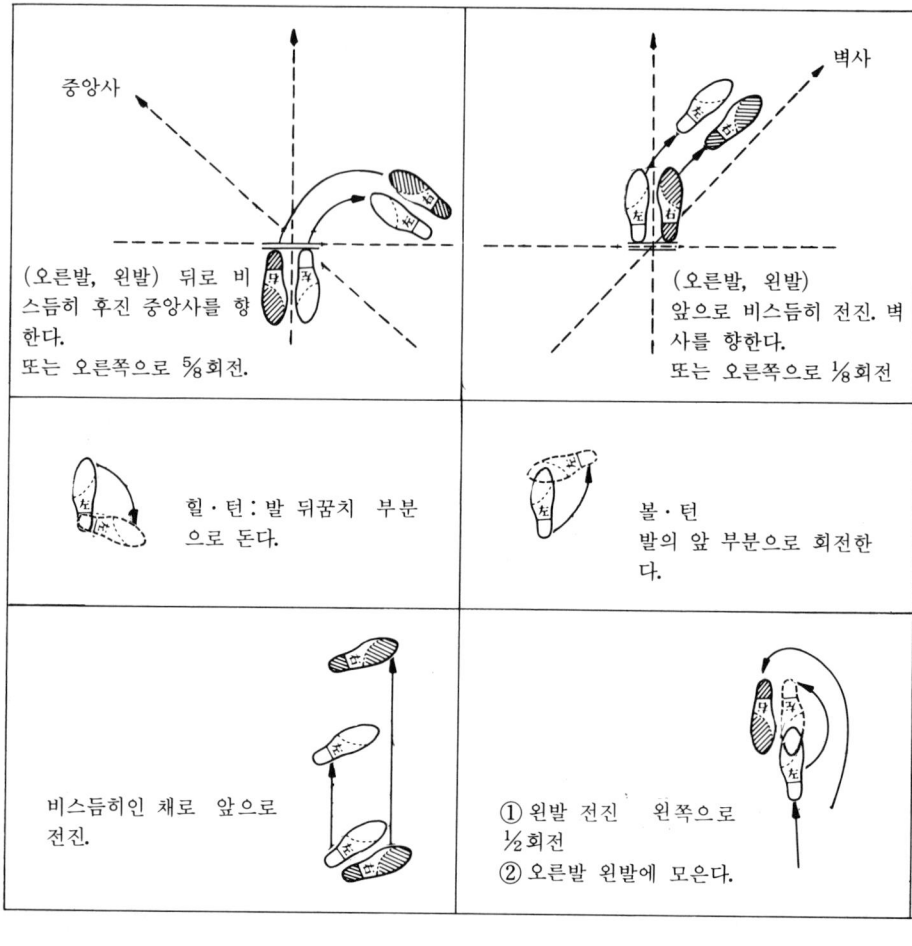

Chasse : 발을 벌리고 모으고 벌리고 향하는 상태.
　　　　방향 : 좌·우, 좌회전, 우회전.
Check : 진행 도중 갑자기 반대 방향 또는 다른 방향으로 운동을 시작하는 것.
P.P. : promenade position 의 약자.
　　　　보통 오픈 상태 : 열어준 상태라고 생각하면 된다.
Rock : 전·후 또는 좌·우로 양발의 사이에 체중을 이동 시키는 것.
Spin : 2 보 연속하여 행하는 완전 회전.
Swivel : 발 뒤축을 마루에 가까이 한 채 발 끝으로 도는 것.

지르바

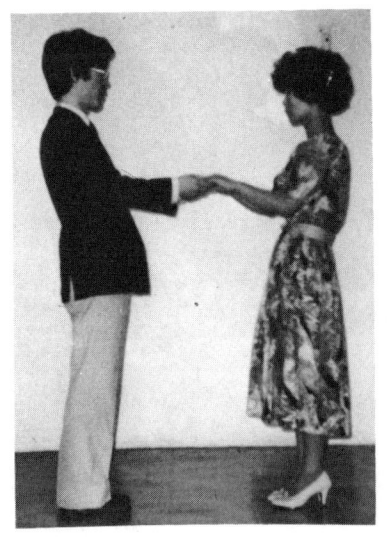

❖ 지르바

　현재 국내에서 일반인들이 주로 즐겨 추는, 제일 많이 애용하는 춤의 일종으로, 일반 사교댄스에 있어서 "꽃"과 같은 존재라 하여도 지나치지 않을 것이다. 국내의 가요곡 특히 트롯 계열의 음악 폭스 트롯의 음악이 지르바에 가장 적합하다고 하겠다. 간혹 고고, 디스코……의 음악에도 적합하여 남·녀 누구나 즐겨 출 수가 있다.
　음악의 템포가 약간 느리면 늦게 ¾, 4/4박자의 곡이면 누구나 음악의 리듬에 관계없이 맞추어 출 수가 있어서 지금 가장 대중적으로 많이 추는 춤의 일종이다.
　여기서는 "일자 지르바"를 다루었다. 스텝도 구식인 삼각의 틀을 벗어나 요즈음 유행되는 스텝들을 주로 다루었고 자세 같은 것도 일반인들은 물론 초보자도 누구나 쉽게 취할 수 있는 포즈로 하였다.
　특히 리드 부분에 있어서는 최대한 빠뜨리지 않고 적었다. "지르바"를 하면서 제일 문제가 바로 "리드"라는 것을 배웠거나 배우는 분들이 많이 느낄 것이다.
　스텝들 하나 하나를 정확히 그림대로 하여 빨리 숙달되어 아무 곳에서나 기회가 있을 때 능숙하게 할 수 있도록 노력하길 바란다.
　그리고 복잡한 용어는 최대한 생략하여 초보자의 이해를 돕도록 노력을 하였다.

1. 전진 & 후진
2. 좌회전 & 우회전
3. 우회전 보내기
4. 전진하며 돌기
5. 제자리 돌기
6. 어깨걸이
7. 우회전 시키며 돌아나오기
8. 앞·뒤 건너며 보내기
9. 허리잡고 돌기
10. 여자 2회 돌려주기
11. 비켜서 돌면서 여자 2회 돌려주기
12. 4 step 돌기
13. 등 뒤로 보내고 앞으로 당겨 돌려주기 ①
14. 어깨걸이하며 건너가기.
15. 등 뒤로 보내고 앞으로 당겨 돌려주기 ②
16. 4 step 밀고 당기기
17. 제자리 2회 돌려주기 ①
18. 4 step 우회하기
19. 4 step 전진 & 후진
20. 제자리 2회전 시켜주기 ②
21. 허리 잡고 좌·우 방향 바꾸기
22. 4 step 좌회전하기.
23. 남·녀 전진하며 같이 돌기
24. 손 허리 감고 돌며 보내기
25. 앞·뒤 건너가며 2회 돌려주기
26. 건너가며 옆에 서기
27. 등 뒤로 손 꺾어 당기며 돌려주기
28. 대각선 건너가기
29. 좌회전 후 후진하며 밀어 돌려주기
30. 2회 회전하고 후진하며 4 step or 6 step

지 르 바

◇구형 일자 스텝과 신형 일자 스텝의 비교◇

주 : 족형 밑의 =표시는 스타트 위치임

여성의 우회전 스텝
〈구형 일자〉

여성의 우회전 스텝
〈신형 일자〉

〈구형 스텝의 습관으로
일어나는 악습〉

◇구스텝과 신 스텝의 비교◇
우선 두 종류 다 일자 스텝임을 확인하고 차이점을 비교하여 보면—.
① **음악의 템포가 늦을 경우**(슬로우 트롯)
　구형 : 별 부담없이 천천히 행할 수 있다. 별 여유가 없다.
　신형 : 약간 상대방이 빠르다고 느낄 수 있으나 날카로운 맛이 나고 여유가 생긴다.
② **음악의 템포가 빠를 경우**(폭스 트롯, 고고, 디스코…)
　구형 : 바빠서 굉장히 부담이 가고, 쫓기는 기분이다.
　신형 : 경쾌한 맛이 나고 쫓기는 기분을 못 느끼며 몸놀림이 빨라진다.
③ **남성의 경우에서 볼 때**
　구형 : 답답한 감을 느낀다.
　신형 : 산뜻하며 리드함에 있어 여유가 많아 편하다.
④ **결론**
　구형을 할 경우 음악의 템포가 빠르거나, 몸놀림이 둔한 사람은 왼발 "&"라는 쓸데없는 발이 1보 나가게 되어 더욱 댄스가 바쁘게 되어진다. 소위 말하는 "잔발 스텝이" 된다. 고쳐야 할 것이다.

─4 step 우회전─

흔히들 말하는 "후까시"다.
이 스텝 역시 구형을 많이 사용하고 있다. 이의 차이점을 비교하면─.

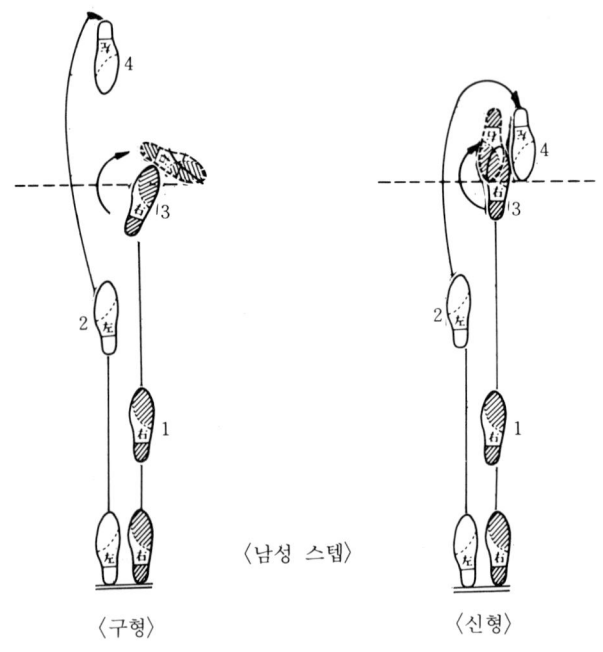

〈남성 스텝〉

〈구형〉　　〈신형〉

　　우선 남성과 여성이 서로 손을 잡고 4 step 으로 하여야 하므로 약간의 숙달이 필요한 스텝(피겨)이다.
구형: 4 보에서 뒤로 빠져버리므로, 몸의 중심이 뒤로 쳐져서 자연히 손에 힘이 들어가고 여성을 당기게 된다. 여성 역시 마찬가지다. 마치 남성과 여성이 힘 겨루기를 하는 인상이 든다. 남성, 여성 몇 번 반복을 하다 보면 서로가 지쳐버린다. 무엇을 하는 것인지 알 수가 없을 정도다. 정확한 방향 감각이 없어지고 피로할 뿐이다.
신형: 4 보에서 3 보와 발을 모으므로 몸의 중심을 잡을 수가 있다. 그러므로 손에 힘이 들어갈 이유가 없다. 여유있게 4 step 의 재미있는 스텝을 구사할 수가 있다. 여성 역시 마찬가지다. 서로가 편안한 상태에서 댄스를 할 수가 있다. 정확하게 방향을 잡을 수가 있다. 매혹될 뿐이다. 독자 여러분이 실습해 보길 바란다.

지 르 바

1. 전진 & 후진

지루박의 가장 기초적인 스텝으로 카운트는 남·녀가 동일하다.

		남 성		여 성
후 진	2	왼발 왼쪽으로 어깨넓이 정도	2	오른발 오른쪽으로 어깨넓이 정도
	3	오른발 왼쪽으로(왼발에 모은다).	3	왼발 오른쪽으로(오른발에 모은다).
	4	오른발 뒤로 후진	4	왼발 앞으로 전진
	5	왼발 뒤로 후진	5	오른발 앞으로 전진
	6	오른발 뒤로 후진	6	왼발 앞으로 전진
	1	왼발 뒤로 후진 오른발에 모은다	1	오른발 앞으로 전진(왼발에 모은다).
전 진	2	왼발 왼쪽으로 어깨넓이 정도	2	오른발 오른쪽으로 어깨넓이 정도. 옆으로
	3	오른발 왼쪽으로(왼발에 모은다)	3	왼발 오른쪽으로(오른쪽 발에 모은다).
	4	오른발 앞으로 전진	4	왼발 뒤로 후진
	5	왼발 앞으로 전진	5	오른발 뒤로 후진
	6	오른발 앞으로 전진	6	왼발 뒤로 후진
	1	왼발 오른발에 모은다.	1	오른발 뒤로 후진(왼발에 모은다).

※ 남성은 "4"에서 전진시 밀어주고, 후진시 당겨준다.
전진 & 후진 시는 항상 "4"에서 밀고, 당김(리드)을 행하여야 여성이 신호를 받아 전진·후진을 행할 수가 있다.

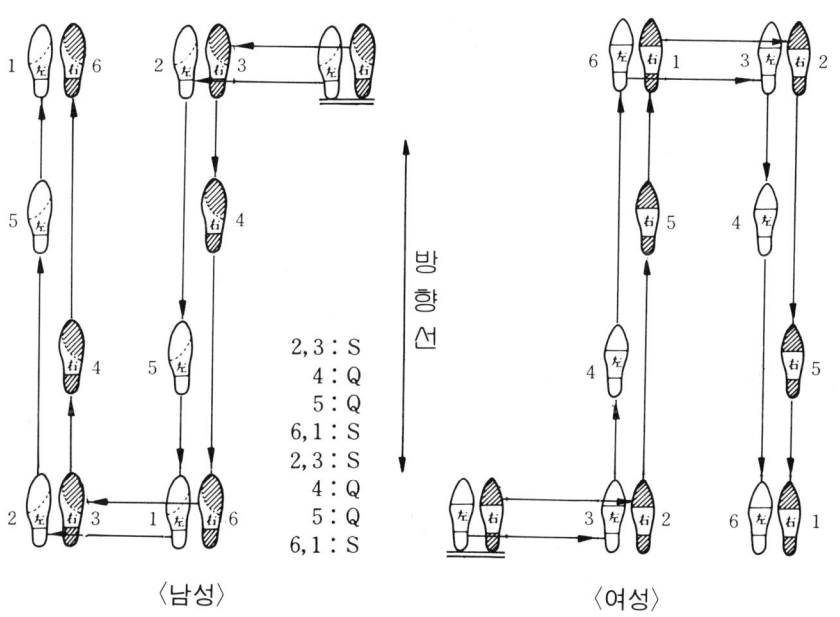

2,3 : S
4 : Q
5 : Q
6,1 : S
2,3 : S
4 : Q
5 : Q
6,1 : S

〈남성〉　　〈여성〉

27

〈전진 스텝의 경우〉

〈스타트〉

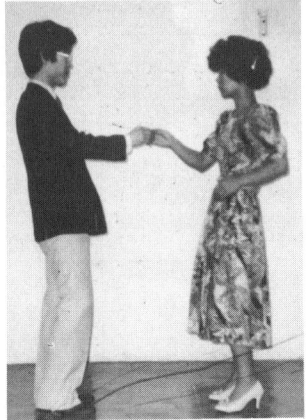

② 남성 : 왼발 왼쪽으로 어깨넓이
　　　　정도.
　여성 : 오른발 오른쪽으로 어깨넓
　　　　이 정도 옆으로.

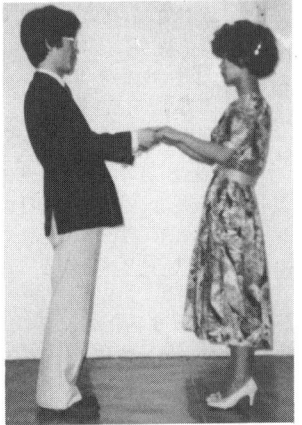

③ 남성 : 오른발 왼쪽으로
　　　　(왼발에 모은다)
　여성 : 왼발 오른쪽으로
　　　　(오른발에 모은다)

④ 남성 : 오른발 앞으로 전진.
　여성 : 왼발 뒤로 후진.

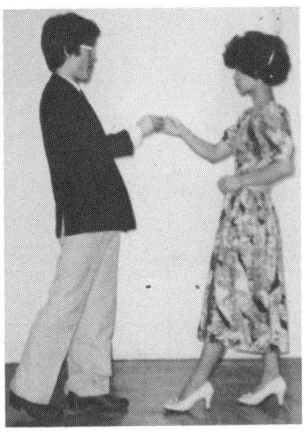

⑤ 남성 : 왼발 앞으로 전진.
　여성 : 오른발 뒤로 후진.

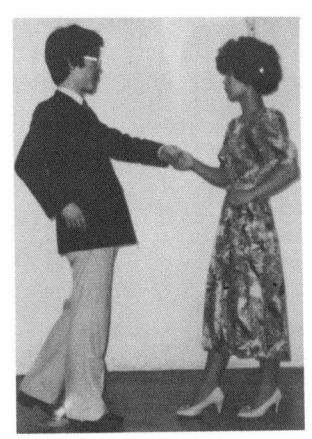

⑥ 남성 : 오른발 앞으로 전진.
　여성 : 왼발 뒤로 후진.

지 르 바

2. 좌회전 & 우회전

		남 성		여 성
우회전	2	왼발 왼쪽 옆으로(어깨넓이).	2	오른발 오른쪽 옆으로(어깨넓이).
	3	오른발 왼쪽 옆으로(왼발에 모은다).	3	왼발 오른쪽 옆으로(오른발에 모은다).
	4	오른발 앞으로 전진.	4	왼발 앞으로 전진.
	5	왼발 앞으로 전진.	5	오른발 앞으로 전진.
	6	오른발 앞으로 비스듬히 전진. (오른쪽으로)	6	왼발 비스듬히 앞으로 전진. (오른쪽으로)
	1	왼발 오른발에 모은다(오룻발 계속 회전).	1	오른발 왼발에 모은다(왼발 계속 회전).
좌회전	2	왼발 왼쪽 옆으로(어깨넓이).	2	오른발 오른쪽 옆으로(어깨넓이).
	3	오른발 왼쪽 옆으로(왼발에 모은다).	3	왼발 오른쪽 옆으로(오른발에 모은다).
	4	오른발 앞으로 전진.	4	왼발 앞으로 전진.
	5	왼발 앞으로 전진.	5	오른발 앞으로 전진.
	6	오른발 비스듬히 앞으로 전진(왼쪽으로).	6	왼발 비스듬히 앞으로 전진(왼쪽으로)
	1	왼발 오른발에 모은다(오른발 계속 회전).	1	오른발 왼발에 모은다(왼발 계속 회전).

※ 회전 시는 항시 발의 앞 부분(Ball)을 이용하여 신속하게 회전을 한다.

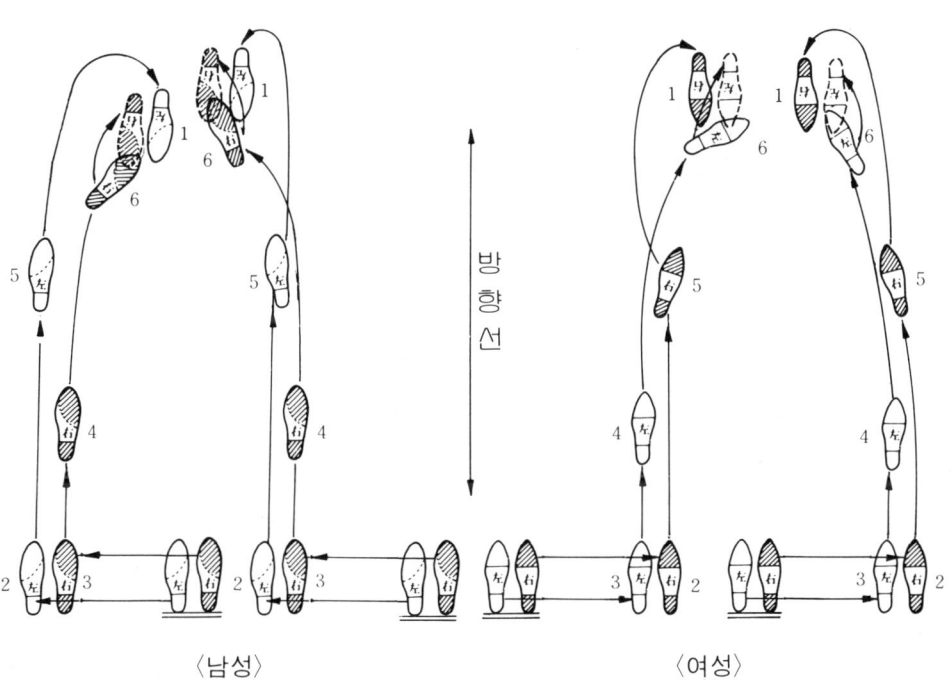

〈남성〉   〈여성〉

〈우회전의 경우〉

〈스타트〉

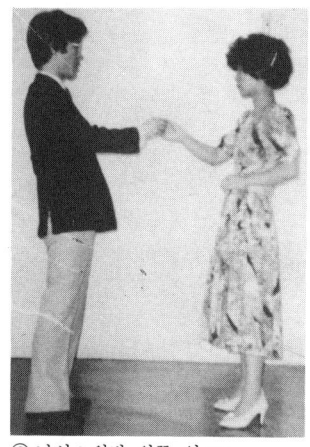

② 남성 : 왼발 왼쪽 옆으로
　　　　(어깨넓이).
　여성 : 오른발 오른쪽 옆으로
　　　　(어깨넓이).

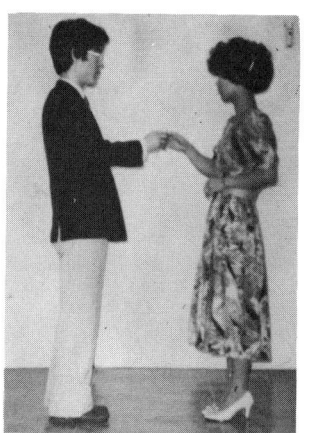

③ 남성 : 오른발 왼쪽 옆으로
　　　　(왼발에 모은다).
　여성 : 왼발 오른쪽 옆으로
　　　　(오른발에 모은다).

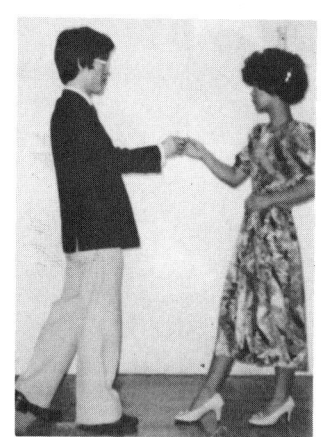

④ 남성 : 오른발 앞으로 전진.
　여성 : 왼발 앞으로 전진.

지 르 바

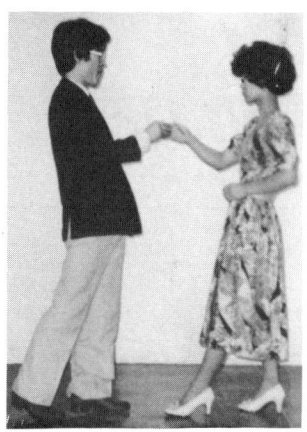

⑤ 남성 : 왼발 앞으로 전진.
　여성 : 오른발 뒤로 후진.

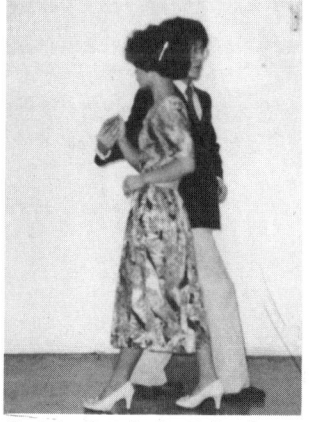

⑥ 남성 : 오른발 비스듬히 앞으로
　　　　전진
　　　　(오른쪽으로).
　여성 : 왼발 비스듬히 앞으로 전
　　　　진(오른쪽으로).

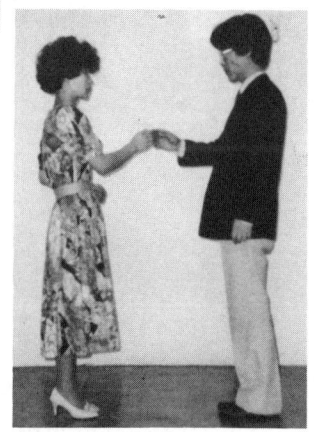

① 남성 : 왼발 오른발에 모은다
　여성 : 오른발 왼발에 모은다

3. 우회전 보내기

이 스텝은 남성이 옆으로 비켜서고 여성이 전진하며, 나아갈 때 손을 들어 보내지 않고 잡은 상태 그대로 우회전하도록 하는 스텝이다.

여성의 스텝은 우회전 스텝.

2	왼발 약간 뒤로 우회전 하면서 옆으로 비켜선다.
3	오른발 약간 뒤로 우회전 하면서(왼발에 모은다).
4	오른발 오른쪽 옆으로 벌린다(어깨넓이 정도).
5	왼발 오른쪽 옆으로(오른발에 모은다).
6	오른발 비스듬히 전진 오른쪽으로 여성의 정면을 향할 수 있도록 한다.
1	왼발 비스듬히 전진 오른쪽으로(오른발에 모은다), 오른발은 약간 회전 계속하면서.

※ 1의 동작이 끝났을 시에는 여성과 완전히 정면으로 똑바로 마주보고 후진 스텝으로 연결을 할 수 있도록 한다.
※ 여성의 스텝은 우회 스텝과 동일하므로 생략하였음.
※ 남성은 "4"에서 오른손으로 리드(당긴다). "6"에서 왼손으로 약간 회전 시키는 보조 리드.

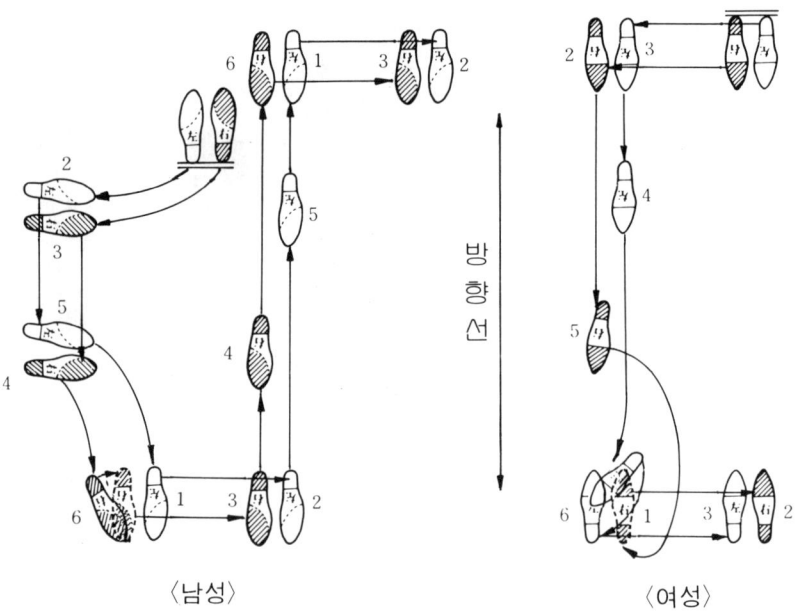

〈남성〉　　　　〈여성〉

지 르 바

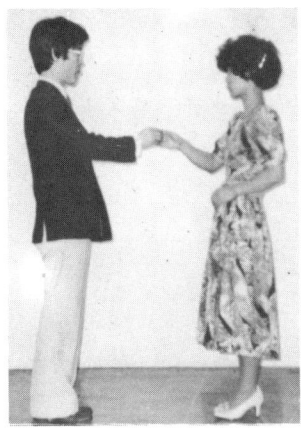 〈스타트〉

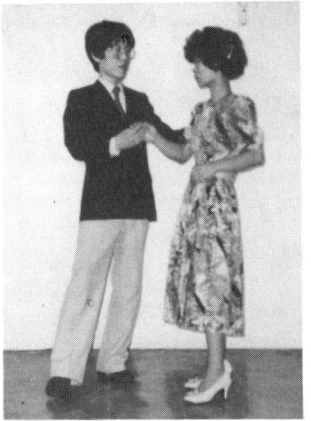 ②

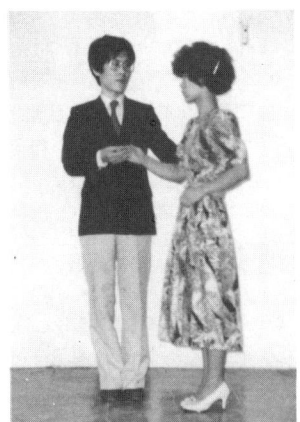 ③

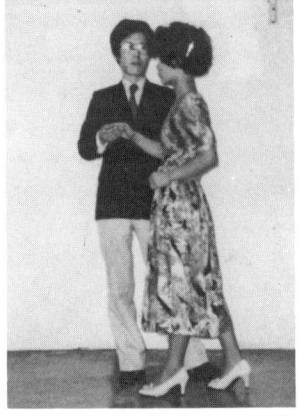 ④

(여성은 생략)
② 남성 : 왼발 약간 뒤로 우회전 하면서 옆으로 비켜 선다.
③ 남성 : 오른발 약간 뒤로 우회전 하면서(왼발에 모은다).
④ 남성 : 오른발 오른쪽 옆으로 벌린다(어깨넓이 정도).
⑤ 남성 : 왼발 오른쪽 옆으로(오른발에 모은다).
⑥ 남성 : 오른발 비스듬히 전진. 오른쪽으로 여성의 정면을 향할 수 있도록 한다.
① 남성 : 왼발 비스듬히 전진 오른쪽으로(오른발에 모은다), 오른발은 약간 회전 계속 하면서.

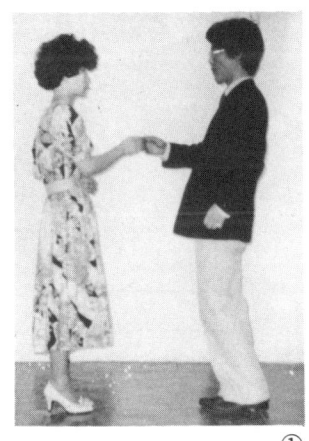 ①

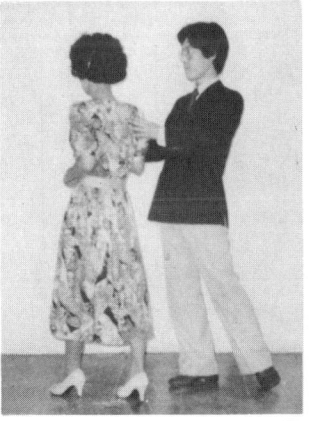 ⑥

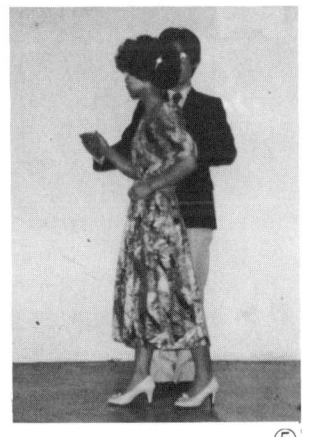 ⑤

4. 전진하며 돌기

이 스텝은 여성이 후진할 시, 남성은 "4", "5", "6"에서 전진 회전을 한다.
여성은 남성이 회전을 하면, 전진을 하여도 당황하지 말고 침착하게 후진 & 전진 스텝을 행한다.

	남　　　　　　　성
2	왼발 왼쪽 옆으로 벌린다(어깨넓이 정도).
3	오른발 왼쪽 옆으로(왼발에 모은다).
4	오른발 비스듬히 앞으로 전진하면서 약간의 회전 준비.
5	왼발 전진하면서 회전을 한다(3/8정도) : 오른발은 발의 앞부분(Ball)으로 계속 회전.
6	오른발 전진하면서 회전을 한다(5/8정도) : 왼발은 발의 앞,부분(Ball)으로 계속 회전.
1	왼발 전진하면서 회전을 마무리 하며 오른발에 모은다.
	이후는 후진 스텝을 행한다.

※ 남성은 "4"에서 여성이 후진할 수 있도록 리드를 한다(밀어준다).
　남성은 회전할 시 후진하는 여성과 부딪히지 않도록 조심하면서 음악에 맞추어 회전을 한다.
※ 남성은 회전을 할 시 중심을 잃지 않도록 많은 연습을 하여야 할 것이다. 후에 2 회전 스텝도 있으므로 우선 지금 이 스텝을 잘 하여야 할 것이다.
※ 여성의 스텝은 후진과 전진 스텝의 반복이다.

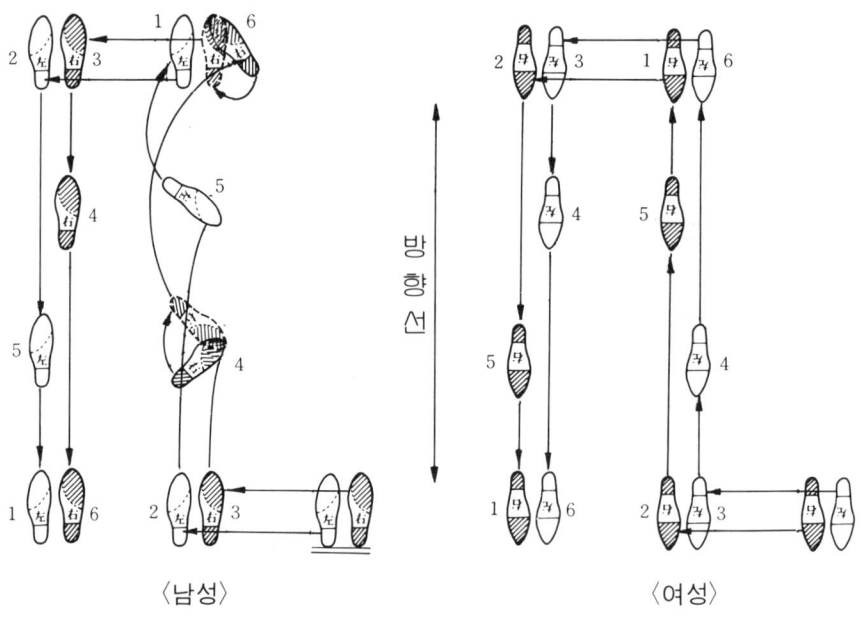

〈남성〉　　　　　　　〈여성〉

지 르 바

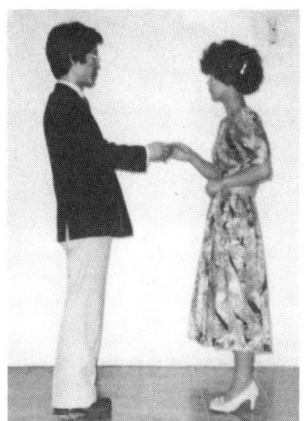

③ 남성 : 오른발 왼쪽 옆으로
(왼발에 모은다).

(여성은 생략)

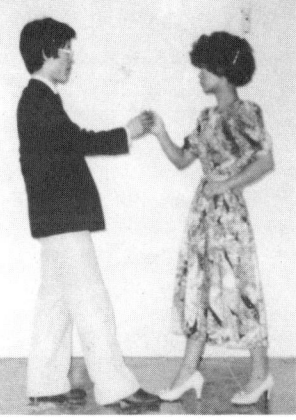

④ 남성 : 오른발 비스듬히 앞으로
전진하면서 약간의 회전
준비.

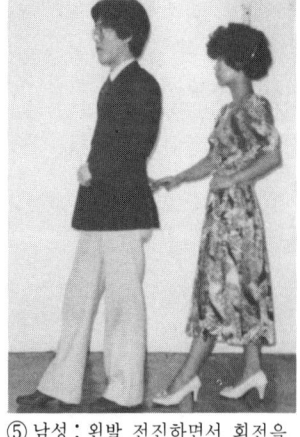

⑤ 남성 : 왼발 전진하면서 회전을
한다(3/8 정도) : 오른발은
발의 앞 부분(Ball)으로
계속 회전.

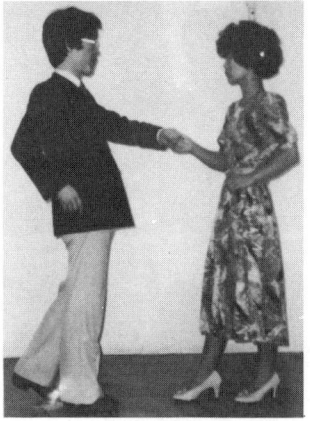

⑥ 남성 : 오른발 전진 하면서 회전
을 한다(5/8 정도) : 왼발
은 발의 앞 부분(Ball)으
로 계속 회전.

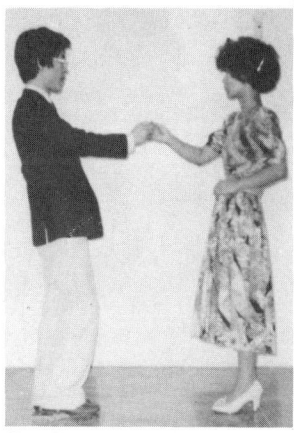

⑦ 남성 : 왼발 전진하면서 회전을
마무리하며 오른발에 모은
다. 이후는 후진 스텝을
행한다.

5. 제자리 돌기

이 스텝은 남성과 여성이 같이 제자리에서 도는 스텝으로, 단조로움을 덜 해주고 서로 간의 동질감을 느낄 수 있는 재미있는 스텝이다.
 남성과 여성 쌍방이 같이 돌기도 하고 남성 혹은 여성 한쪽에서 돌 수도 있는데, 남성의 리드 여하에 따라 행하여 질 수가 있다.

	남　　　성		여　　　성
2	왼발 왼쪽으로 벌린다(어깨넓이).	2	오른발 오른쪽 옆으로 벌린다(어깨넓이).
3	오른발 왼쪽으로 벌린다(왼발에 모은다).	3	왼발 오른쪽 옆으로 벌린다 (오른발에 모은다).
4	오른발 오른쪽으로 회전하며 뒤로 향한다.	4	왼발 오른쪽으로 회전하며 뒤로 향한다.
5	왼발 오른쪽으로 회전하며 원을 그리며 전진.	5	오른발 오른쪽으로 계속 회전하며 원을 그리며 전진.
6	오른발 오른쪽으로 회전하며 시작 시의 방향을 향한다.	6	왼발 오른쪽으로 회전하며 시작 시의 방향을 향한다.
1	왼발 오른쪽으로 회전하며 마무리, 오른발에 모은다.	1	오른발 오른쪽으로 회전하며 마무리, 왼발에 모은다.

※ 남성은 "4"에서 리드를 할 시, 오른손을 왼손으로 교체하여 여성이 돌려고 하는 오른쪽으로 밀어 돌려주며 손을 놓는다. 손을 놓지 않는 경우는 여성의 머리 위로 손을 들어서 여성이 편안히 돌 수 있도록 하여 주어야 한다.
※ 전진하면서 도는 스텝과 혼동을 하지 않도록 하여야 한다.

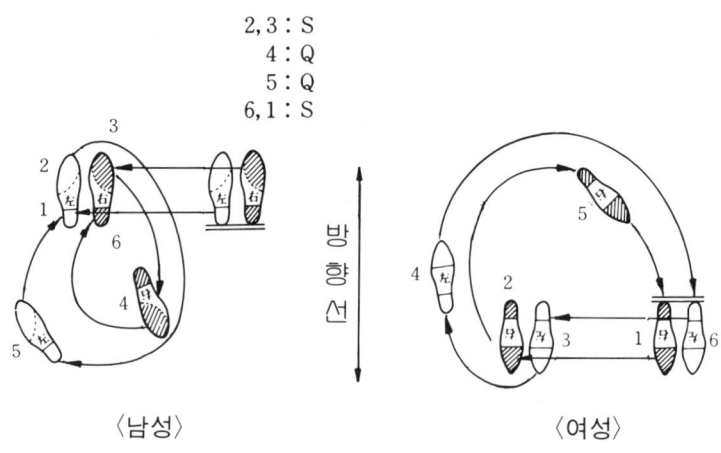

2,3 : S
4 : Q
5 : Q
6,1 : S

〈남성〉　　　　　〈여성〉

지 르 바

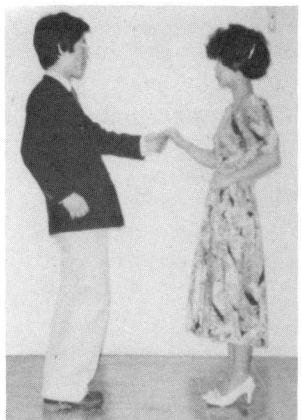

③ 남성 : 오른발 왼쪽으로 벌린다
   (왼발에 모은다).
  여성 : 왼발 오른쪽 옆으로 벌린
   다(오른발에 모은다).

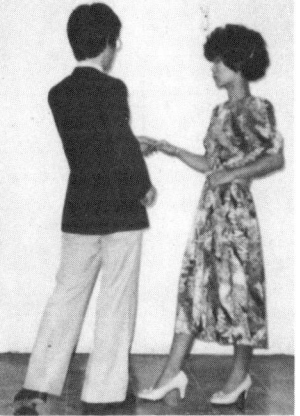

④ 남성 : 오른발 왼쪽으로 회전하며
   뒤로 향한다.
  여성 : 왼발 오른쪽으로 회전하며
   뒤로 향한다.

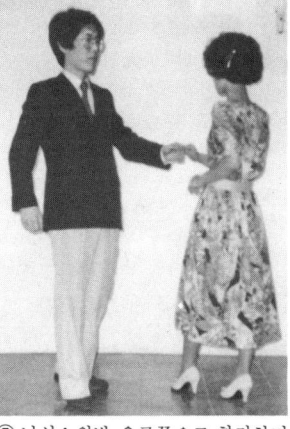

⑤ 남성 : 왼발 오른쪽으로 회전하며
   원을 그리며 전진.
  여성 : 오른발 오른쪽으로 계속
   회전하며 원을 그리며 전
   진.

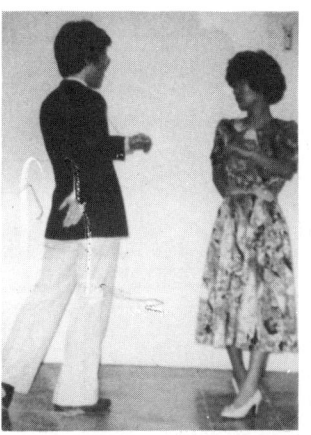

⑥ 남성 : 오른발 오른쪽으로 회전하
   며 시작 시의 방향을 향한
   다.
  여성 : 왼발 오른쪽으로 회전하며
   시작 시의 방향을 향한다.

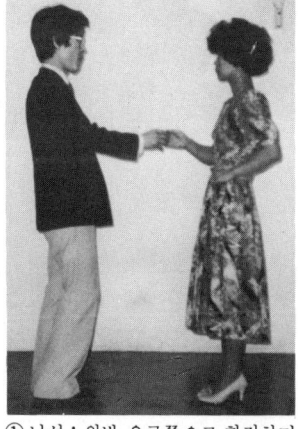

① 남성 : 왼발 오른쪽으로 회전하며
   마무리, 오른발에 모은다.
  여성 : 오른발 오른쪽으로 화전하
   며 마무리, 왼발에 모은다.

6. 어깨걸이

이 스텝은 남성이 여성을 당겨 등 뒤쪽에서 어깨에 손을 얹고 밀어보내면서 2회 회전을 시켜주거나 우회전 시키는 스텝으로, 여기서는 우회전 스텝으로 하였다.

	남 성		여 성
2	왼발 왼쪽 옆으로 벌린다(어깨넓이).	2	오른발 오른쪽 옆으로 벌린다(어깨넓이).
3	오른발 왼쪽 옆으로(왼발에 모은다).	3	왼발 오른쪽 옆으로 벌린다(오른발에 모은다).
4	오른발 뒤로 후진(손을 당기며 여성이 좌회전 하는 동안 어깨에 얹을 준비).	4	}좌회전 스텝
5	왼발 뒤로 후진.	5	
6	오른발 뒤로 후진(손을 어깨에 얹고 왼손으로 여성의 왼쪽 등의 어깨 쪽을 막아준다).	6	
		1	
		2	오른쪽으로 비스듬히 후진(오른발).
1	왼발 뒤로 후진(오른발에 모은다).	3	왼발 오른쪽으로 비스듬히 후진 (오른발에 모은다).
2	왼발 뒤로 비스듬히 후진(양손 댄 채로).	4	}우회전 스텝
3	오른발 뒤로 비스듬히 후진(왼발에 모은다).	5	
		6	
		1	

※ 여성이 좌회전하며 돌 때 남성은 여성이 편하도록 약간 뒤쪽에 선다.
※ 남성은 여성의 어깨에 손을 얹을 때 손에 힘이 들어가서는 안 된다. 여성의 어깨에 부담이 안 가도록 하여야 한다

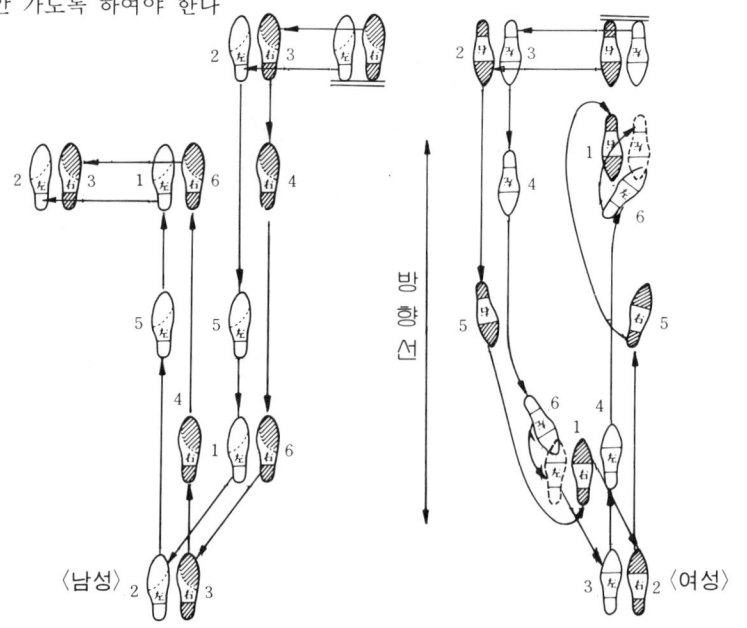

지 르 바

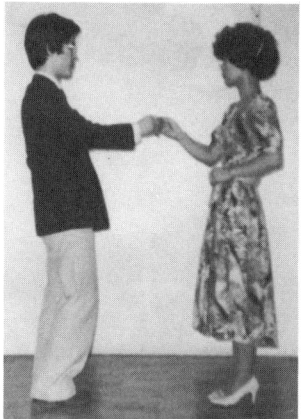

③ 남성 : 오른발 왼쪽 옆으로
   (왼발에 모은다).
   여성 : 왼발 오른쪽 옆으로
   (오른발에 모은다).

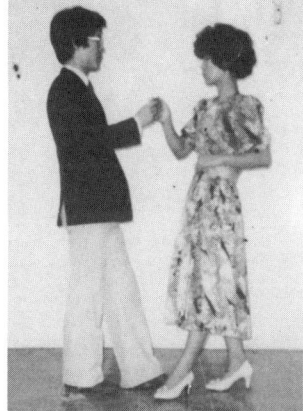

④ 남성 : 오른발 뒤로 후진(손은
   당기며 여성이 좌회전 하
   는 동안 어깨에 얹을 준비)
   여성 : 좌회전 스텝.

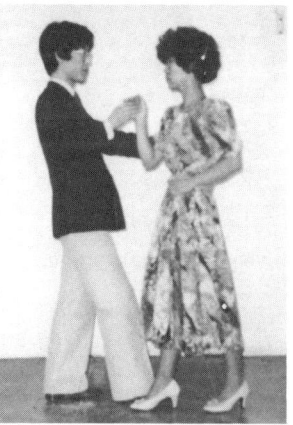

⑤ 남성 : 왼발 뒤로 후진.
   여성 : 좌회전 스텝.

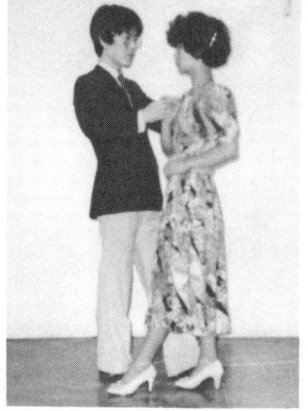

⑥ 남성 : 오른발 뒤로 후진(손을 어
   깨에 얹고 왼손으로 여성
   의 왼쪽 등의 어깨쪽을 막
   아준다.
   여성 : 좌회전 스텝.

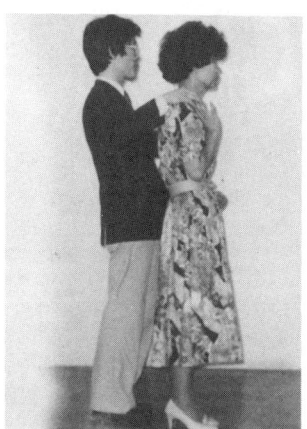

① 남성 : 왼발 뒤로 후진
   (오른발에 모은다).
   여성 : 좌회전 스텝.

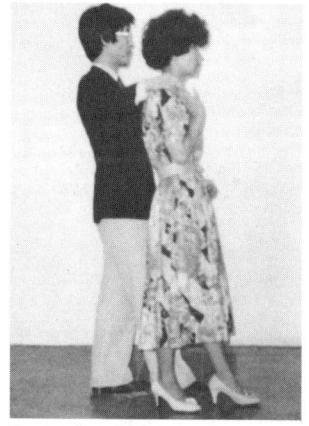

② 남성 : 왼발 뒤로 비스듬히 후진
   (양손 댄 채로).
   여성 : 오른쪽으로 비스듬히 후진
   (오른발).

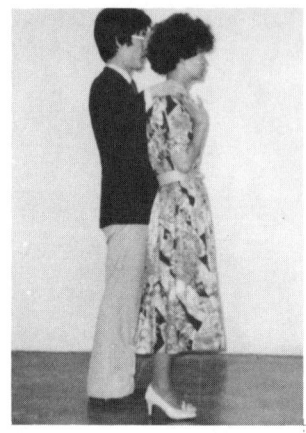

③ 남성 : 오른발 뒤로 비스듬히 후
진(왼발에 모은다.
여성 : 왼발 오른쪽으로 비스듬히
후진.

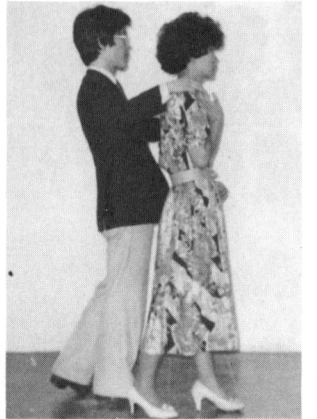

④ 남성 : 여성을 약간 밀어주면서
앞으로 전진.
여성 : 우회전 스텝.

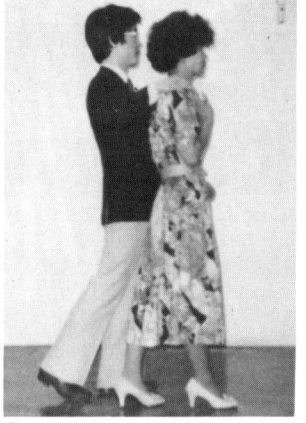

⑤ 남성 : 어깨에 손을 얹은 채로 왼
발 앞으로 전진
여성 : 우회전 스텝

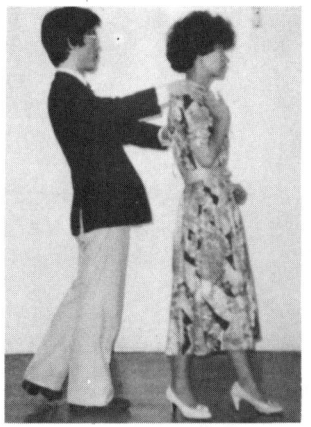

⑥ 남성 : 오른발 앞으로 전진 여성
을 우회전 하도록 밀면서
리드.
여성 : 우회전 스텝.

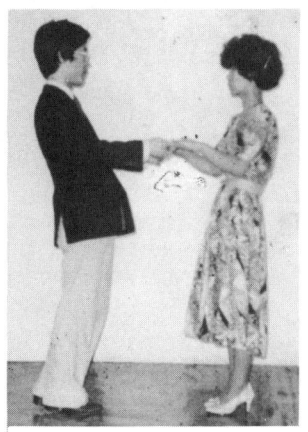

① 남성 : 왼발 오른발에 모은다.
여성 : 우회전 스텝.

지 르 바

7. 우회전 시키며 돌아나오기

이 스텝은 남성이 1회전하고 시작 시의 방향에서 후진하는 스텝으로 1회전 시, 남성이 오른손으로 여성의 오른손을 목 뒤로 걸쳤다가 빠른 속도로 돌면서 손을 원위치로 하여야 한다.
여성의 스텝은 우회전 후에 전진 스텝을 행한다.

	남 성
2 3	} 시작시의 스텝과 동일.
4	오른발 앞으로 전진.
5	왼발 앞으로 전진.
6	오른발 앞으로 전진, 비스듬히 약간 왼쪽으로 회전을 하면서.
1	왼발 앞으로 전진, 비스듬히 약간 왼쪽으로 회전을 하면서(오른발에 모은다). 시작 시의 방향과 마주보도록 한다.
2	왼발 앞으로 전진(앞 부분(Ball)으로 회전), 왼쪽으로 회전.
3	오른발 회전하면서 회전 마무리, 왼발에 모은다.(시작시와 똑 같은 방향을 향한다).
4	후진 스텝으로 연결.

※ 남성이 우회전할 시 여성과 부딪히는 경우가 많으므로 4, 5, 6 전진시 여성보다 미리 앞서 나가지 않도록 하여야 한다.
※ 여성은 남성이 손을 목 뒤에 얹을 때 손에 힘을 빼어 남성이 원활히 리드할 수 있도록 해야 한다.

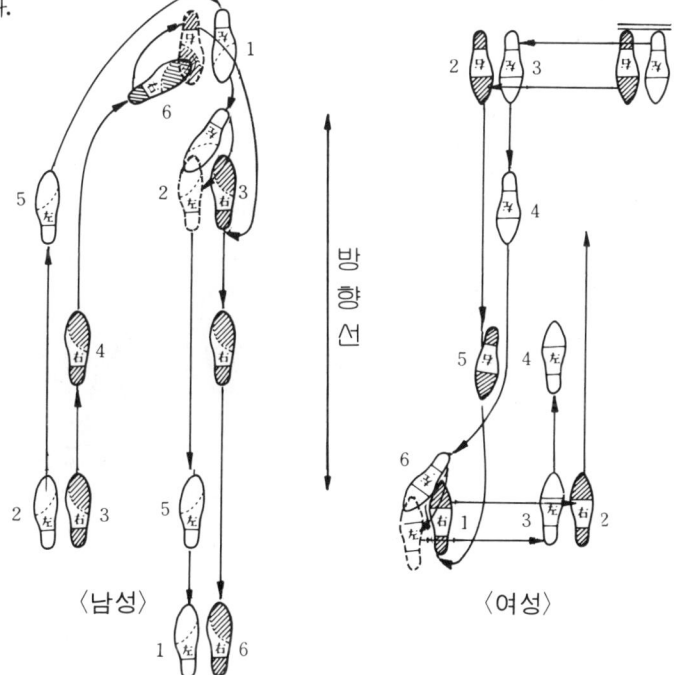

〈남성〉　　〈여성〉

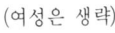
(여성은 생략)

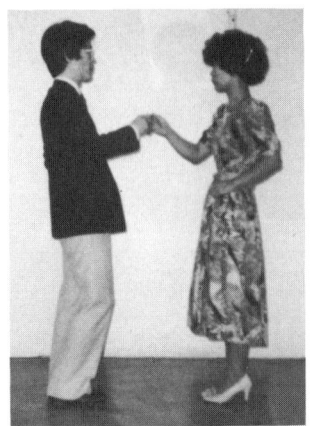
③ 남성 : 시작 시의 스텝과 동일.

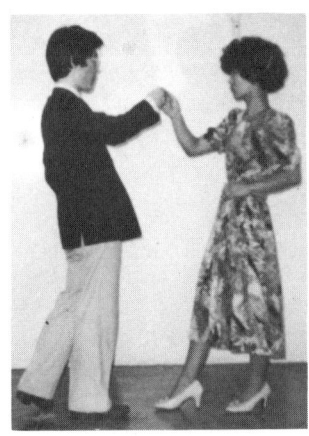
④ 남성 : 오른발 앞으로 전진.

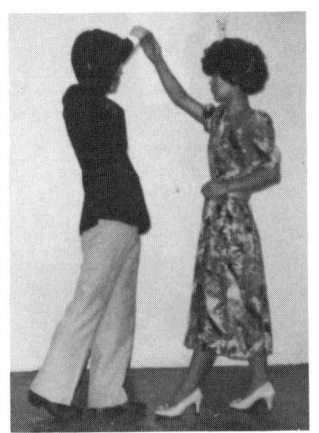
⑤ 남성 : 왼발 앞으로 전진.

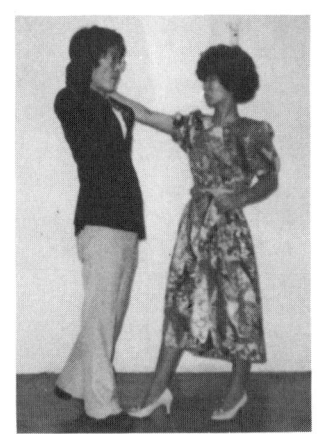
⑥ 남성 : 오른발 앞으로 전진, 비스 듬히 약간 왼쪽으로 회전을 하면서.

지 르 바

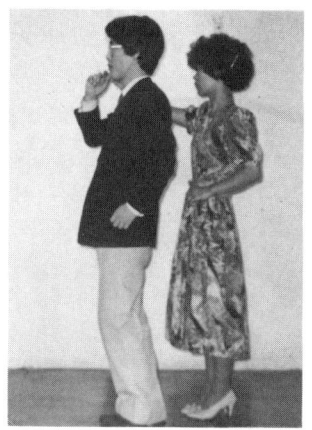

① 남성 : 왼발 앞으로 전진, 비스듬히 약간 왼쪽으로 회전을 하면서(오른발에 모은다) 시작 시의 방향과 마주보도록 한다.

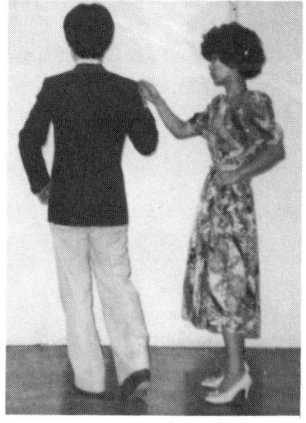

② 남성 : 왼발 앞으로 전진(앞 부분으로 회전), 왼쪽으로 회전.

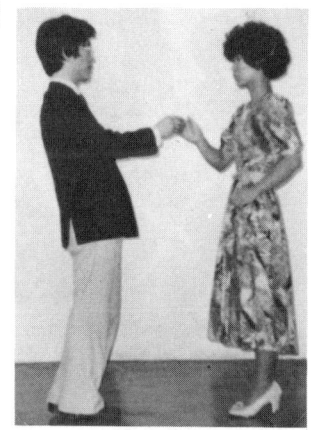

③ 남성 : 오른발 회전하면서 회전 마무리, 왼발에 모은다. (시작 시와 같은 방향).

8. 앞·뒤 건너며 보내기

이 스텝은 남성이 항상 "2"에서 앞뒤로 건너가야만 한다(왼발 사용).
"2"에서 건너가고 "3"에서 발을 모으고 양손을 신속히 교환하여 리드를 하도록 한다.

	남　　　　　성
2	왼쪽으로 돌며 옆으로 비켜선다(왼발).
3	오른발 왼쪽으로 돌며 옆으로 비켜선다(오른발 왼발에 모은다).
4	오른발 오른쪽 옆으로 벌린다(어깨넓이 정도).
5	왼발 오른발에 모은다.
6	오른발 오른쪽 옆으로 벌린다.
1	왼발 오른발에 모은다.
2	왼발 왼쪽으로 비스듬히 비켜서며 뒤로 후진한다(뒤로 건너가기).
3	오른발 왼쪽으로 비스듬히 비키면서 뒤로 후진한다(왼발에 모은다).
4	오른발 오른쪽 옆으로 벌린다(어깨넓이 정도).
5	왼발 오른발에 모은다.
6	오른발 오른쪽 옆으로 벌린다.
1	왼발 오른발에 모은다.
2	왼발 오른쪽으로 비스듬히 회전하며 전진, 여성과 마주본다.
3	오른발 오른쪽으로 비스듬히 회전하며 전진(왼발에 모은다).

※ 여성의 스텝은 우회 스텝을 반복한다.
※ 남성의 리드는 항상 "4"에서 행한다.

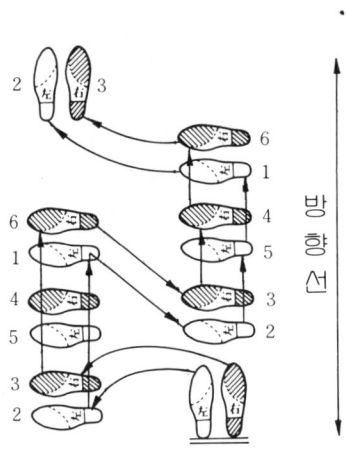

〈남성〉

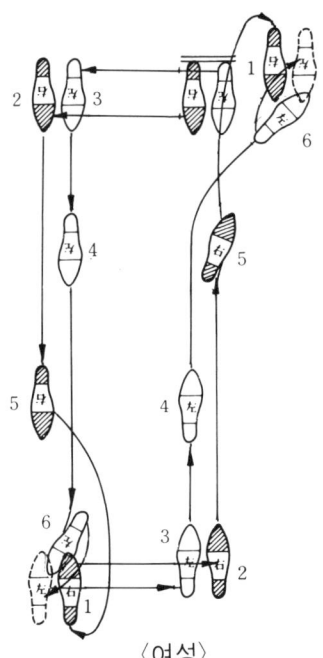

〈여성〉

지르바

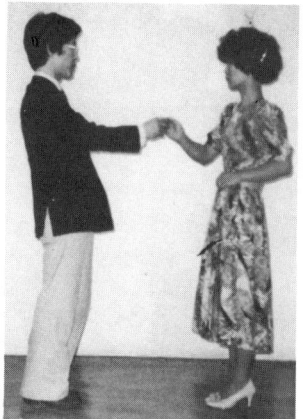

〈스타트〉

(여성은 생략)

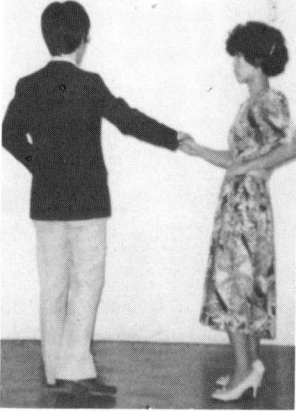

② 남성 : 왼쪽으로 돌며 옆으로 비켜선다(왼발).

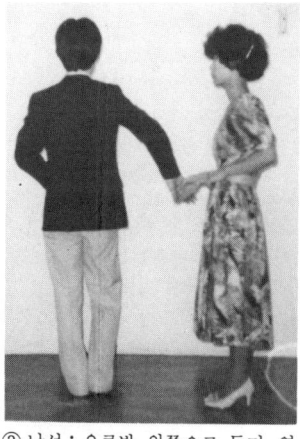

③ 남성 : 오른발 왼쪽으로 돌며 옆으로 비켜선다
(오른발 왼발에 모은다).

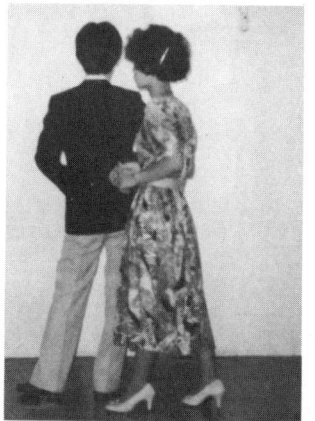

④ 남성 : 오른발 오른쪽 옆으로 벌린다(어깨넓이 정도).

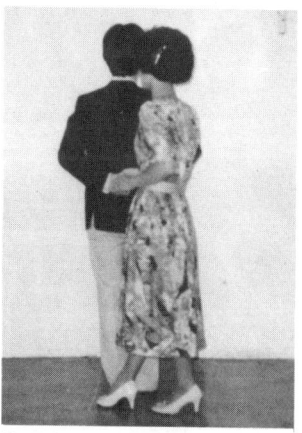

⑤ 남성 : 왼발 오른쪽 옆으로 벌린다(오른발에 모은다).

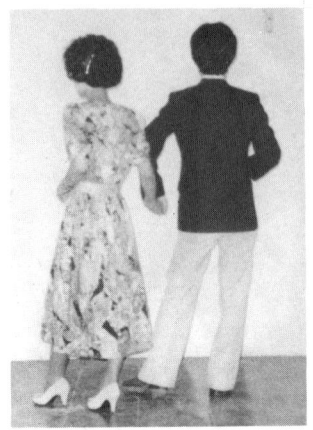

⑥ 남성 : 오른발 오른쪽 옆으로 벌린다.

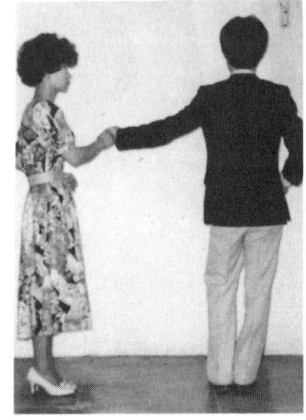

① 남성 : 왼발 오른쪽 옆으로 벌린다(오른발에 모은다).

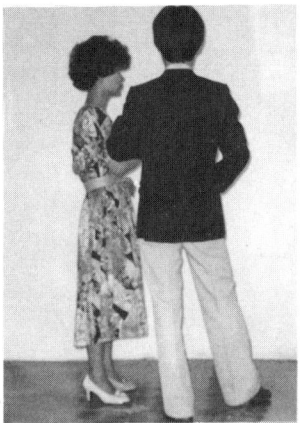

② 남성 : 왼발 왼쪽으로 비스듬히 비켜서며 뒤로 후진한다 (뒤로 건너가기).

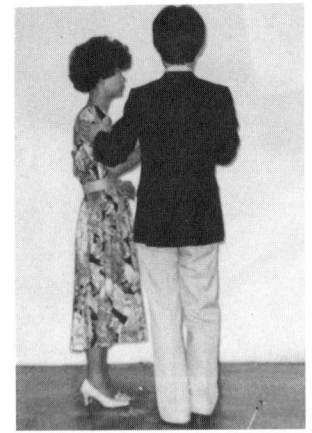

③ 남성 : 오른발 왼쪽으로 비스듬히 비켜서며 뒤로 후진한다 (왼발에 모은다).

지 르 바

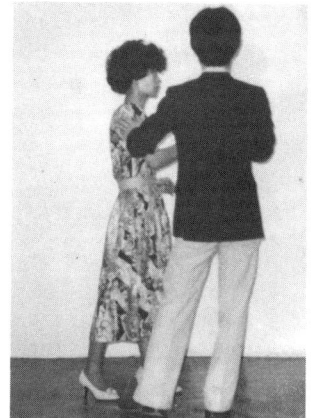

④ 남성 : 오른발 오른쪽 옆으로 벌린다(어깨넓이 정도).

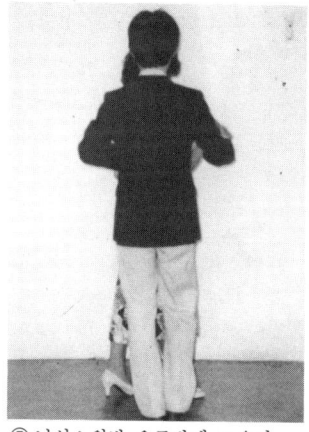

⑤ 남성 : 왼발 오른발에 모은다.

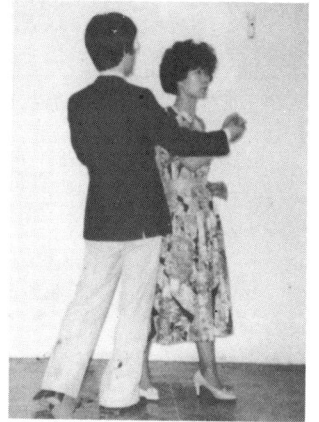

⑥ 남성 : 오른발 오른쪽 옆으로 벌린다.

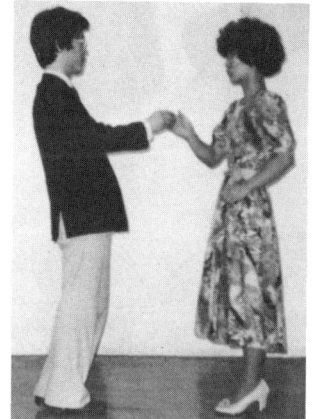

① 남성 : 왼발 오른발에 모은다.

9. 허리잡고 돌기

흔히들 "반 후까시"라고 일컫는 스텝이다.
이 스텝의 응용 스텝이 많기 때문에 필히 정확하게 그리고 유연하게 할 수 있도록 하여야 할 것이다.

	남 성		여 성
2	왼발 왼쪽 옆으로 벌린다(어깨넓이 정도).	2	오른발 오른쪽 옆으로 벌린다(어깨넓이 정도).
3	오른발 왼발에 모은다.	3	왼발 오른발에 모은다.
4	오른발 약간 비스듬히 앞으로 전진 (오른쪽으로).	4	왼발 우회하며 전진.
5	왼발 우회전하며 앞으로 전진(오른쪽으로).	5	오른발 우회하며 전진.
6	오른발 우회전하며 앞으로 전진 (오른쪽으로). (시작 시의 방향과 마주본다).	6	왼발 우회하며 전진 (시작시의 방향을 마주본다).
1	왼발 우회하며 비스듬히 앞으로 전진 (오른발에 모은다).	1	오른발 우회하며 전진(왼발에 모은다.)
2	왼발 뒤로 왼쪽으로 비스듬히 후진.	2	왼발 앞으로 전진(½우회 시작).
3	오른발 뒤로 왼쪽으로 비스듬히 후진. (왼발에 모은다).	3	왼발 앞으로 전진(오른발에 모은다).
		4	왼발 뒤로 후진.
4	오른발 뒤로 후진.	5	오른발 제자리에서 들었다 놓으면서 카운트.
5	왼발 제자리에서 스텝(걷는다).	6	왼발 앞으로 전진하며 좌회전.
6	오른발 앞으로 전진.	1	오른발 왼발에 모으고 전진 스텝 준비.

※ 남성이 계속 이 스텝을 반복할 경우 후반부의 "6"에서 우회전하고 후반부를 반복하면 된다.
※ 이 스텝을 한 번으로 끝낼 경우 끝낸 후 남성은 후진 스텝 여성은 전진 스텝.
※ 왼손으로 "4"에서 바꾸어 잡고 홀드 상태로 서로 잡고 우회하며 걷고 스텝을 행한다. 리드는 4에서 홀드 상태로 돌입하면서 당겨 잡는다.

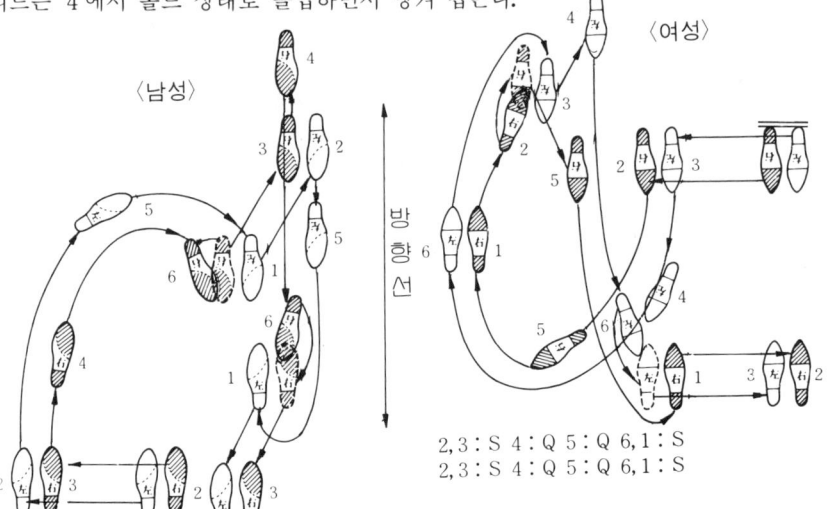

2,3 : S 4 : Q 5 : Q 6,1 : S
2,3 : S 4 : Q 5 : Q 6,1 : S

지 르 바

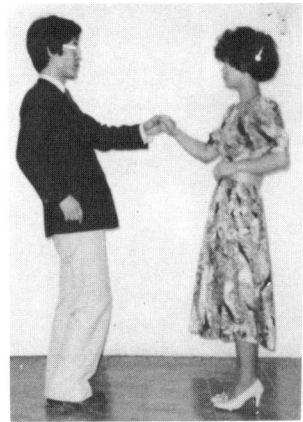

③ 남성 : 오른발 왼발에 모은다.
　여성 : 왼발 오른발에 모은다.

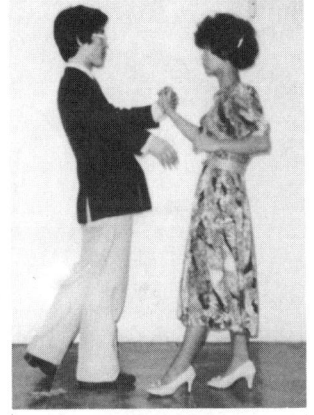

④ 남성 : 오른발 약간 비스듬히 앞
　　　　으로 전진(오른쪽으로).
　여성 : 왼발 우회전 하며 전진.

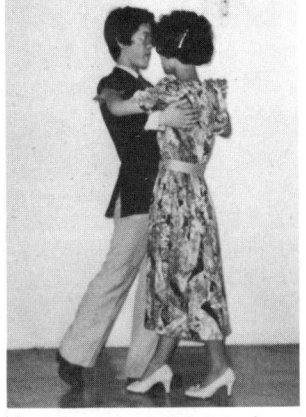

⑤ 남성 : 왼발 우회전하며 앞으로
　　　　전진(오른쪽으로).
　여성 : 오른발 우회전하며 전진.

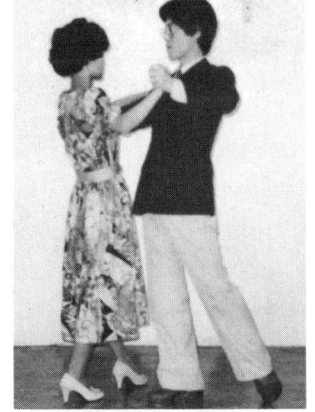

⑥ 남성 : 오른발 우회전하며 앞으로
　　　　전진(오른쪽으로).
　여성 : 왼발 우회전 하며 전진
　　　　(시작 시의 방향을 마주본
　　　　다).

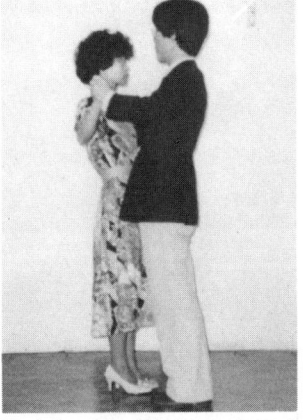

① 남성 : 왼발 우회전하며 비스듬히
　　　　앞으로 전진
　　　　(오른발에 모은다).
　여성 : 오른발 우회전하며 전진.
　　　　(왼발에 모은다).

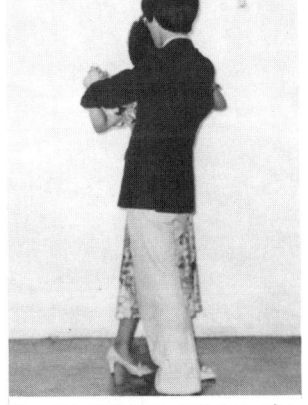

② 남성 : 왼발 뒤로 왼쪽으로 비스
　　　　듬히 후진.
　여성 : 오른발 앞으로 전진
　　　　($\frac{1}{2}$ 우회전 시작).

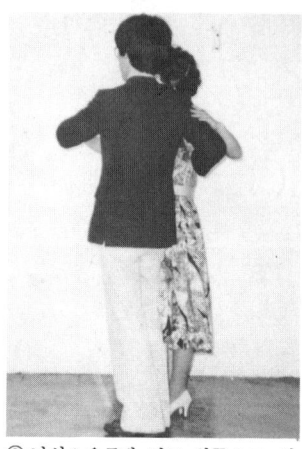

③ 남성: 오른발 뒤로 왼쪽으로 비스듬히 후진.
(왼발에 모은다).
여성: 왼발 앞으로 전진
(오른발에 모은다).

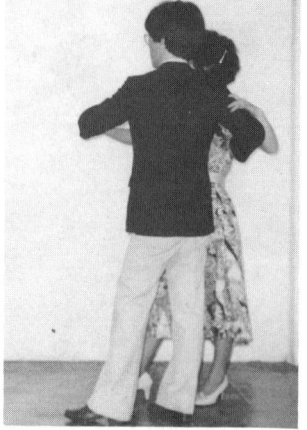

④ 남성: 오른발 뒤로 후진.
여성: 왼발 뒤로 후진.

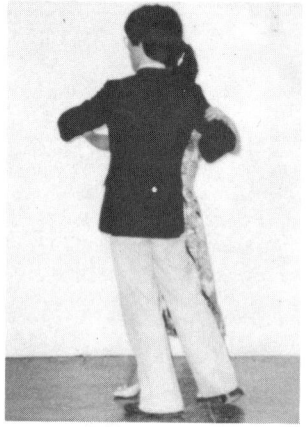

⑤ 남성: 왼발 제자리에서 텝
(걷는다).
여성: 오른발 제자리에서 들었다
놓으면서 카운트.

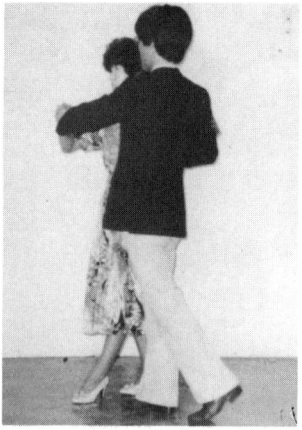

⑥ 남성: 오른발 앞으로 전진.
여성: 왼발 앞으로 전진하며 좌회전.

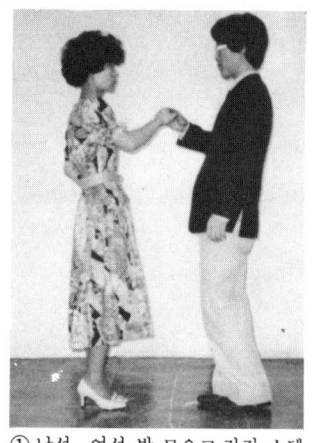

① 남성, 여성 발 모으고 전진 스텝
준비.

지 르 바

10. 여자 2회 돌려주기

이 스텝은 남성이 옆으로 비켜서서 여성이 전진 스텝을 행할 수 있도록 하여주고 전진 스텝을 행하는 동안 2회 회전할 수 있도록 리드를 하여 행하는 스텝이다.

	남 성		여 성
2	왼발 옆으로 비켜서며 오른쪽으로 약간 회전.	2	오른발 오른쪽 옆으로 벌린다(어깨넓이 정도).
3	오른발 옆으로 비켜서서 오른쪽으로 약간 회전 (왼발에 모은다).	3	왼발 오른쪽 옆으로 벌린다(오른발에 모은다).
		4	왼발 앞으로 전진.
4	오른발 오른쪽 옆으로 비스듬히 전진 (대각선 스텝을 행한다).	5	오른발 앞으로 전진.
		6	왼발 앞으로 전진(회전 시작).
5	왼발 오른쪽 옆으로 비스듬히 전진. (대각선 스텝을 행한다).	1	오른발 왼발에 모은다(회전하여 시작 시의 반대 방향을 향한다).
6	오른발 앞으로 비스듬히 전진(시작 시의 반대 방향을 향하도록 한다).	2	오른발 앞으로 전진(회전 계속).
1	왼발 앞으로 비스듬히 전진(오른발에 모은다).	3	왼발 오른발에 모은다(회전 완료 : 시작 시의 방향을 향한다).
2 3 4	} 후진 스텝을 행한다.		

※ 여성은 2회 회전 시 중심을 잃지 않도록 한다. 앞으로의 스텝들 중 2회 회전이 많으므로 능숙하게 되도록 연습을 하여야 할 것이다.

※ 옆으로 비켜선 남성은 대각선 스텝을 행하며 "4"에서 리드(당김)하고 "6"에서 리드(밀어줌)하여 2회 리드를 행한다.

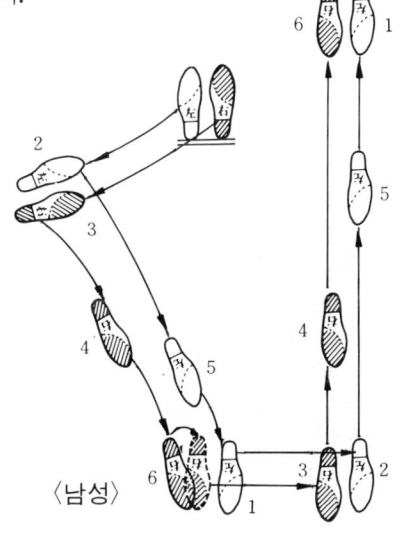
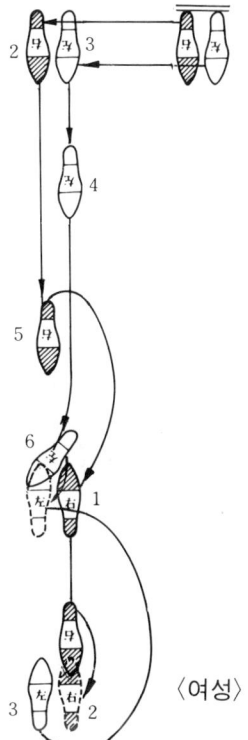

11. 비켜서 돌면서 여자 2회 돌려주기

이 스텝은 남성은 옆으로 비켜서서 전진하면서 회전하는 스텝을 행하며, 여성은 전진하며 2회 회전하는 스텝이다.

	남　　　　　성
2	왼발 우회하며 옆으로 비켜선다.
3	오른발 우회하며 옆으로 비켜선다(왼발에 모은다).
4	오른발 오른쪽 옆으로 전진하면서 회전하기 시작한다.
5	왼발 전진하면서 회전을 한다.
6	오른발 전진하면서 회전을 한다.
1	왼발 전진하면서 회전을 마무리한다(오른발에 모은다). 그 다음은 후진 스텝을 행한다.

※ 남성은 옆으로 비켜서고 여성은 전진 스텝을 행한다.
　남성은 옆으로 선 채 전진하며 회전을 하는 스텝을 행하되 여성과 부딪히지 않도록 하여야 한다. 여성보다 약간 뒤편에 서야하므로 정상적인 스텝보다 보폭을 약간 적게 하여 행하도록 한다.
※ 여성은 전진하며 2회 회전하는 스텝을 행한다.

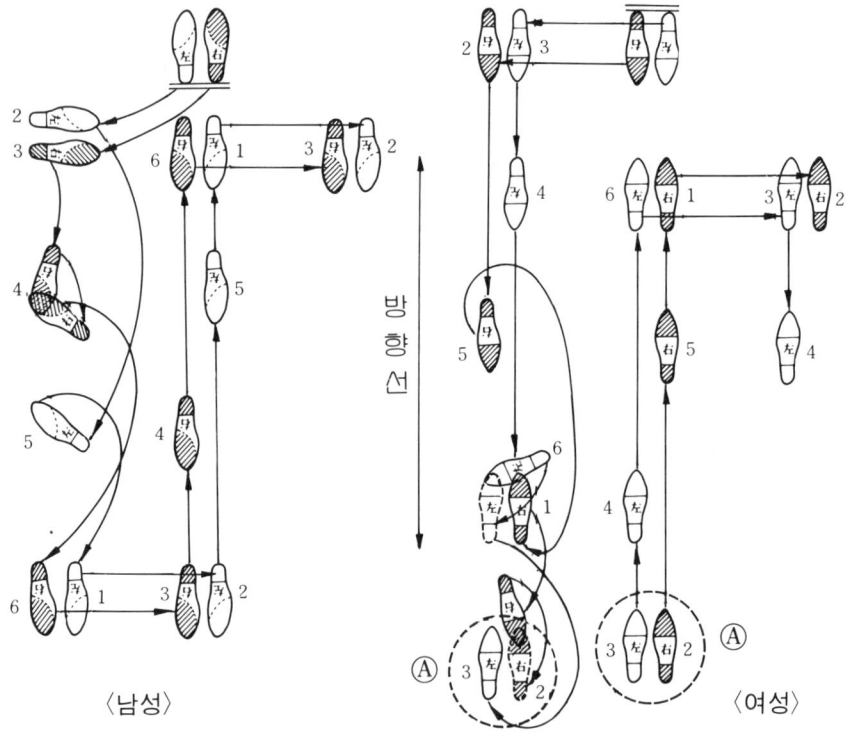

〈남성〉　　　　　　　　　　　　　　　　〈여성〉

지 르 바

12. 4 step 돌기

이 스텝은 어깨걸이 후 전진하고 여성을 뒤로 보내고 남성은 우회하며 비켜서면서 건너 편으로 건너가 전진하면서 여성을 2회 회전하도록 리드를 하는 스텝이다.

	남　　　　　　　　　성
1	왼발 약간 우회하며 옆으로 비켜선다.
	오른발 왼발과 ¼ 각도 이루며 옆으로 벌린다.
2	왼발 우회하며 건너간다.
3	오른발 우회하며 건너간다(왼발에 모은다).
4	오른발 시작 시의 방향을 향하여 앞으로 전진.
4	왼발 시작 시의 방향을 향하여 앞으로 전진. 5 오른발 시작 시의 방향을 향하며 앞으로 전진.
6	왼발 시작 시의 방향을 향하여 앞으로 전진(오른발에 모은다).
1	다음은 후진 스텝을 행한다.

※ 남성은 여성의 양쪽 어깨를 잡고 있다가 오른손으로 어깨를 당겨 뒤로 보내고 여성이 뒤로 가는 사이 건너편으로 건너간다. 부딪치지 않도록 하고 여성의 오른쪽 어깨 등쪽을 왼손으로 당겨 리드하고 진행하는 동안 2회 회전을 시킨다.

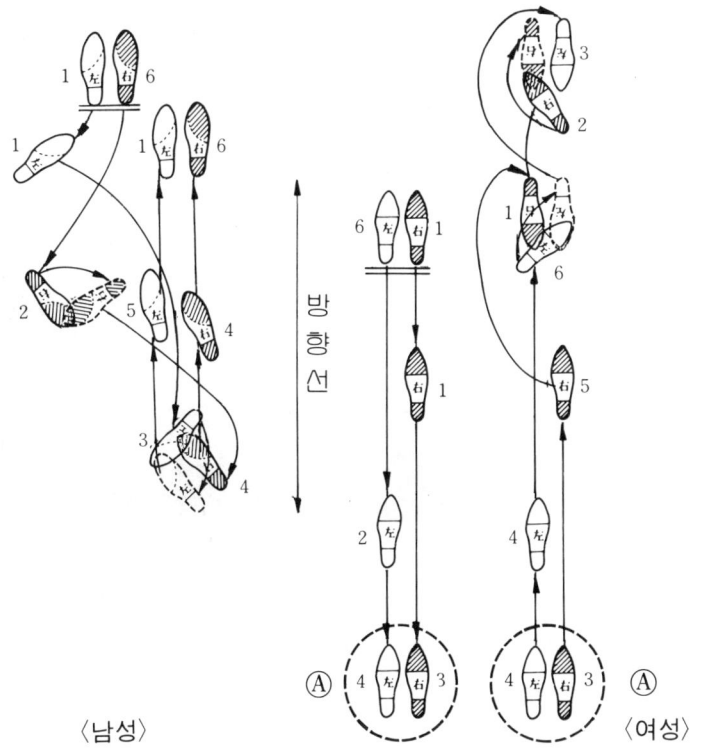

〈남성〉　　　　　　〈여성〉

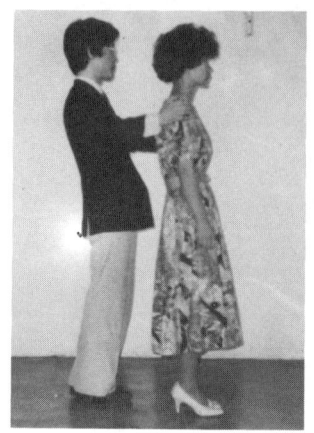

〈스타트〉

(여성은 생략)

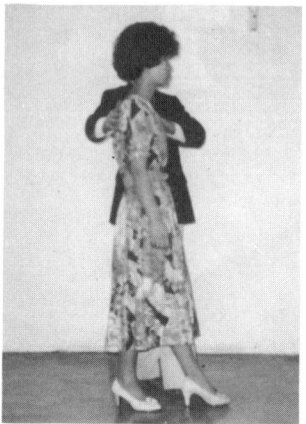

① 남성 : 왼발 약간 우회전하며 옆으로 비켜선다.

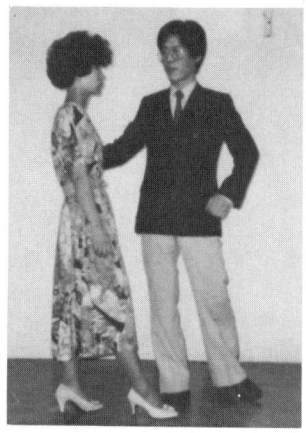

② 남성 : 오른발 왼발과 ¼ 각도 이루며 옆으로 벌린다.

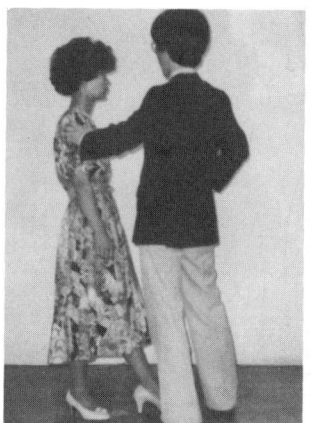

③ 남성 : 왼발 우회전하며 건너간다.

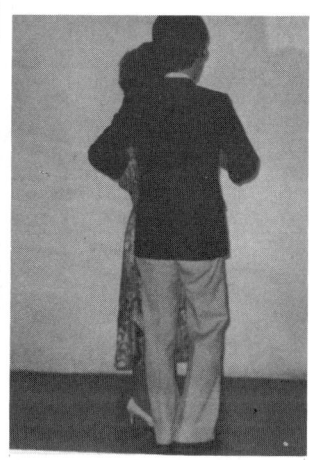

④ 남성 : 오른발 우회전하며 건너간다.

지 르 바

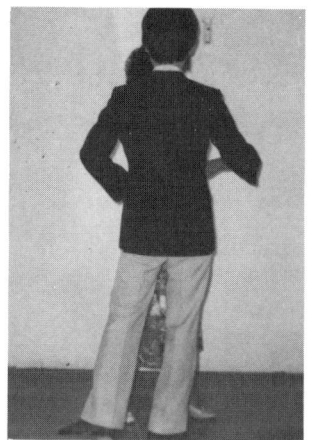

④ 남성 : 오른발 시작 시의 방향을
향하며 앞으로 전진.

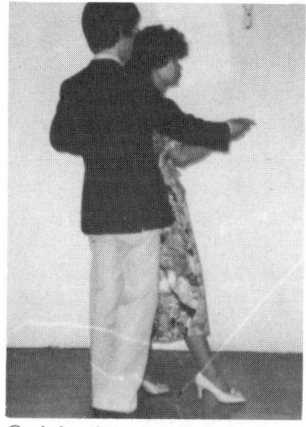

⑤ 남성 : 왼발 시작 시의 방향을 향
하며 앞으로 전진.

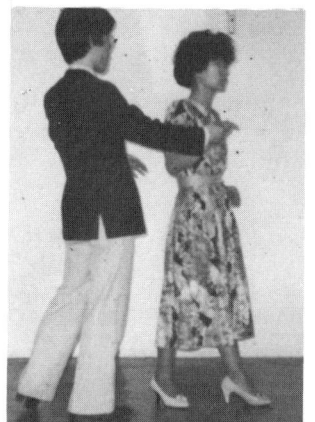

⑥ 남성 : 오른발 시작 시의 방향을
향하며 앞으로 전진.

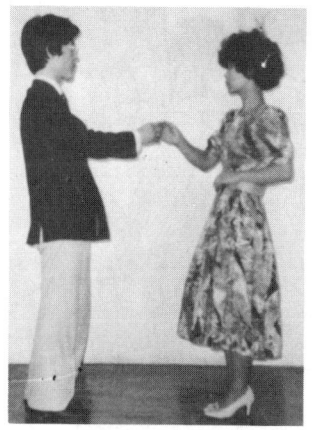

① 남성 : 왼발 시작 시의 방향을 향
하며 앞으로 전진.
(오른발에 모은다).

13. 등 뒤로 보내고 앞으로 당겨 돌려주기 ①

이 스텝은 좌회하며 옆으로 비켜서서 등 뒤로 보내고 뒤로 건너간 후 전진하며 2회 회전시켜 보내는 스텝이다.

	남　　　성	여　　　성
2	왼발 좌회전　옆으로 비켜선다.	전진 우회전 스텝을 행하고
3	오른발 좌회하며 옆으로 비켜선다	전진하며 2회 회전
	(왼발에 모은다).	스텝을 행한다.
4	오른발 왼쪽 뒤로 비스듬히 약간 뒤로	
	후진.	
5	왼발 왼쪽으로 옆으로.	
6	오른발 왼쪽으로 약간 앞으로 전진.	
1	왼발 왼쪽으로 약간 앞으로 전진.	
	(오른발에 모은다).	
2	왼발 뒤로 후진(건너간다).	
3	오른발 뒤로 후진(왼발에 모은다).	
─	후행 : 약간 오른쪽으로 전진하며 스텝.	

※ 여성을 등 뒤로 보낼 때는 오른손으로 리드("4"에서)하고 여성을 앞으로 보낼 때는 왼손으로 리드한다.

2, 3 : S
　4 : Q
　5 : Q
6, 1 : S

〈남성〉　　〈여성〉

지 르 바

14. 어깨걸이 하며 건너가기

이 스텝은 어깨걸이 스텝을 행하면서 "2", "3"에서 뒤로 빠지지 않고 여성의 오른쪽으로 건너가는 스텝이다.

	남 성
2	왼발 왼쪽 옆으로 벌린다(어깨넓이 정도).
3	오른발 왼쪽 옆으로 벌린다(왼발에 모은다).
4	오른발 뒤로 후진.
5	왼발 뒤로 후진.
6	오른발 뒤로 후진(어깨걸이 준비하며) : 아주 약간 우회전.
1	왼발 뒤로 후진(어깨걸이 완료) : 아주 약간 우회전.
2	왼발 건너편으로(여성의 우측) 건너간다(회전 시작).
3	오른발 건너편으로(여성의 우측) 건너간다(회전 완료).
	거의 시작 시의 방향을 향한다.

※ "6", "1"에서 우측을 약간 향하고 "2", "3"에서 여성이 뒤로 후진한 사이 여성의 우측으로 건너간다.
※ 남성은 건너갈 시 여성에게 불편을 주지 않도록 하고 여성의 어깨에 손을 주의하도록.
※ 여성의 스텝은 어깨걸이 스텝과 동일하다.

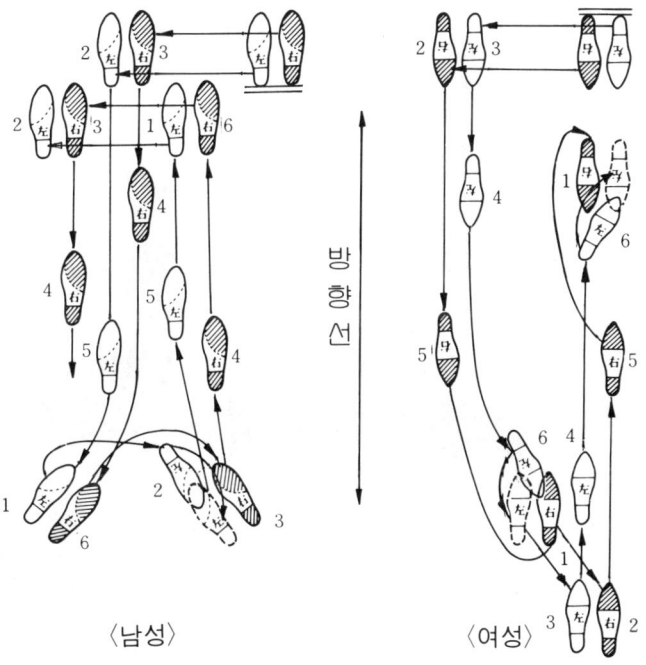

〈남성〉   〈여성〉

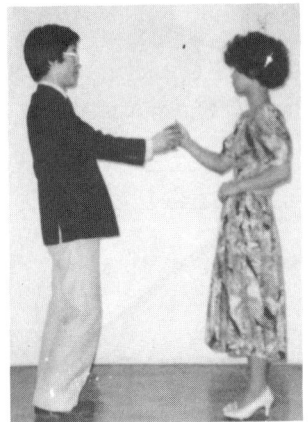

〈스타트〉

(여성은 생략)

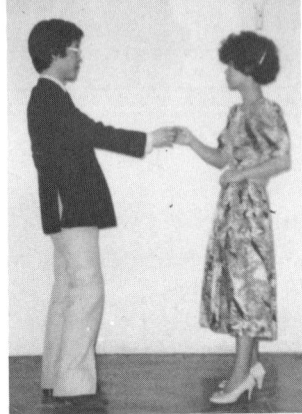

② 남성 : 왼발 왼쪽 옆으로 벌린다
(어깨넓이 정도).

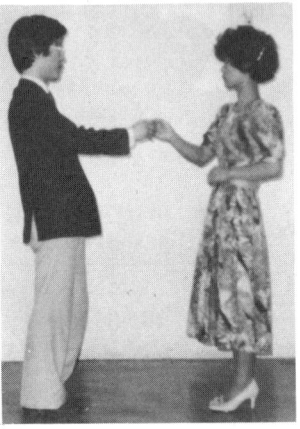

③ 남성 : 오른발 왼쪽 옆으로 벌린
다(왼발에 모은다).

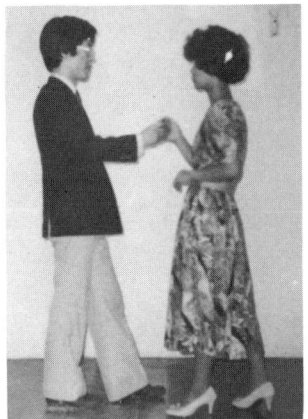

④ 남성 : 오른발 뒤로 후진.

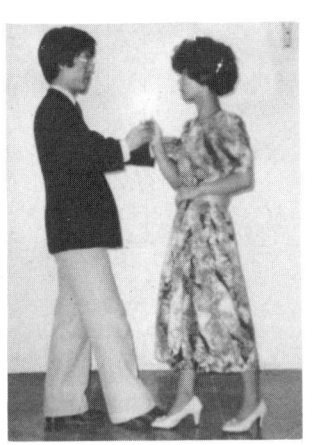

⑤ 남성 : 왼발 뒤로 후진.

지 르 바

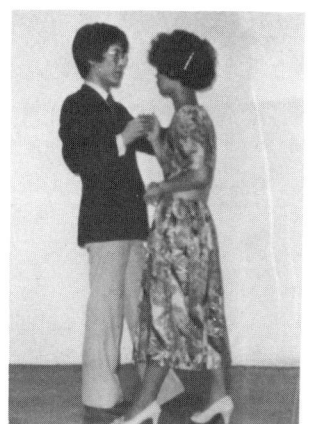

⑥ 남성 : 오른발 뒤로 후진
(어깨걸이 준비하며) : 아
주 약간 우회전.

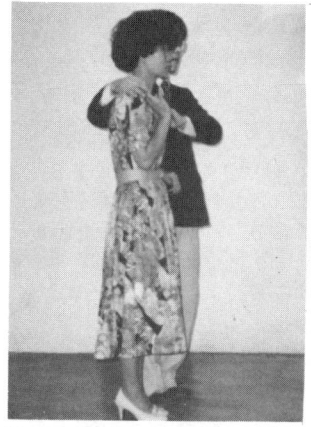

① 남성 : 왼발 뒤로 후진
(어깨걸이 완료) : 아주 약
간 우회전

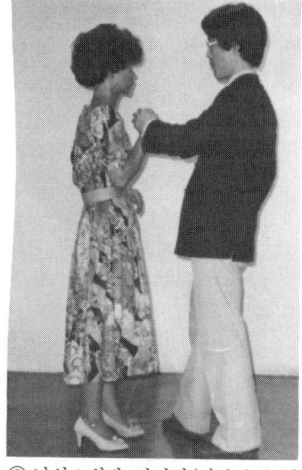

② 남성 : 왼발 건너편(여성의 우측)
으로 건너간다(회전 시작).

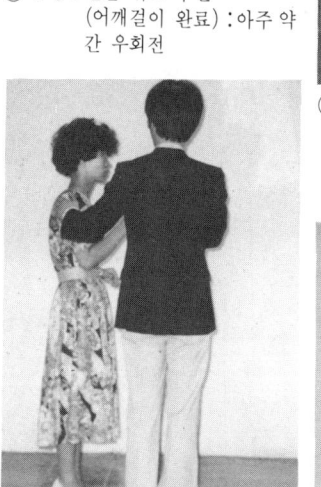

③ 남성 : 오른발 건너편으로 건너간
다(회전 완료).
거의 시작 시의 방향을 향
한다.

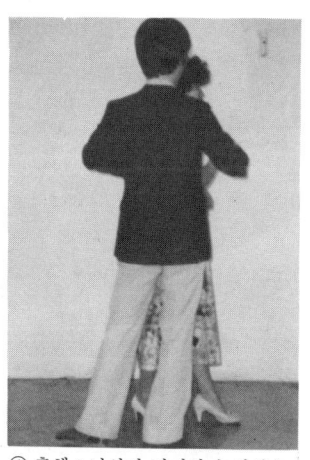

④ 후행 : 남성이 전진하며 여성을
우회전 스텝하도록 한다.

15. 등 뒤로 보내고 앞으로 당겨 돌려주기 ②

이 스텝은 여성과 마주보고 행하되 여성이 전진할 시 옆으로 비켜서서 여성이 우회전하도록 하여 주고 시작시 잡은 손은 놓지 않고 계속 행하며, 왼손으로 여성의 허리를 잡고 전진하는 여성을 2회 회전할 수 있도록 한다.

	남　　　성		여　　　성
2	왼발 좌회전하면서 옆으로 비켜선다.	2	오른발 오른쪽 옆으로 벌린다.
3	오른발 좌회전하면서 옆으로 (왼발에 모은다).	3	왼발 오른발에 모은다.
4	오른발 오른쪽 옆으로 (약간).	4	왼발 앞으로 전진.
5	왼발 오른쪽 옆으로 (오른발에 모은다).	5	오른발 앞으로 전진.
6	오른발 오른쪽 옆으로 (약간).	6	왼발 앞으로 전진하며 약간 우회전.
1	왼발 오른쪽 옆으로 (오른발에 모은다).		(남성의 주변을 회전).
2	왼발 왼쪽으로 비스듬히 뒤로 후진.	1	오른발 우회전 전진하며 왼발에 모은다.
3	오른발 왼쪽으로 비스듬히 뒤로 후진.	2	오른발 우회전 전진.
	(왼발에 모은다).	3	왼발 우회전 전진 (오른발에 모은다).
	다음은 대각선 전진 스텝을 행한다.		다음은 전진하며 2회 회전 스텝.

※ 남성은 오른손으로 리드, 등뒤로 보내면서 "4" 리드. 오른손을 왼손으로 교체해서 여성이 우회전한 후 "4"에서 당기고 "6"에서 2회 회전 하도록 리드를 행한다.

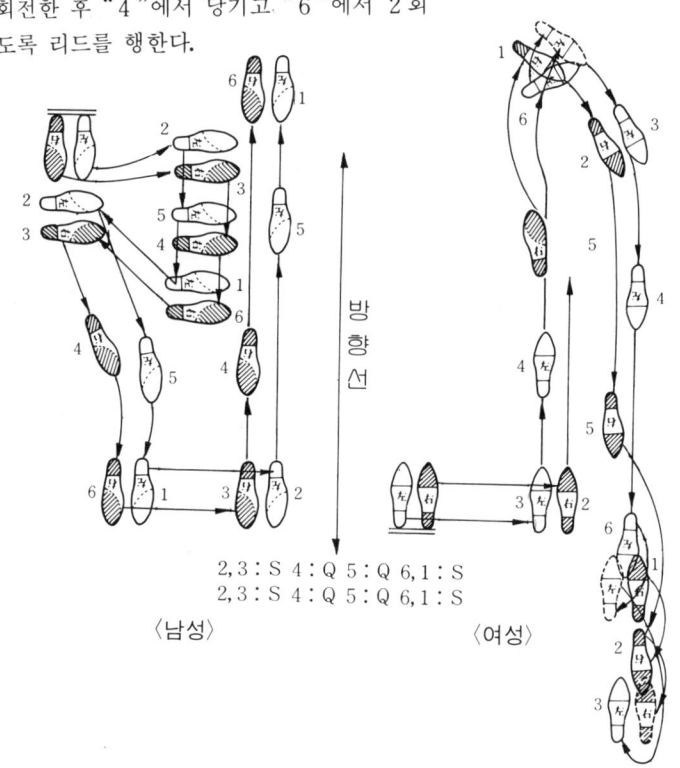

2,3 : S　4 : Q　5 : Q　6,1 : S
2,3 : S　4 : Q　5 : Q　6,1 : S

〈남성〉　　　　　　〈여성〉

지 르 바

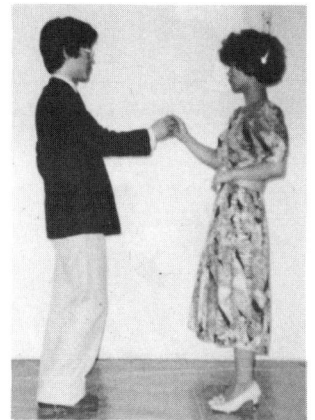

〈스타트〉

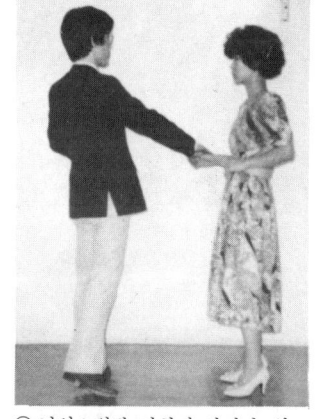

② 남성 : 왼발 좌회전 하면서 옆으로 비켜선다.
여성 : 오른발 오른쪽 옆으로 벌린다.

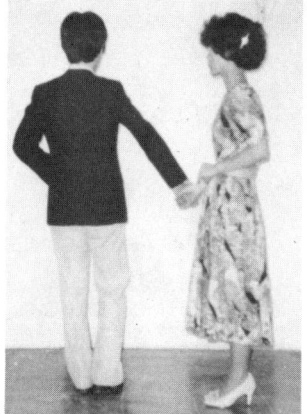

③ 남성 : 오른발 좌회전 하면서 옆으로(왼발에 모은다).
여성 : 왼발 오른발에 모은다.

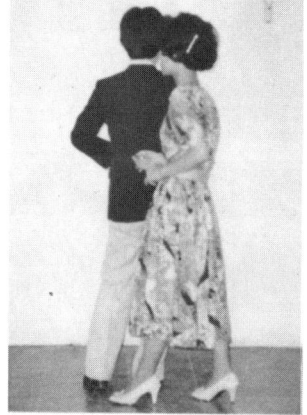

④ 남성 : 오른발 오른쪽 옆으로 (약간).
여성 : 왼발 앞으로 전진.

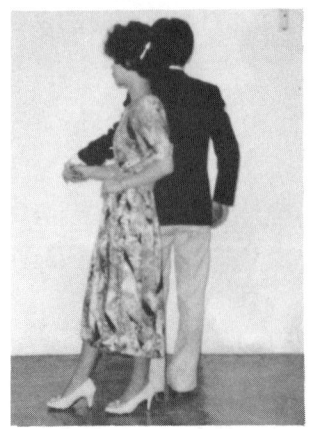

⑤ 남성 : 왼발 오른쪽 옆으로
   (오른발에 모은다).
   여성 : 오른발 앞으로 전진.

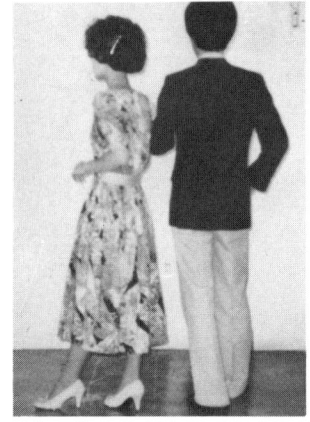

⑥ 남성 : 오른발 오른쪽 옆으로
   (약간).
   여성 : 왼발 앞으로 전진하며 약
   간 우회전
   (남성의 주변을 회전).

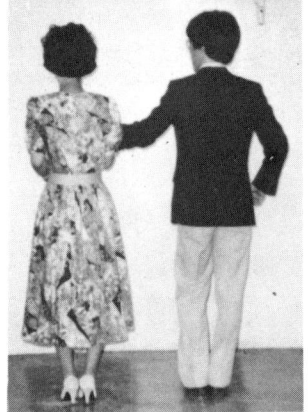

① 남성 : 왼발 오른쪽 옆으로
   (오른발에 모은다).
   여성 : 오른발 우회전 전진하며
   왼발에 모은다.

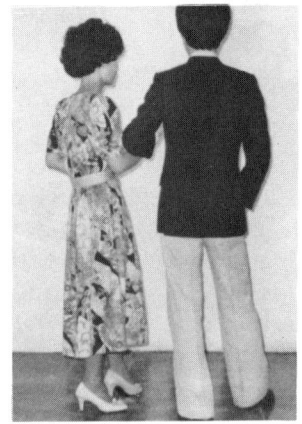

② 남성 : 왼발 왼쪽으로 비스듬히
   뒤로 후진.
   여성 : 오른발 우회전 전진.

지 르 바

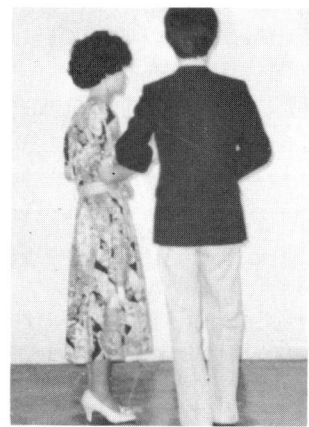

③ 남성 : 오른발 왼쪽으로 비스듬히
　　　　뒤로 후진(왼발에 모은다)
　여성 : 왼발 우회전 전진
　　　　(오른발에 모은다).

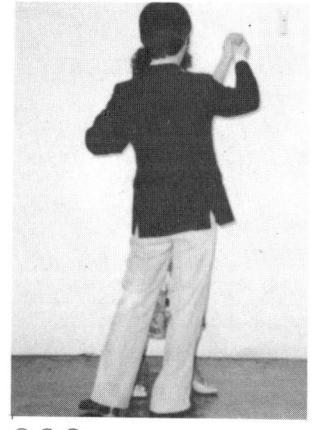

④⑤⑥
　남성 : 대각선 전진 스텝.
　여성 : 전진하며 2회 회전 스텝.

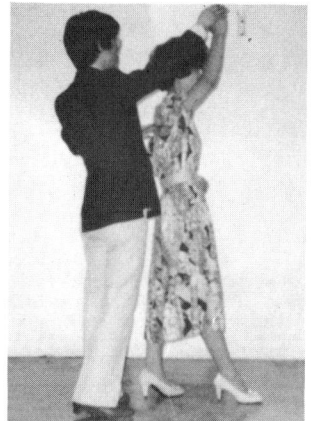

⑤

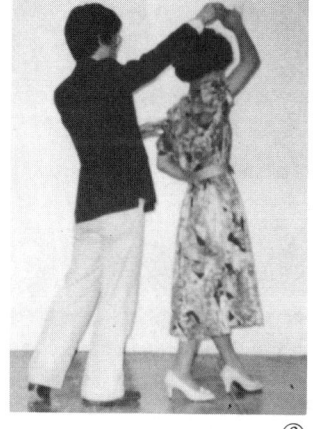

⑥

16. 4step 밀고 당기기

이 스텝은 4step의 스텝이다. 중앙, 좌·우로 양손을 잡고 밀고 당기는 것인데 밀고 당길 때 손에 힘을 빼고 서로 부드럽게 행하는 것이 가장 중요하다.

		남 성		여 성
Ⓐ	1	오른발 앞으로 전진.	1	왼발 앞으로 전진.
	2	왼발 앞으로(오른발에 모은다).	2	오른발 앞으로 전진(왼발에 모은다).
	3	왼발 뒤로 후진.	3	오른발 뒤로 후진.
	4	오른발 뒤로 후진(왼발에 모은다).	4	왼발 뒤로 후진(오른발에 모은다).
Ⓑ	1	오른발 앞으로(좌측으로 비스듬히 ½).	1	왼발 좌측으로 비스듬히 전진.
	2	왼발 앞으로(좌측으로 비스듬히 ½). (오른발에 모은다).	2	오른발 좌측으로 비스듬히 전진(왼발에 모은다).
	3	왼발 뒤로 후진.	3	오른발 뒤로 후진.
	4	오른발 뒤로 후진(왼발에 모은다).	4	왼발 뒤로 후진(오른발에 모은다).
Ⓒ	1	오른발 우측으로 비스듬히 전진(½).	1	왼발 우측으로 비스듬히 전진(½).
	2	왼발 우측으로 비스듬히 전진(½). (오른발에 모은다).	2	오른발 우측으로 비스듬히 전진 (왼발에 모은다).
	3	왼발 뒤로 후진.	3	오른발 뒤로 후진.
	4	오른발 뒤로 후진(왼발에 모은다). 중앙에서 한번 더 반복한 후 다른 스텝으로 연결을 한다.	4	왼발 뒤로 후진(오른발에 모은다). 중앙에서 한번 더 반복한 후 남성의 리드에 따라 행한다.

※ 남성은 리드시, "1"에서 당기고 "3"에서 밀어준다.
※ 여성이 좌·우 방향을 정확하게 알 수 있도록 방향을 정확히 미리 리드한다.

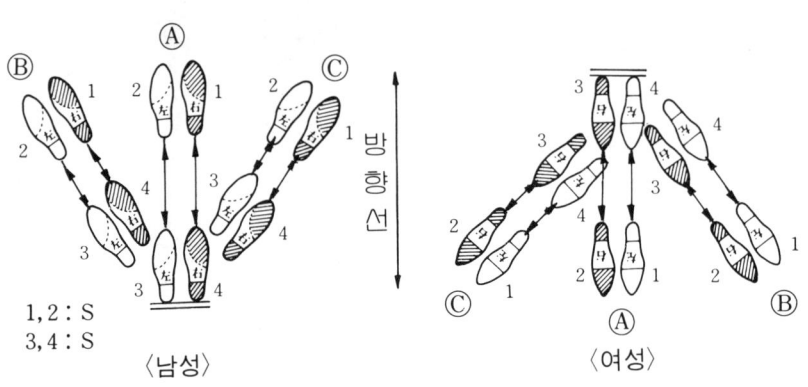

1,2 : S
3,4 : S
〈남성〉　　〈여성〉

지 르 바

⟨A의 경우⟩

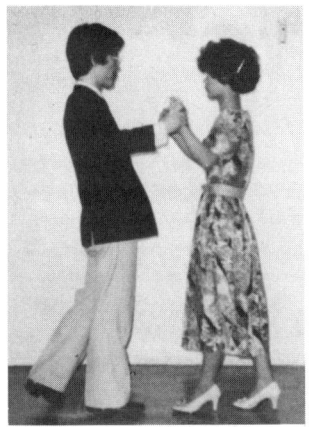

① 남성 : 오른발 앞으로 전진.
   여성 : 왼발 앞으로 전진.

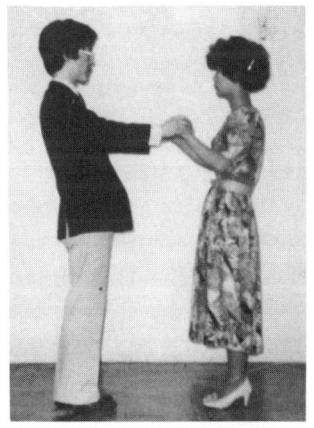

② 남성 : 왼발 오른발에 모은다.
   여성 : 오른발 왼발에 모은다.

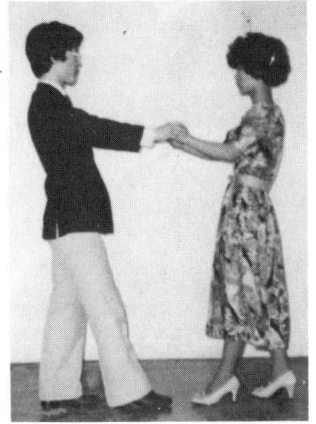

③ 남성 : 왼발 뒤로 후진.
   여성 : 오른발 뒤로 후진.

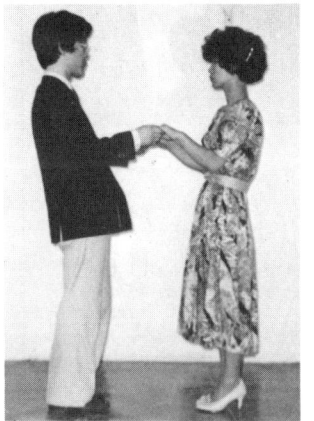

④ 남성 : 오른발 왼발에 모은다.
   여성 : 왼발 오른발에 모은다.

17. 제자리 2회 돌려주기 ①

이 스텝은 남성이 제자리 스텝을 하면서 여성을 2회 회전하도록 하여 주는 스텝이다.

	남　　　　성		여　　　　성
2	왼발 왼쪽 옆으로 벌린다(어깨넓이).	2	오른발 오른쪽 옆으로 벌린다(어깨넓이).
3	오른발 왼쪽 옆으로(왼발에 모은다).	3	왼발 오른쪽 옆으로 벌린다(오른발에 모은다).
4	오른발 오른쪽 옆으로 작게.	4	왼발 우회전하며 전진.
5	왼발 오른쪽 옆으로 작게(오른발에 모은다).	5	오른발 우회전하며 전진.
6	오른발 오른쪽 옆으로 작게.	6	왼발 우회전하며 전진(시작 시의 방향을 향함).
1	왼발 오른쪽 옆으로 작게(오른발에 모은다).	1	오른발 우회전하며 전진(왼발에 모은다).
2	왼발 앞으로 왼쪽으로 비스듬히 전진.	2	오른발 약간 뒤로 회전 준비.
3	오른발 앞으로 왼쪽으로 비스듬히 전진. (왼발에 모은다).	3	왼발 회전하며 오른발에 모은다. (시작 시의 방향을 향하도록 한다).

※ 남성은 일단 제자리 돌기 리드를 행하고("4"에서 리드).
　여성이 제자리 도는 사이 "6"에서 어깨를 돌리며 재차 리드한다.
※ 이 스텝하는 동안 남성은 계속 제자리에서 스텝을 밟고 리드한다.
　끝난 후에는 후진 스텝. 여성은 전진 스텝을 행한다.

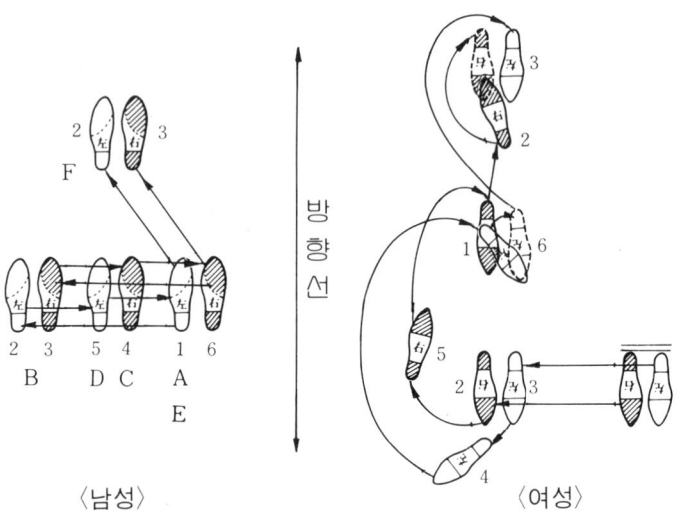

〈남성〉　　　　　　〈여성〉

A →B → C →D → E → F →후진
6,1　2,3　4　　5　6,1　2,3
 S 　 S 　Q 　Q 　 S 　 S

지 르 바

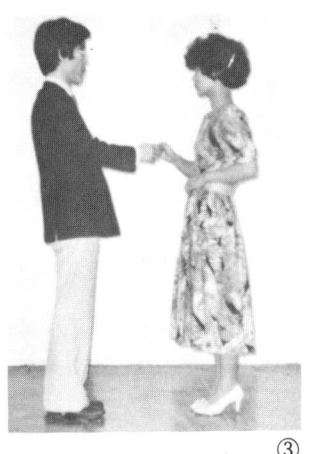
③

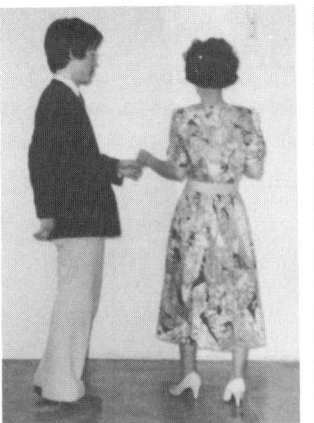
④

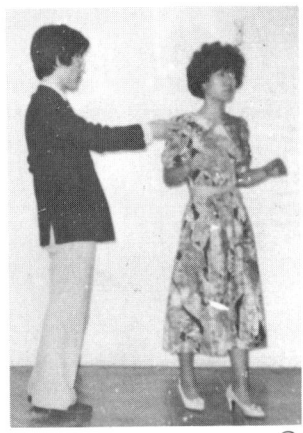
⑤

③ 남성 : 오른발 왼발에 모은다.
　여성 : 왼발 오른발에 모은다.
④ 남성 : 오른발 오른쪽 옆으로 작게.
　여성 : 왼발 우회전하며 전진.
⑤ 남성 : 왼발 오른쪽 옆으로 작게(오른발에 모은다).
　여성 : 오른발 우회전하며 전진.
⑥ 남성 : 오른발 오른쪽 옆으로 작게.
　여성 : 왼발 우회전하며 전진(시작 시의 방향을 향함).
① 남성 : 왼발 오른쪽 옆으로 작게(오른발에 모은다).
　여성 : 오른발 우회전하며 전진(왼발에 모은다).

② 남성 : 왼발 앞으로 왼쪽으로 비스듬히 전진.
　여성 : 오른발 약간 뒤로 회전 준비.
③ 남성 : 오른발 앞으로 왼쪽으로 비스듬히 전진(왼발에 모은다).
　여성 : 왼발 회전하며 오른발에 모은다
　　　　(시작 시의 방향을 향하도록 한다).

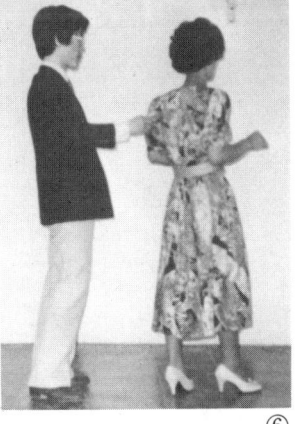
⑥

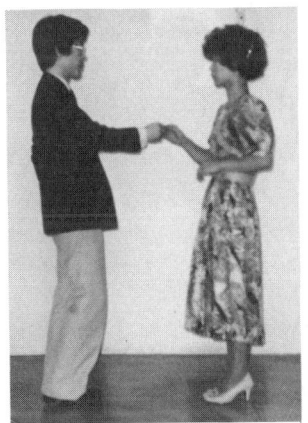
③

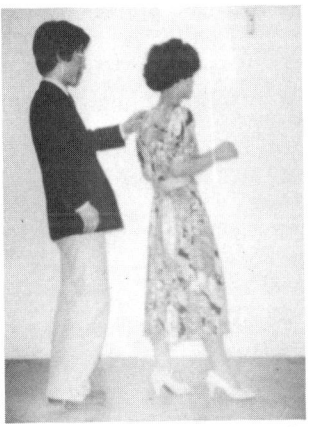
②

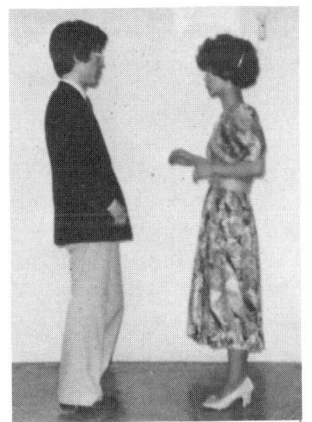
①

18. 4step 우회전하기

흔히들 일컫는 "후까시"이다. 대개들 이 스텝을 행할 시 마구잡이로 당기는데 큰 잘못이다. 남성이 마구 잡아당기면 힘없는 여성은 어떻게 하겠는가? 절대로 당기지 말고 남성은 방향만 리드하여 주고 여성과 남성은 서로 각자의 발에 위치를 정확히 알고 행하면 될 것이다.

	남　　　　성		여　　　　성
1	오른발 앞으로 전진.	1	왼발 앞으로 전진.
2	왼발 앞으로 전진.	2	오른발 앞으로 전진.
3	오른발 앞으로 전진. (회전 준비) 계속 시작.	3	왼발 앞으로 전진. (회전 준비, 시작).
4	왼발 회전 완료(오른발에 모은다). 계속 반복.	4	오른발 회전 완료(왼발에 모은다). 계속 반복.

※ 남성과 여성은 서로 오른손을 잡고 회전. 특히 서로 당기지 않도록 주의할 것.
※ "3"에서 회전을 할 시는 "4"에서 완료하여 완전히 시작 시의 방향과 반대 방향을 행하도록 한다.

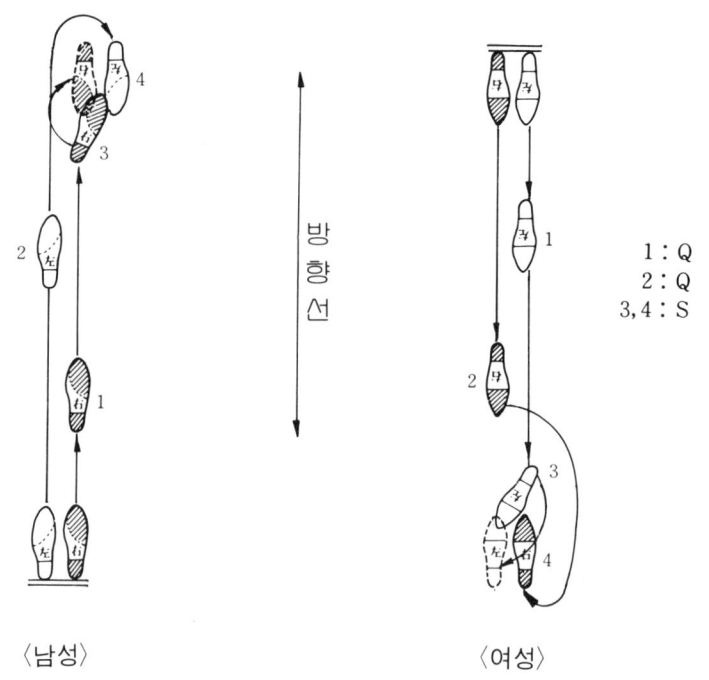

1 : Q
2 : Q
3, 4 : S

〈남성〉　　　　〈여성〉

지 르 바

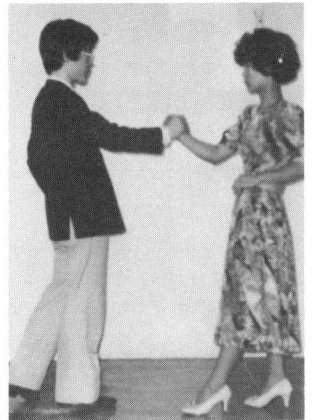

① 남성 : 오른발 앞으로 전진.
　 여성 : 왼발 앞으로 전진.

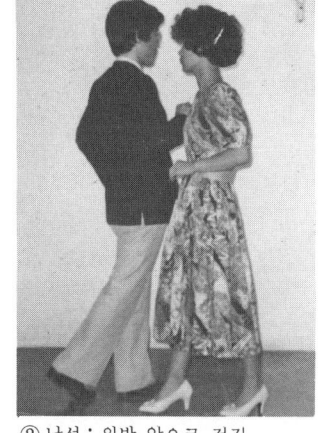

② 남성 : 왼발 앞으로 전진.
　 여성 : 오른발 앞으로 전진.

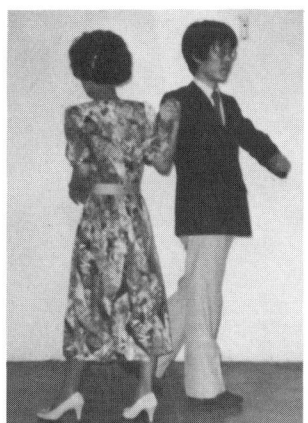

③ 남성 : 오른발 앞으로 전진
　　　　 (회전 준비, 시작).
　 여성 : 왼발 앞으로 전진
　　　　 (회전 준비, 시작).

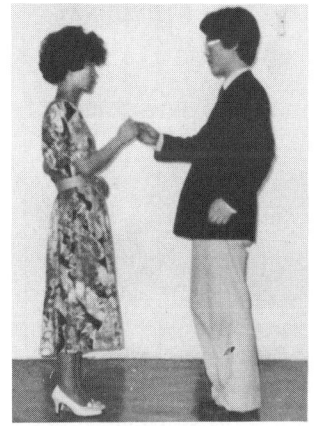

④ 남성 : 왼발 회전 완료
　　　　 (오른발에 모은다).
　 여성 : 오른발 회전 완료
　　　　 (왼발에 모은다).

19. 4step 전진 & 후진

이 스텝은 남성은 앞·뒤로 전진 후진을 하고 여성은 4step 우회전을 계속한다.

		남　　　성		여　　　성
Ⓐ	1 2 3 4	오른발 앞으로 전진. 왼발 앞으로 전진. 오른발 앞으로 전진. 왼발 앞으로 전진. (오른발에 모은다).	1 2 3 4	왼발 앞으로 전진. 오른발 앞으로 전진. 왼발 앞으로 전진(회전 시작). 오른발 왼발에 모은다. (회전 완료 : 시작 시 반대 방향을 향한다).
Ⓑ	1 2 3 4	오른발 뒤로 후진. 왼발 뒤로 후진. 오른발 뒤로 후진. 왼발 뒤로 후진. (오른발에 모은다).	1 2 3 4	왼발 앞으로 전진. 오른발 앞으로 전진. 왼발 앞으로 전진(회전 시작). 오른발 왼발에 모은다. (회전 완료) : 시작 시의 방향을 향한다.

※ 남성은 전진하고 그 상태 그대로 손만 바꾸어 후진을 한다.
※ 여성은 계속 4step 우회전 스텝을 행한다.

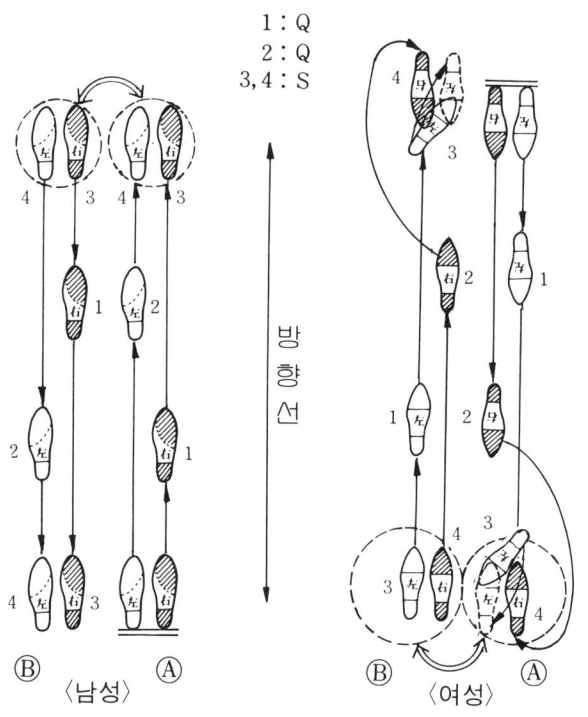

〈남성〉　〈여성〉

지 르 바

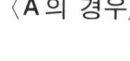
⟨A의 경우⟩

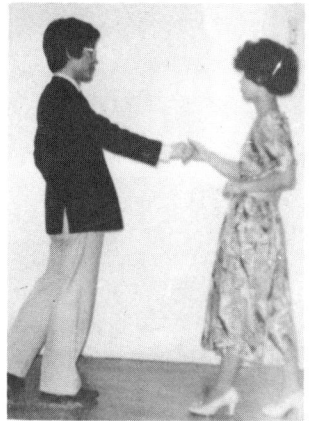
① 남성 : 오른발 앞으로 전진.
　 여성 : 왼발 앞으로 전진.

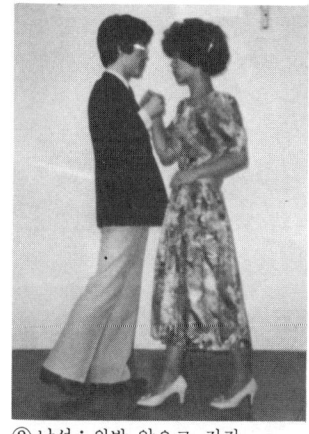
② 남성 : 왼발 앞으로 전진.
　 여성 : 오른발 앞으로 전진.

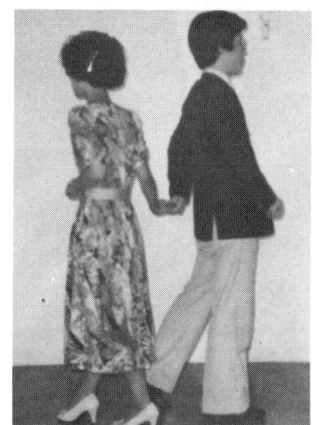
③ 남성 : 오른발 앞으로 전진.
　 여성 : 왼발 앞으로 전진
　　　　 (회전 시작).

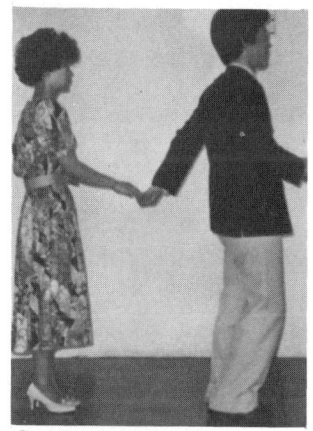
④ 남성 : 왼발 앞으로 전진
　　　　 (오른발에 모은다).
　 여성 : 오른발 왼발에 모은다.
　　　　 (회전 완료 : 시작 시의 반
　　　　 대 방향을 향한다).

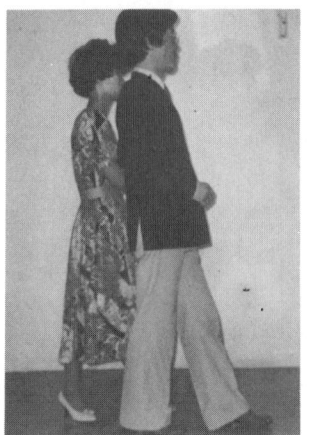

① 남성 : 오른발 뒤로 후진.
　여성 : 왼발 앞으로 전진.

〈B의 경우〉

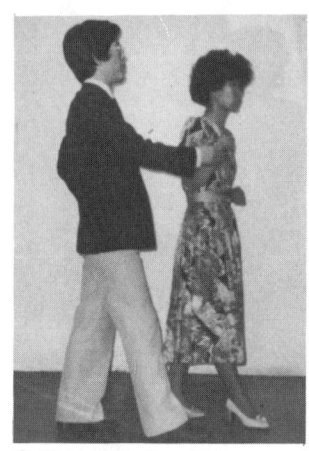

② 남성 : 왼발 뒤로 후진.
　여성 : 오른발 앞으로 전진.

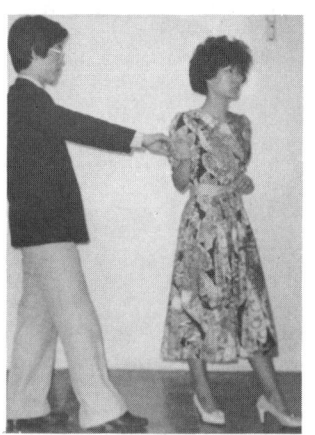

③ 남성 : 오른발 뒤로 후진.
　여성 : 왼발 앞으로 전진
　　　　 (회전 시작).

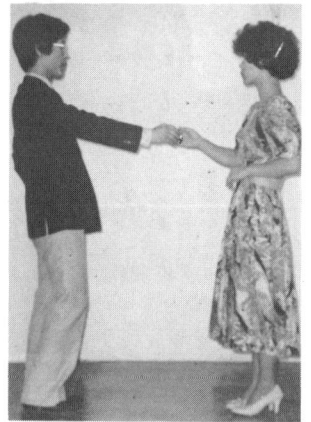

④ 남성 : 왼발 뒤로 후진
　　　　 (오른발에 모은다).
　여성 : 오른발 왼발에 모은다.
　　　　 (회전 완료 : 시작 시의 방
　　　　 향을 향한다).

지 르 바

20. 제자리 2회전 시켜주기

이 스텝은 17과 같은 스텝이나 삼각 스텝과 일자 스텝을 혼합한 형이다. 여성의 스텝은 17과 동일하다.

	남　　　　　성
2	왼발 왼쪽 옆으로 벌린다.
3	오른발 왼쪽 옆으로 벌린다(왼발에 모은다).
4	오른발 오른쪽 뒤로 비스듬히 후진.
5	왼발 오른쪽 뒤로 비스듬히 후진(오른발에 모은다).
6	오른발 오른쪽 앞으로 비스듬히 전진.
1	왼발 오른쪽 앞으로 비스듬히 전진(오른발에 모은다).
2	왼발 왼쪽 옆으로 벌린다.
3	오른발 왼쪽 옆으로 벌린다(왼발에 모은다).
4	오른발 뒤로 후진.
5	왼발 뒤로 후진.
6	오른발 뒤로 후진.
1	왼발 뒤로 후진(오른발에 모은다).

※ 남성의 리드는 17과 동일하다. 여성의 스텝은 17과 동일.

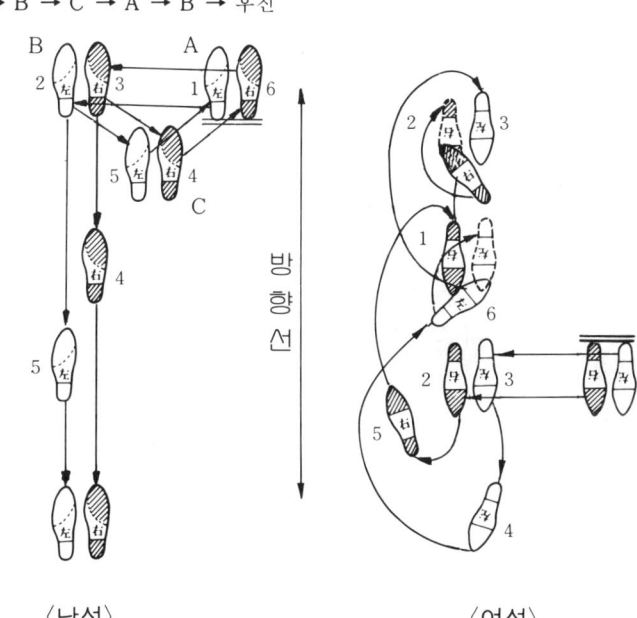

〈남성〉　　　　　　〈여성〉

21. 허리잡고 좌·우 방향 바꾸기

 이 스텝은 남성이 여성을 등 뒤로 보내고 앞으로 당겨 보내는 허리잡기 스텝의 혼합형이다.
 15번 스텝과 9번 스텝의 혼합으로 발의 위치 방향 등은 다 같으므로 생략하고 리드가 약간 특이하므로 그에 대한 설명으로 대신한다.
※ 남성이 여성을 등 뒤로 보내고 나서 여성이 남성의 앞으로 올 때 보통은 손을 바꾸어 리드를 하였으나 이 스텝에서는, 잡은 손을 교체하지 아니 하고 처음 잡은 오른손은 등 뒤로 꼬인 채로 하고, 왼손은 여성이 남성의 앞으로 돌아 나올 때 여성의 등을 왼손으로 당겨보내고 왼손으로 당기면서 꼬였던 오른손을 놓고 허리잡고 돌기(9) 스텝을 행한다.
※ 계속 허리를 잡고 양손으로 방향을 바꾸어가며 리드를 하는 것이다.
 남성은 여성을 리드하되 항시 홀드(잡은 상태) 상태이므로 여성의 진행을 방해하거나 강제로 보내어서는 안 된다.

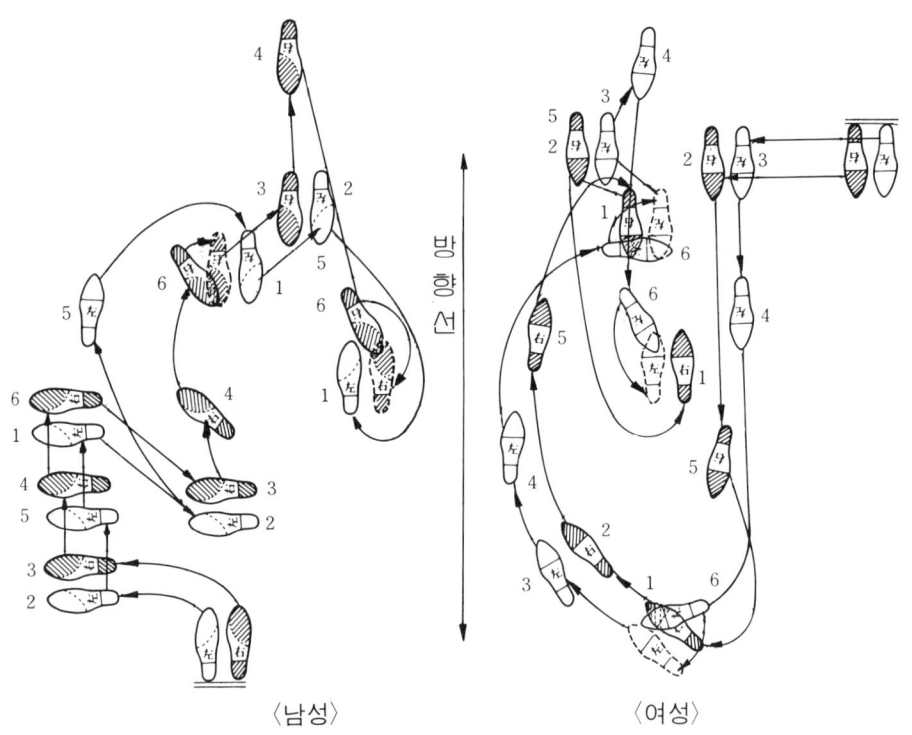

〈남성〉　　　　　〈여성〉

지 르 바

22. 4step 좌회전하기

이 스텝은 4step 의 좌회전 스텝으로 오른손을 "2"에서 회전할 시 왼손으로 교체하여야 하므로 손 교체시 신속히 하여야 할 것이다.

	남　　　　성		여　　　　성
1	오른발 앞으로 전진.	1	왼발 앞으로 전진.
2	왼발 앞으로 전진.(회전하기 시작).	2	왼른발 앞으로 전진.
3	오른발 회전하여 시작 시의 반대 방향으로 서서 뒤로 후진(약간).	3	왼발 앞으로 전진. (회전 ½).
4	왼발 뒤로 후진(오른발에 모은다).	4	오른발 회전 완료(왼발에 모은다). 시작 시의 방향과 반대 방향을 향한다.

※ 남성은 "2"에서 좌회전하면서 왼손으로 신속히 교체하되 손은 항상 잡은 상태에서 교대하도록 한다.
"2"와 "3"의 보폭은 보통의 보폭보다 작게 하도록 한다. 보폭이 보통의 보폭과 같으면 중심을 잃기 쉬우므로 염두에 두어야 할 것이다.

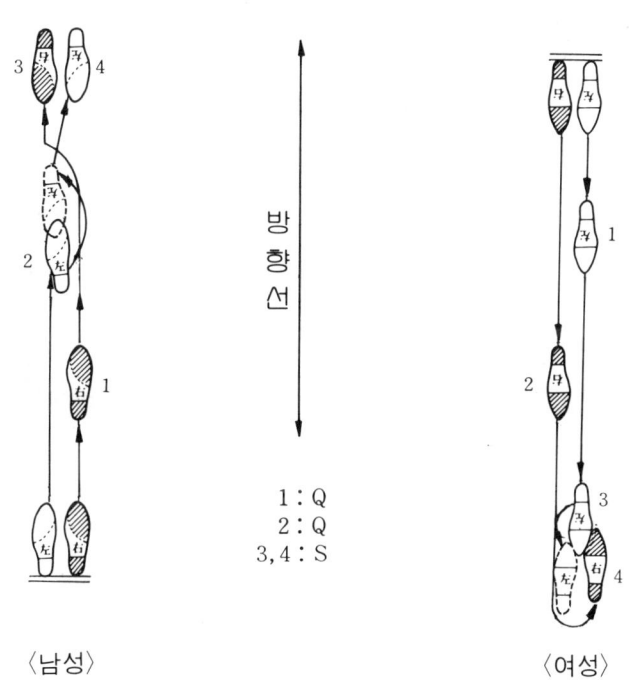

1 : Q
2 : Q
3, 4 : S

〈남성〉　　　　〈여성〉

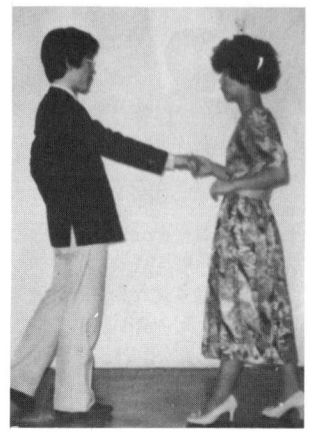

① 남성 : 오른발 앞으로 전진.
여성 : 왼발 앞으로 전진.

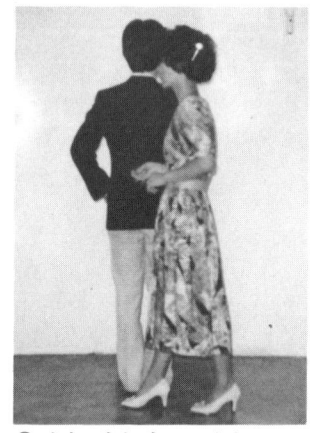

② 남성 : 왼발 앞으로 전진
(회전 시작).
여성 : 오른발 앞으로 전진.

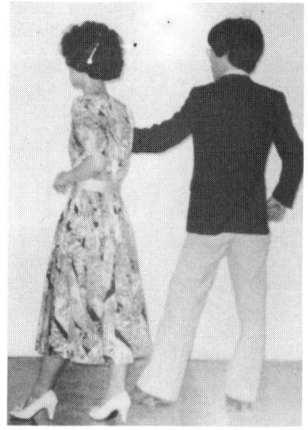

③ 남성 : 오른발 회전하며 시작 시
의 반대 방향으로 서서 뒤
로 후진(약간).
여성 : 왼발 앞으로 전진
(회전 ½).

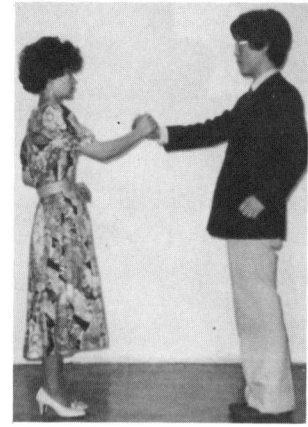

④ 남성 : 왼발 뒤로 후진
(오른발에 모은다).
여성 : 오른발 회전 완료
(왼발에 모은다).
시작 시의 방향과 반대.

지 르 바

23. 남·녀 전진하며 같이 돌기

이 스텝은 "지르바의 꽃"이라고 할 정도로 우아하고 멋있는 스텝이다.
남·녀가 회전할 때 옆에서 같이 회전하는 것이므로 충돌할 우려가 극히 많아 이 스텝을 행하기 전에 많은 양의 연습이 있어야 한다.

	남　　　　　성
2	왼발 왼쪽 옆으로 벌린다.
3	오른발 왼쪽 옆으로 벌린다(왼발에 모은다).
4	오른발 앞으로 전진.
5	왼발 앞으로 전진.
6	오른발 앞으로 전진 회전하면서 (½)~(⅜) 좌회전.
1	왼발 회전하며 오른발에 모은다 (½)~(⅜) 좌회전.
2	왼발 좌로 회전하며 시작 시의 방향과 반대 방향을 향한다. (⅜)~(½).
3	오른발 좌로 회전하며 시작 시의 방향과 반대 방향을 향한다. (⅜)~(½).

※ 회전하는 방향은 남성과 여성이 서로 반대이므로 남성은 리드(6) 시 방향에 신경을 써야 한다.
※ 남성은 회전시 우측에 서서 전진 회전을 해야 한다.

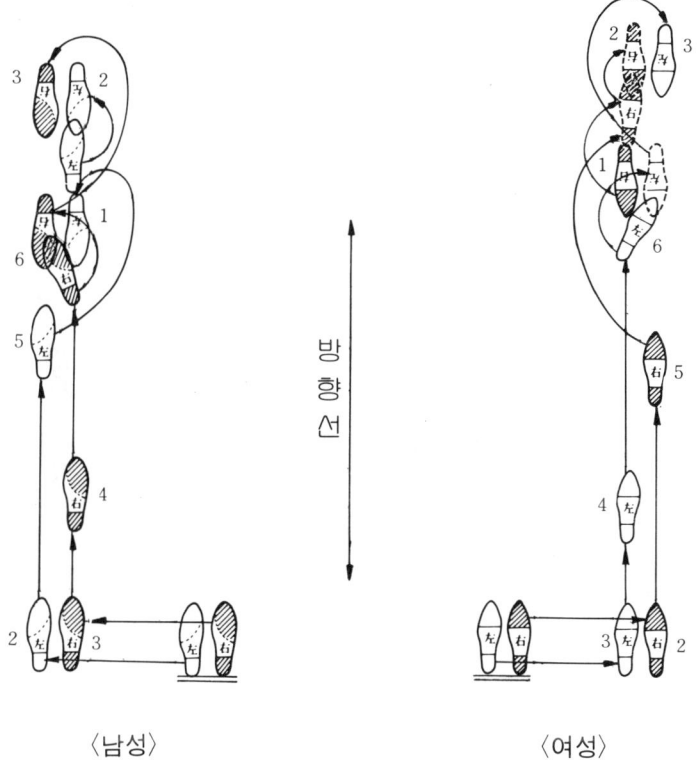

〈남성〉　　　　　〈여성〉

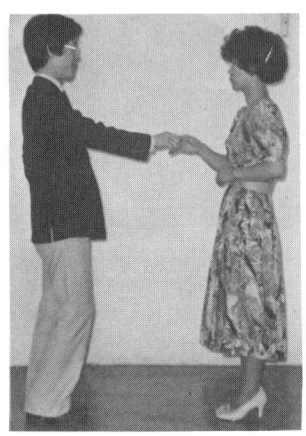

〈스타트〉

(여성은 생략)

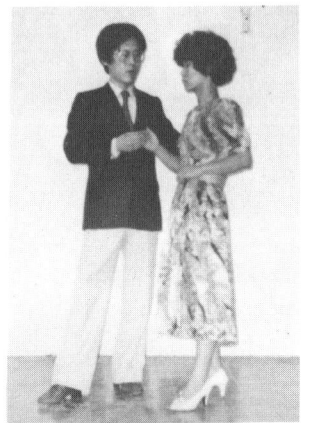

② 남성 : 왼발 왼쪽 옆으로 벌린다.

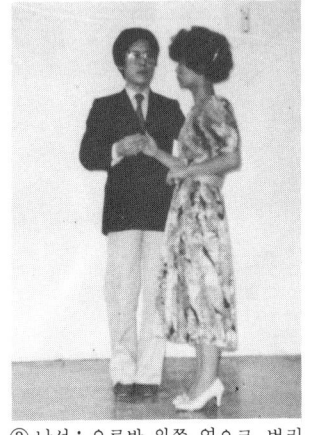

③ 남성 : 오른발 왼쪽 옆으로 벌린다(왼발에 모은다).

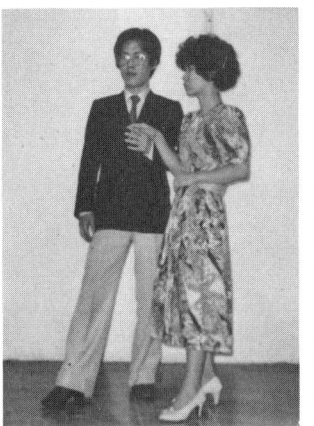

④ 남성 : 오른발 앞으로 전진.

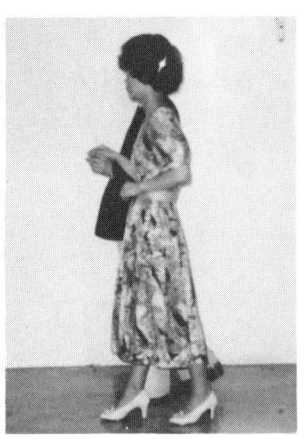

⑤ 남성 : 왼발 앞으로 전진.

지 르 바

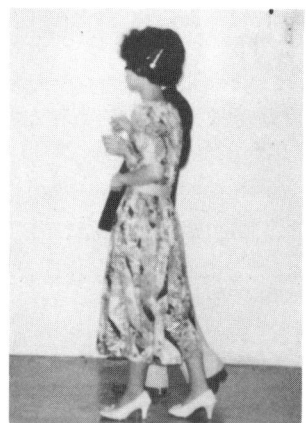

⑥ 남성 : 오른발 앞으로 전진 회전 하면서 (½)~(⅜) 좌회전.

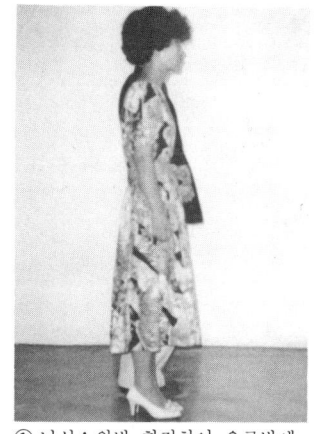

① 남성 : 왼발 회전하여 오른발에 모은다(½)~(⅜) 좌회전.

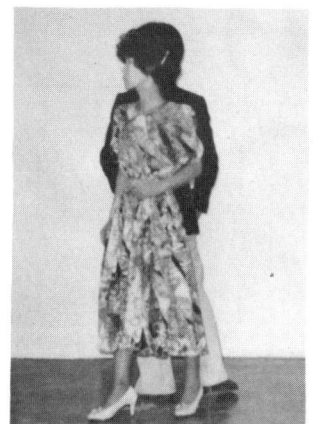

② 남성 : 왼발 좌로 회전하며 시작 시의 방향과 반대 방향을 향한다. (⅜)~(½)

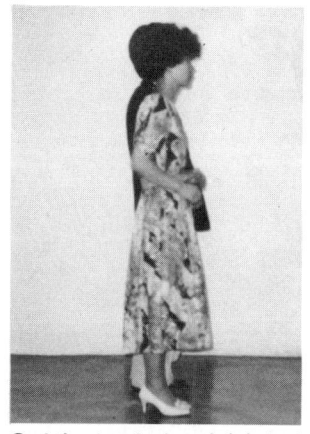

③ 남성 : 오른발 좌로 회전하며 시작 시의 방향과 반대 방향을 향한다(⅜)~(½).

24. 손 허리감고 돌며 보내기

이 스텝은 전진하며 돌기 **4**의 응용 스텝인 6 step과 4 step의 혼합형 스텝이다.
전반부의 전진하며 돌기(4)의 설명은 전과 같으므로 생략하고 후진 스텝 후의 부분만 설명하기로 한다.
여여성의 스텝도 후반부의 스텝만 설명을 한다.

남 성	여 성

1 왼발 왼쪽 옆으로 벌린다
  (보폭을 적게, 거의 제자리).
2 오른발 왼쪽으로 옆으로(왼발에 모은다).
3 왼발 왼쪽으로 옆으로 벌린다.
  (보폭 적게, 거의 제자리).
4 오른발 왼쪽 옆으로(왼발에 모은다).
  후진 스텝으로 이어진다(4, 5, 6……).
	1 오른발 뒤로 후진.
	2 왼발 뒤로 후진.
	3 오른발 뒤로 후진.
	4 왼발 뒤로 후진(오른발에 모은다).
	  전진 스텝 4, 5, 6…… 으로 이어진다.

※ 1, 2, 3, 4를 행할 시 남성은 1에서 여성을 후진하도록 리드한다(밀어준다).

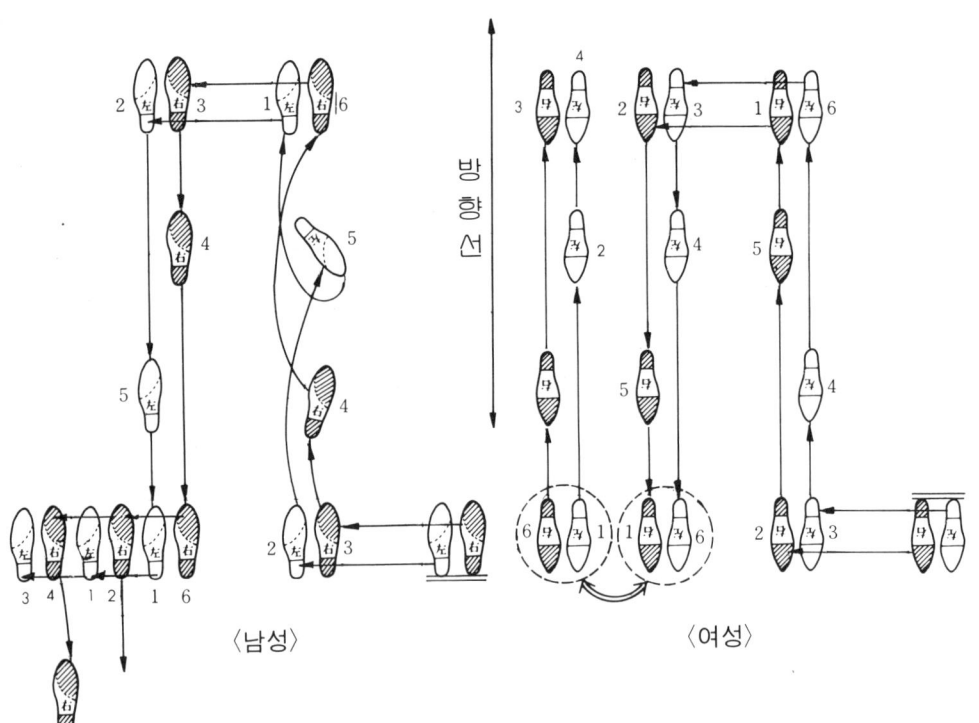

〈남성〉 〈여성〉

지 르 바

25. 앞·뒤 건너가며 2회 돌려주기

이 스텝은 8의 앞·뒤 건너가기 스텝의 응용 스텝이다. 앞·뒤 건너가기 스텝을 행한 뒤 대각선 스텝을 행하며 여성을 2회 회전 시켜보낸다. 여성의 스텝은 2회 회전을 행한다.

발의 위치나 방향은 전의 것과 동일하므로 생략을 하고 실제로 댄스할 때에 문제가 되는 "리드"에 대하여 자세히 설명하는 것으로 대체한다.

※ 남성은 우선 좌로 비켜서서 여성을 전진 우회 시키고 ①:Ⓐ 건너간 다음 오른손을 잡은 채로 옆에 서기 스텝을 하면서 여성을 등 뒤로 보내어 우회전시키고 ②:Ⓑ, 좌로 비켜서서 후진을 하고 오른손을 왼손으로 교체, 여성이 전진 스텝을 행할 시 왼손을 곧바로 오른손으로 교체하여 2회 회전 스텝을 행하도록 한다. ③:Ⓒ

※ 여성은 전진 우회전 스텝 : Ⓐ, 전진 우회전 스텝 : Ⓑ, 전진 2회 회전 하기 : Ⓒ.
※ 남성은 손 교체시 각별히 신경을 쓰도록.

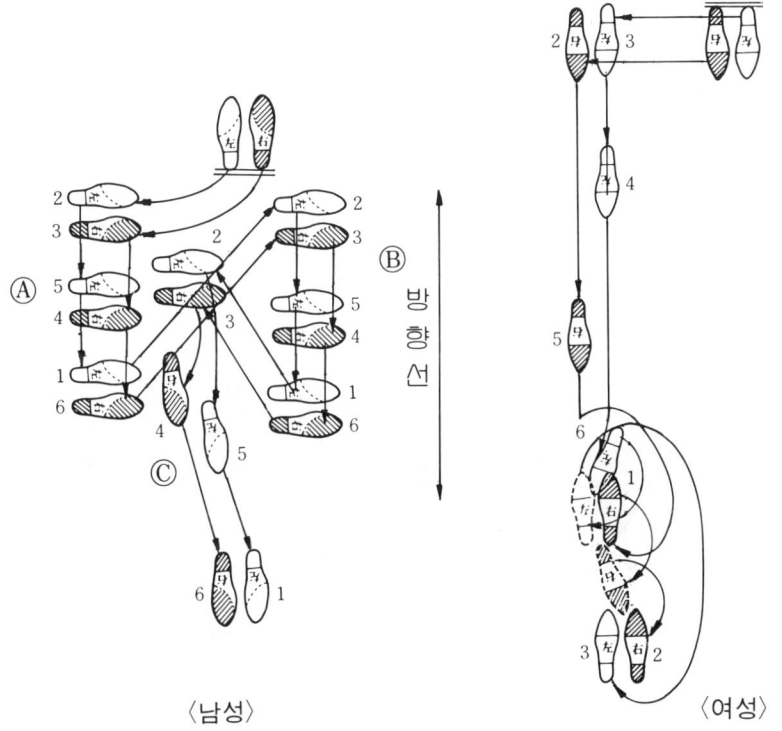

〈남성〉　〈여성〉

26. 건너가며 옆에 서기

이 스텝은 지르바의 기본 피겨 중의 하나로 다양한 변화를 주는 스텝이다. 대각선으로 건너갈 시 리드는 오른손으로 하지만 왼손으로 보조 리드를 하여주며 여성을 보호하듯 감싸며 건너간다.

	남 성
2	왼쪽 옆으로 왼발 비켜선다.
3	오른발 왼쪽 옆으로 비켜서며 왼발에 모은다.
4	오른발 앞으로 비스듬히 대각선으로 전진.
5	왼발 앞으로 비스듬히 대각선으로 전진.
6	오른발 앞으로 비스듬히 대각선으로 전진(3/8회전하도록 한다).
1	왼발 앞으로 비스듬히 대각선으로 전진(3/8회전하도록 한다). 오른발에 모은다
2	왼발 뒤로 후진
3	오른발 뒤로 후진(왼발에 모은다).
	대각선으로 전진하여 시작 시의 위치로 온다.

※ 남성의 리드는 "4"에서. ※ 여성은 우회전 스텝 반복.

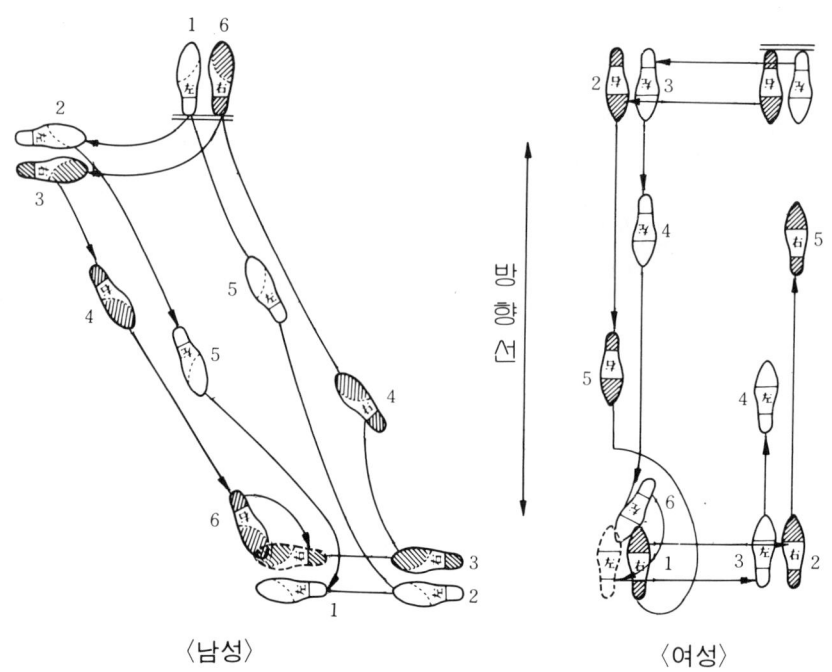

〈남성〉 〈여성〉

지 르 바

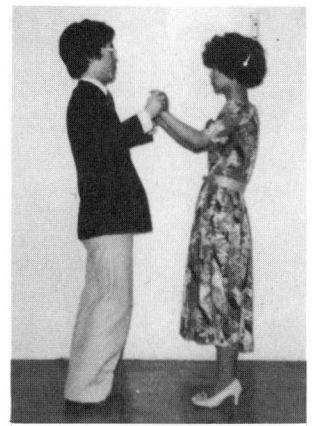
〈스타트〉

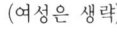
(여성은 생략)

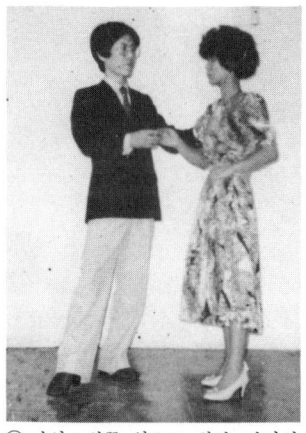
② 남성 : 왼쪽 옆으로 왼발 비켜선다.

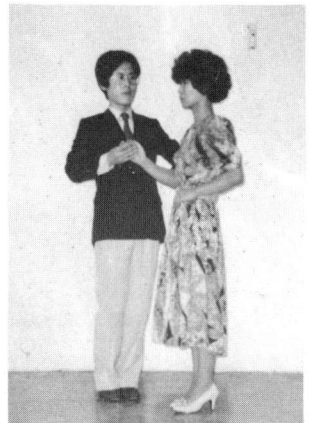
③ 남성 : 오른발 왼쪽 옆으로 비켜 서며 왼발에 모은다.

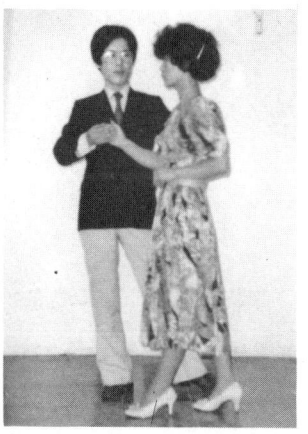
④ 남성 : 오른발 앞으로 비스듬히 대각선으로 전진.

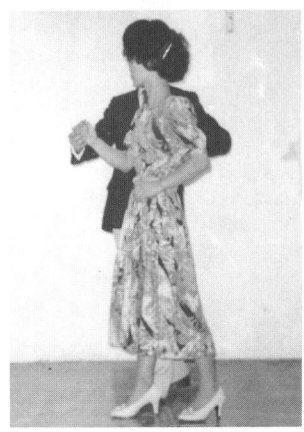

⑤ 남성 : 왼발 앞으로 비스듬히 대각선으로 전진.

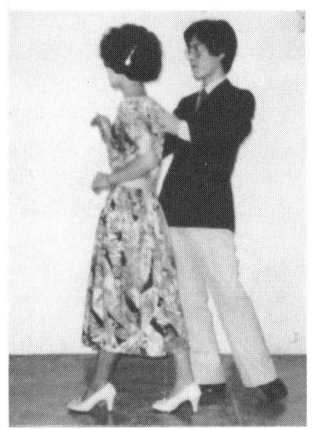

⑥ 남성 : 오른발 앞으로 비스듬히 대각선으로 전진
(3/8 회전하도록 한다).

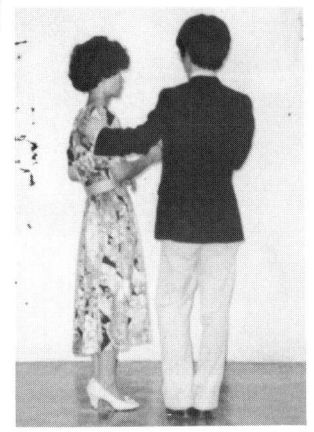

① 남성 : 왼발 앞으로 비스듬히 대각선으로 전진.
(3/8 회전하도록 한다) :
왼발 오른발에 모은다

지 르 바

27. 등 뒤로 손 꺾어 당기며 돌려주기

이 스텝은 어깨걸이의 응용 스텝이다. 어깨걸이시 여성이 "2", "3"에서 후진하는 사이 건너편으로 건너가 뒤로 후진하면서 여성을 2회 회전 시켜주는 스텝이다.

	남　　　　성
2	왼발 왼쪽 옆으로 벌린다.
3	오른발 왼쪽 옆으로 벌린다(왼발에 모은다).
4	오른발을 뒤로 후진.
5	왼발을 뒤로 후진.
6	오른발을 뒤로 후진.
1	왼발 뒤로 후진(오른발에 모은다).
2	왼발 건너편으로 건너간다(시작시의 방향을 뒤로 한다).
3	오른발 건너편으로 건너간다(시작시의 방향을 뒤로 한다) : 왼발에 모은다.
4	오른발을 뒤로 후진.
5	왼발 뒤로 후진(비스듬히 우회전).
6	오른발 뒤로 후진(비스듬히 우회전) : 시작시의 방향을 향한다.
1	왼발 뒤로 후진(비스듬히 우회전) : 시작시의 방향을 향한다. (오른발에 모은다).

※ 여성의 스텝은 어깨걸이 스텝을 행한 후 전진 2회 스텝을 행한다.

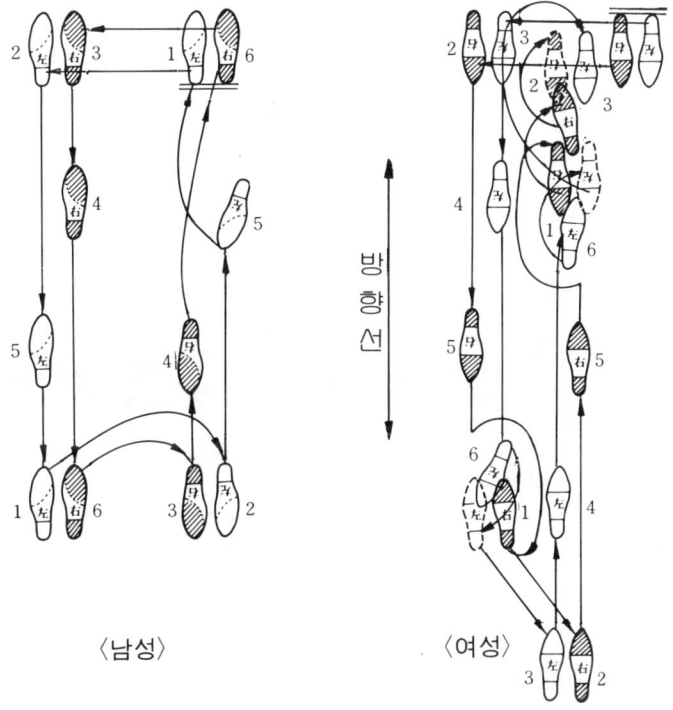

〈남성〉　　　〈여성〉

28. 대각선 건너가기

이 스텝은 26번과 거의 동일한 스텝이다. 실제로 쓰일 때는 약간씩의 차이는 있으나 거의 동일한 스텝이라고 생각을 하면 될 것이다. 남성의 리드나 여성은 스텝이 26과 동일하다. 6.1 : S 와 2.3 : S 같으나 각도가 약간씩 다르다.
　약간의 차이 일지라도 실제 댄스에 있어서는 큰 차이가 있으니 차이점을 정확히 하여 댄스에 임하면 큰 도움이 되리라 생각 한다. 남성의 스텝, 리드, 여성의 스텝 등은 26과 동일하여 생략한다.

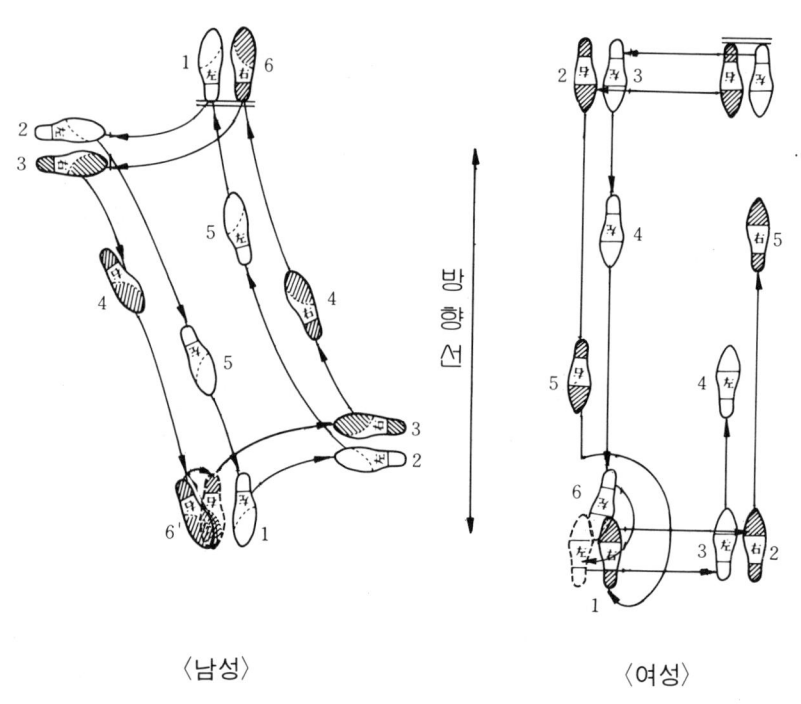

〈남성〉　　　　　　〈여성〉

지 르 바

29. 좌회전 후 후진하며 밀어 돌려주기

이 스텝은 쟈이브 스텝의 응용 스텝이다. 대각선 스텝으로 전진하여 시작 시의 방향과 반대 방향을 향하고, 전진 회전하여 시작시와 같은 방향을 향하고 후진하며 여성을 후진 시켜준다.

	남　　성		여　　성
2	왼발 우회전하며 왼쪽 옆으로 비켜선다.		처음에는 어깨걸이 스텝과 동일.
3	오른발 우회전하며 왼쪽 옆으로 비켜선다.		(전반부).
	(왼발에 모은다).		전진하며 좌회전 스텝
4	오른발 오른쪽으로 대각선 전진.	4	왼발 앞으로 전진.
5	왼발 오른쪽으로 대각선 전진 ⅜.	5	오른발 앞으로 전진.
6	오른발 오른쪽으로 대각선 전진(회전 시작).	6	왼발 앞으로 전진(회전 ½).
1	왼발 오른쪽으로 대각선 전진(회전 완료).	1	오른발 앞으로 전진(회전 ½).
	(시작 시의 방향과 반대 방향).		(왼발에 모은다) : 시작시와 동일 방향.
2	왼발 앞으로 전진 회전(½).	2	오른발 앞으로 전진 회전(½).
3	오른발 앞으로 전진 회전(½).	3	왼발 앞으로 전진 회전(½).
	(왼발에 모은다).		(오른발에 모은다).
	후진하며 "6"에서 리드(민다). 회전 시켜주기		

※ 여성을 우회전 시키며 내리는 손을 등 뒤로 하여 회전, 계속 밀어 회전 시키며 손을 풀어준다.

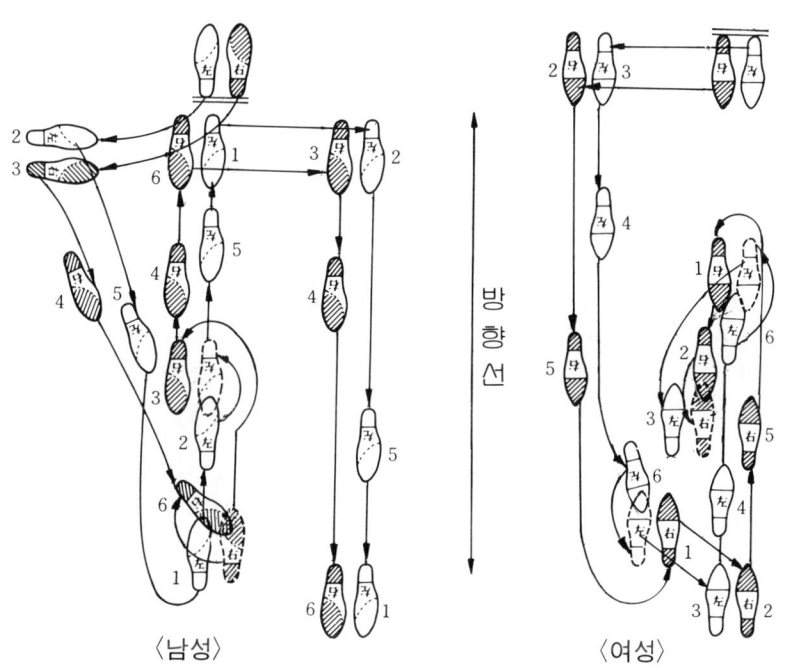

〈남성〉　　　　　　〈여성〉

30. 2회 회전하고 후진하며 4step or 6step

이 스텝은 남성과 여성이 같이 회전하며 행하는 스텝의 일종이다. 여성은 전진하며 2회 회전을 하고, 남성은 전진 1회 회전 우회($\frac{1}{2}$) 1회 하는 스텝이다.

2	우회전하며 왼발 왼쪽으로 비켜선다($\frac{1}{4}$ 회전).
3	오른발 우회전하며 왼쪽으로 비켜선다(왼발에 모은다).
4	오른발 우로 전진($\frac{1}{4}$ 오른쪽 방향).
5	왼발 앞으로 전진.
6	오른발 앞으로 전진 회전 시작(시작시의 방향을 향한다).
1	왼발 앞으로 전진하며 우회($\frac{1}{2}$회전) : 오른발에 모은다.
2	왼발 오른쪽으로 $\frac{1}{4}$ 우회하며 전진 : 시작시의 반대 방향을 향한다.
3	오른발 오른쪽으로 $\frac{1}{4}$ 우회전하며 전진 : (왼발에 모은다).
	후진을 한다(6 step). 후진하며 팔 감으며(4 step).

※ 남성은 첫번째 회전시 여성을 완전히 2회 회전할 수 있도록 리드를(6) 한 후 회전을 할 수 있도록 여유를 갖고 할 것.
※ 여성의 스텝은 전진하며 2회 회전 스텝

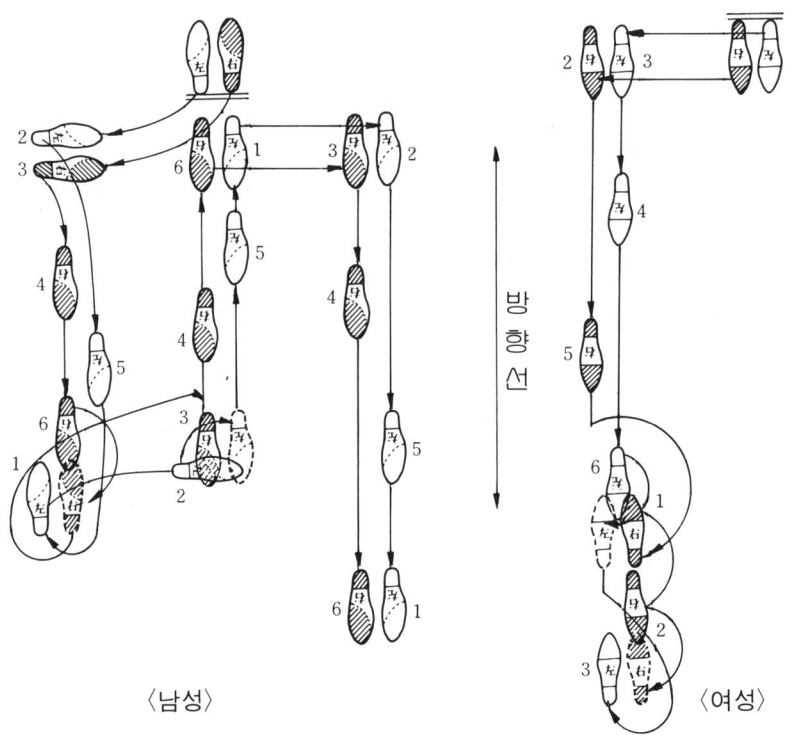

〈남성〉   〈여성〉

블루스

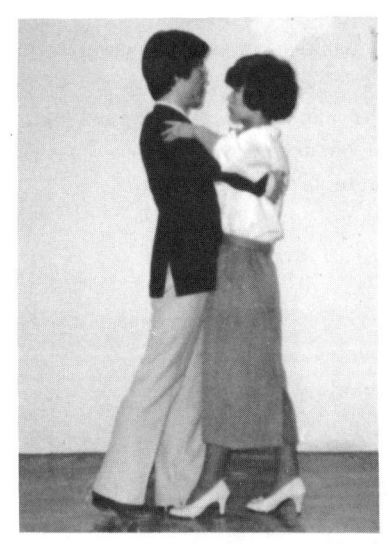

❖ 블루스

음악은 블루스 또는 슬로우 록의 4/4 박자, 1분간 38소절 이하의 빠르기로 되어있다. 현재 국내의 음악은 블루스 또는 슬로우 록이 거의 전부다. 특히 요즈음은 슬로우 록의 음악으로도 많이 춘다. 여기에 적힌 스텝들만 소화를 한다하여도 잘 춘다는 소리를 들을 것이다.

복잡한 용어 및 몸의 자세, 라이즈&폴 등은 일반인들, 초보자에게는 힘이 들 것 같아 최대한 생략하였다. 후에 숙달이 된 다음에는 그러한 면에 신경을 쓸 필요가 있겠지만, 우선 초보자를 위주로 하였음을 재삼 강조한다. 잡는 상태(홀드)의 정확한 위치와 자세부터 정확히 익혀두기 바란다.

음악이 템포가 약간 늦기 때문에 서두르지 말고 차분히 리드에 신경을 써서 서로가 편안히 출 수 있도록 하여야 할 것이다.

1. 록 스텝(The rock step).
2. 드리이 스텝(The three step).
3. 턴(The check back ballance step).
4. 트윈클 & 스위블(The twinkle & outside swivel).
5. 샤세(The chasse to right).
6. 지그재그 & 스위블(The zig zag & outside swivel).
7. 오픈(The promenade chasse).
8. 오픈 턴(The promenade turn).
9. 오픈 리버스 턴(The open reverse turn).
10. 방향 전환(The change of driection).
11. 스핀(The spin).
12. 로터리 지그재그(The rotary zig zag).
13. 크로스 스위블(The cross swivel).
14. 트위스트 턴(The natural twist turn).
15. 4 스텝(The four step).
16. 5 스텝(The five step).
17. 트위스트 오픈 샤세(The twist promenade chasse).
18. 샤세 리버스 턴(The chasse reverse turn).
19. 샤세 턴(The chasse turn).
20. 린크(The promenade link).

블루스

1. 록 스텝(The rock step)

이 스텝은 가장 기초적인 스텝이다. 남성은 시작시 일단 양보하는 마음으로 후진하고 그 다음 전진을 행한다. 경우에 따라서 반복을 하여도 좋다.

남 성	여 성
1 왼발 뒤로 후진.	1 오른발 앞으로 전진.
2 오른발 뒤로 후진하며 왼발에 모은다.	2 왼발 앞으로 전진하며 오른발에 모은다.
3 오른발 앞으로 전진.	3 왼발 뒤로 후진.
4 왼발 앞으로 전진하며 오른발에 모은다.	4 오른발 뒤로 후진하며 왼발에 모은다.

※ 후진시 남성은 여성이 더 이상 전진하지 못하도록 리드(막아준다).
※ 전진시 남성은 여성이 더 이상 후진하지 못하도록 리드(막아준다).
※ 여성은 서두르지 말고 음악에 맞추어 차분히 남성의 리드에 따르도록 한다.

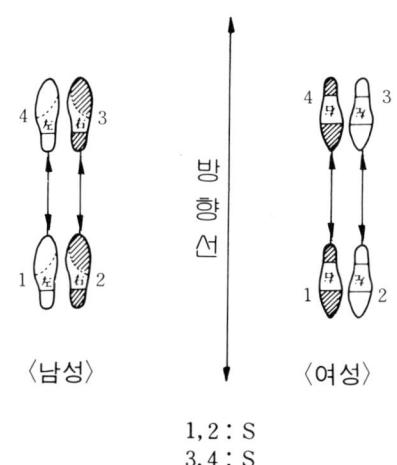

1, 2 : S
3, 4 : S

2. 드리이 스텝(The three step)

이 스텝은 보통 워킹시 가장 많이 사용하는 전진 스텝이다.

남　　　성	여　　　성
1　왼발 앞으로 전진.	1　오른발 뒤로 후진.
2　오른발 앞으로 전진.	2　왼발 뒤로 후진.
3　왼발 앞으로 전진.	3　오른발 뒤로 후진.
4　오른발 앞으로 전진(왼발에 모은다).	4　왼발 뒤로 후진(오른발에 모은다).
5　오른발 앞으로 전진.	5　왼발 뒤로 후진.
6　왼발 앞으로 전진(오른발에 모은다). 후행 : 반복도 가능.	6　오른발 뒤로 후진(왼발에 모은다). 반복 사용가능. 남성의 리드에 따른다.

※ 남성은 "S"에서 막아주는 리드를 행하여야 한다.
※ 여성은 항시 남성의 리드에 따라 행하도록 하여야 한다.

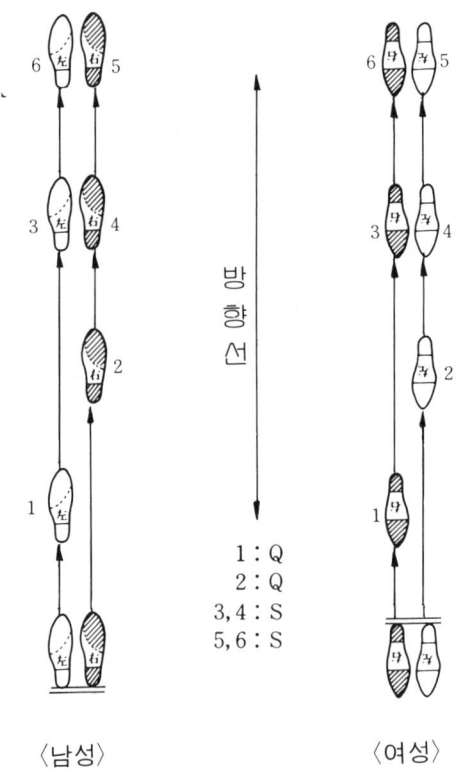

1 : Q
2 : Q
3, 4 : S
5, 6 : S

〈남성〉　　　　〈여성〉

블루스

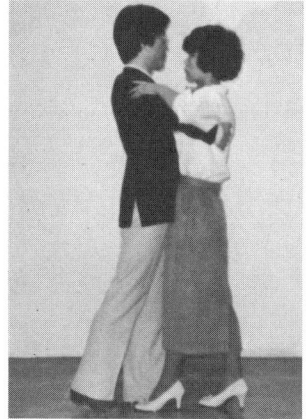

① 남성 : 왼발 앞으로 전진.
　여성 : 오른발 뒤로 후진.

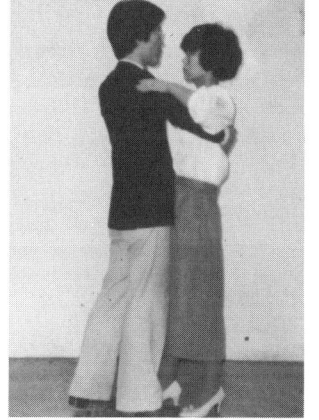

② 남성 : 오른발 앞으로 전진.
　여성 : 왼발 뒤로 후진.

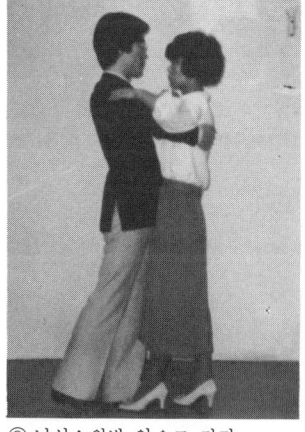

③ 남성 : 왼발 앞으로 전진.
　여성 : 오른발 뒤로 후진.

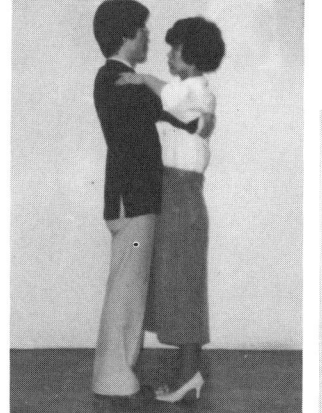

④ 남성 : 오른발 앞으로 전진
　　　　(왼발에 모은다).
　여성 : 왼발 뒤로 후진
　　　　(오른발에 모은다).

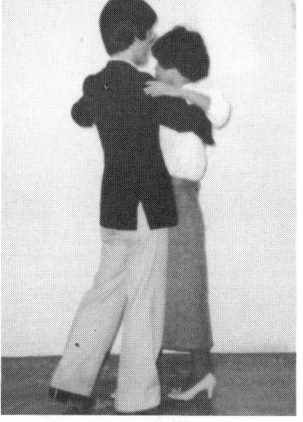

⑤ 남성 : 오른발 앞으로 전진.
　여성 : 왼발 뒤로 후진.

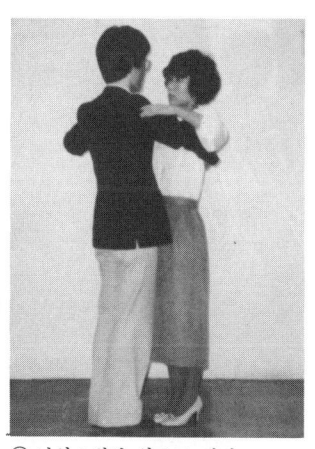

⑥ 남성 : 왼발 앞으로 전진
　　　　(오른발에 모은다).
　여성 : 오른발 앞으로 전진
　　　　(왼발에 모은다).

3. 턴(The check back ballance step)

이 스텝은 보통 일컫는 턴(turn)이다. 회전하는 각도는 남성이 리드하면서 조절할 수가 있다.

남 성	여 성
1 왼발 앞으로 전진 우회전 ¼회전.	1 오른발 뒤로 후진(¼ 좌회전).
2 오른발 옆으로 약간 뒤에.	2 왼발 약간 옆으로 앞쪽으로
3 왼발 뒤로 후진.	3 오른발 앞으로 전진.
4 오른발 뒤로 후진(왼발에 모은다).	4 왼발 앞으로 전진(오른발에 모은다).
5 오른발 앞으로 전진.	5 왼발 뒤로 후진.
6 왼발 앞으로 전진(오른발에 모은다).	6 오른발 뒤로 후진(왼발에 모은다).

※ 남성이 방향 전환을 하고자 할 때나 앞이 가로막혀 전진 스텝을 행하기가 곤란할 경우 이 스텝을 사용한다.
※ 스텝과 스텝의 중간에 사용하여도 무관하다.

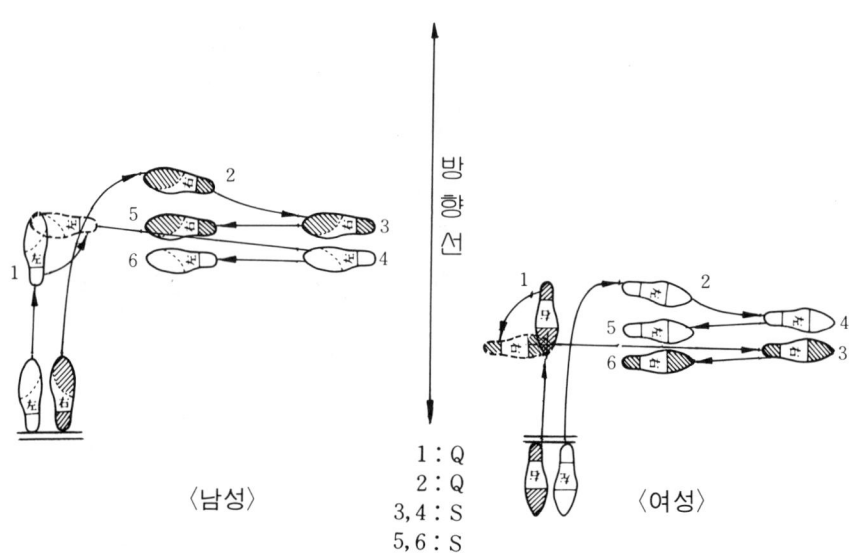

1 : Q
2 : Q
3, 4 : S
5, 6 : S

블루스

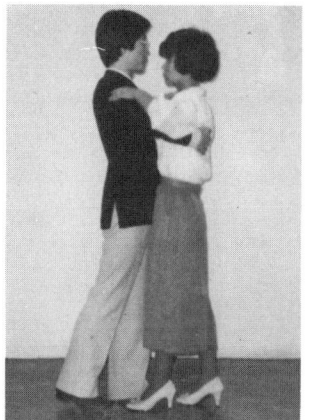

① 남성 : 왼발 앞으로 전진 우회전
    ¼ 회전.
  여성 : 오른발 뒤로 후진 좌회전
    ¼ 회전.

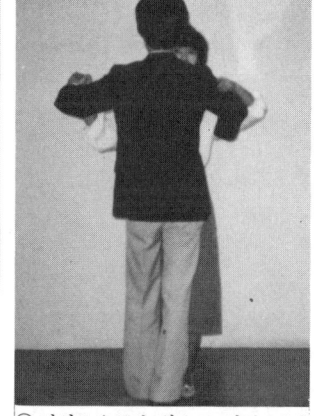

② 남성 : 오른발 옆으로 약간 뒤에
  여성 : 왼발 약간 옆으로 앞쪽으
    로.

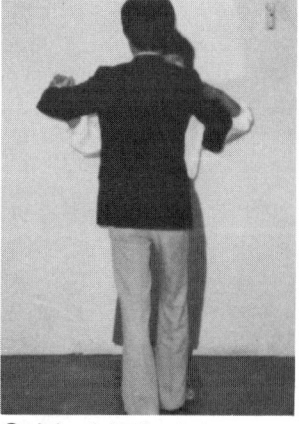

③ 남성 : 왼발 뒤로 후진.
  여성 : 오른발 앞으로 전진.

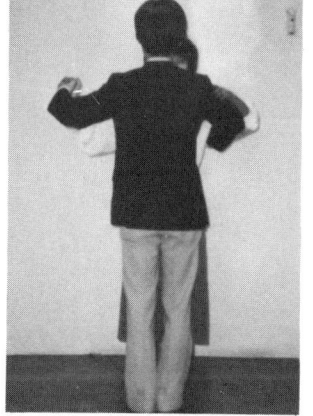

④ 남성 : 오른발 뒤로 후진
    (왼발에 모은다).
  여성 : 왼발 앞으로 전진
    (오른발에 모은다).

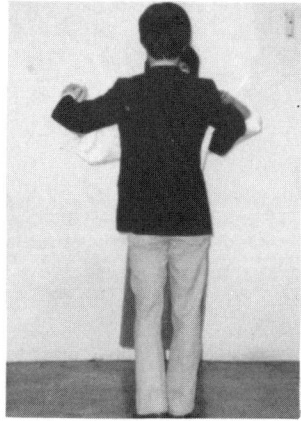

⑤ 남성 : 오른발 앞으로 전진.
  여성 : 왼발 뒤로 후진.

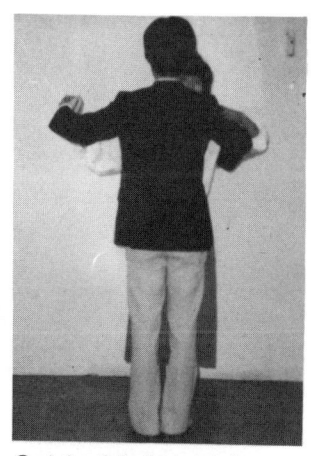

⑥ 남성 : 왼발 앞으로 전진
    (오른발에 모은다).
  여성 : 오른발 뒤로 후진
    (왼발에 모은다).

4. 트윙클 & 스위블 (The twinkle & outside swivel)

이 스텝은 지그재그를 행하면서 마무리 하기 전에 사용하는 스텝이다. "S"에서 여성이 계속 지그재그를 하지 않도록 리드를 잘 하여야 한다.
※ 남성과 여성은 이 스텝을 행할 때 "1"과 "3"에서의 회전시는 신속한 회전을 하여야 하며 몸(상체)과 발(하체)이 일치되어 강하게 돌아야 한다.
※ 남성 "5", "6" 그리고 "9", "10"에서 여성 옆으로 서서 막아주는 리드를 잘 하여야 한다.
※ 남성 3보 이러한 방법도 있음.　　　※ 여성 1보 이러한 방법도 있음.

1 : Q　　7 : Q
2 : Q　　8 : Q
3 : Q　　9, 10 : S
4 : Q　　11, 12 : S
5, 6 : S　13, 14 : S

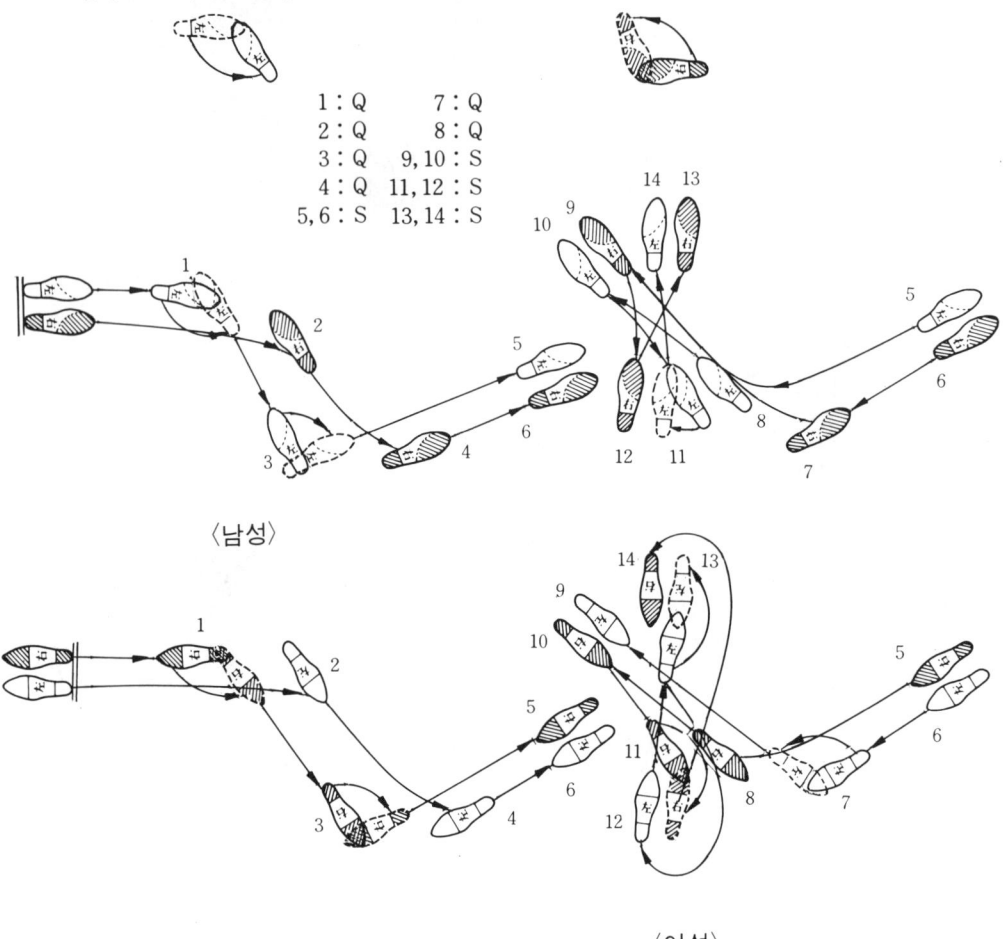

〈남성〉

〈여성〉

블루스

남 성	여 성
1 왼발 앞으로 전진. 왼쪽으로 회전 ⅜.	1 오른발 뒤로 후진. 왼쪽으로 ⅜ 회전.
2 오른발 옆으로 그리고 약간 뒤에.	2 왼발 옆으로 그리고 약간 앞에.
3 왼발 뒤로 후진. 오른쪽으로 회전 ⅜.	3 오른발 앞으로 전진. 오른쪽으로 ⅜ 회전.
4 오른발 옆으로 그리고 약간 앞으로.	4 왼발 옆으로 그리고 약간 뒤에.
5 왼발 앞으로 전진.	5 오른발 뒤로 후진.
6 오른발 앞으로 전진(왼발에 모은다).	6 왼발 뒤로 후진(오른발에 모은다).
7 오른발 뒤로 후진.	7 왼발 앞으로 전진. 오른쪽으로 ⅜ 회전.
8 왼발 뒤로 후진 ⅜ 회전. 왼쪽을 향함.	8 오른발 옆으로 그리고 약간뒤에.
9 오른발 앞으로 전진.	9 왼발 뒤로 후진.
10 왼발 앞으로 전진(오른발에 모은다).	10 오른발 뒤로 후진(왼발에 모은다).
11 왼발 뒤로 후진하며 ⅛ 우회전.	11 오른발 앞으로 전진. 오른쪽으로 ⅝ 회전.
12 오른발 뒤로 후진하며 ⅛ 우회전(왼발에 모은다).	12 왼발 앞으로 전진. 오른쪽으로 ⅝ 회전. (오른발에 모은다).
13 오른발 앞으로 전진.	13 왼발 앞으로 전진. 왼쪽으로 ½ 회전.
14 왼발 앞으로 전진(오른발에 모은다). 여성과 마주보고 선다.	14 오른발 앞으로 전진. 왼쪽으로 ½ 회전. (왼발에 모은다). 남성과 마주보고 선다.

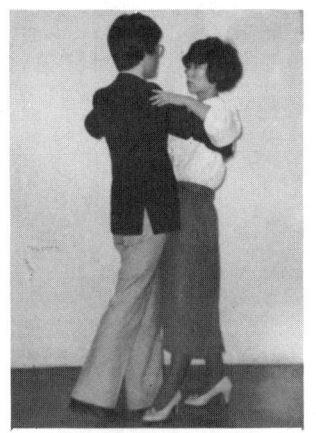

① 남성: 왼발 앞으로 전진. 왼쪽으로 회전 ⅜.
　여성: 오른발 뒤로 후진. 왼쪽으로 ⅜ 회전.

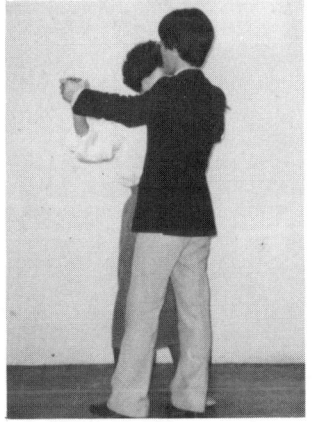

② 남성: 오른발 옆으로 그리고 약간 뒤에.
　여성: 왼발 옆으로 그리고 약간 앞에.

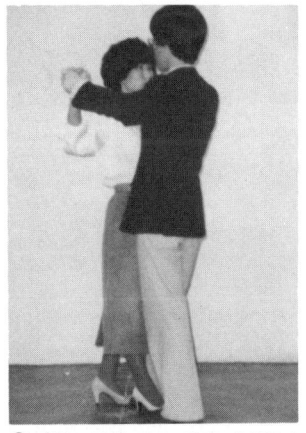

③ 남성: 왼발 뒤로 후진. 오른쪽으로 ⅜ 회전.
　여성: 오른발 앞으로 전진. 오른쪽으로 ⅜ 회전.

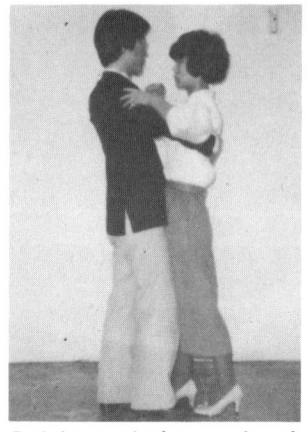

④ 남성 : 오른발 옆으로 그리고 약
 간 앞으로.
 여성 : 왼발 옆으로 그리고 약간
 뒤에.

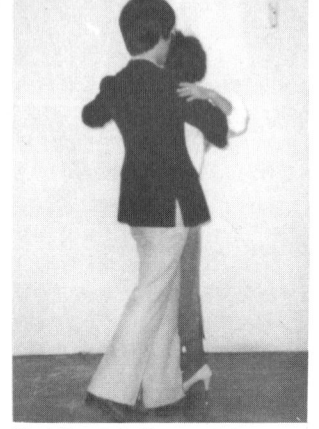

⑤ 남성 : 왼발 앞으로 전진.
 여성 : 오른발 뒤로 후진.

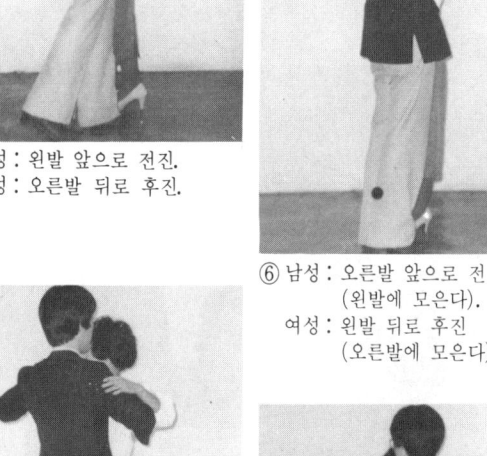

⑥ 남성 : 오른발 앞으로 전진
 (왼발에 모은다).
 여성 : 왼발 뒤로 후진
 (오른발에 모은다).

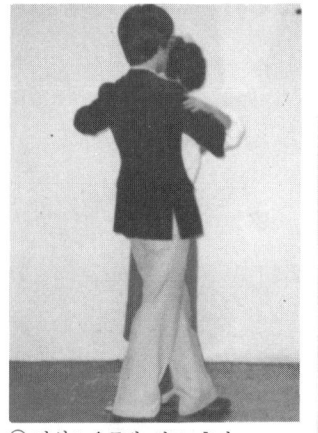

⑦ 남성 : 오른발 뒤로 후진.
 여성 : 왼발 앞으로 전진.
 오른쪽으로 ⅜ 회전.

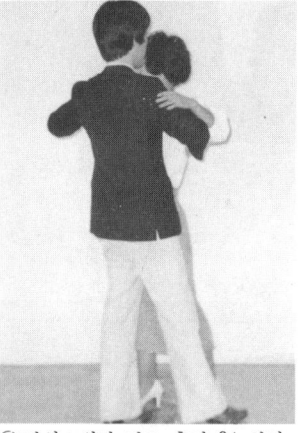

⑧ 남성 : 왼발 뒤로 후진 ⅜ 회전.
 왼쪽을 향함.
 여성 : 오른발 옆으로 그리고 약
 간 뒤에.

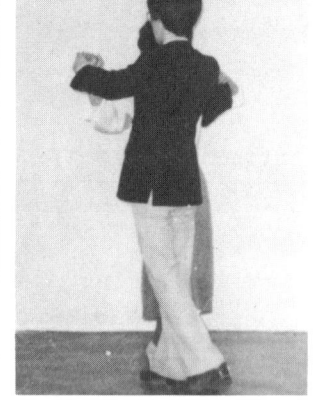

⑨ 남성 : 오른발 앞으로 전진.
 여성 : 왼발 뒤로 후진.

블루스

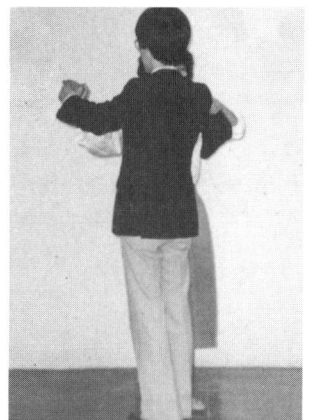

⑩ 남성 : 왼발 앞으로 전진
    (오른발에 모은다).
  여성 : 오른발 뒤로 후진
    (왼발에 모은다).

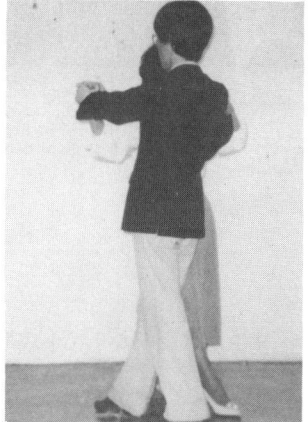

⑪ 남성 : 왼발 뒤로 후진하며 ⅛
    우회전.
  여성 : 오른발 앞으로 전진, 오른
    쪽으로 ⅝ 회전.

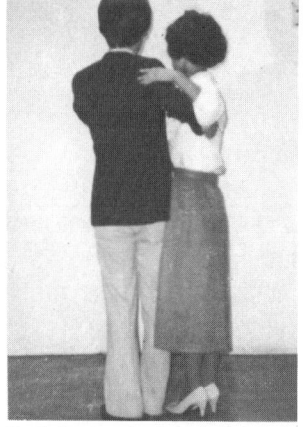

⑫ 남성 : 오른발 뒤로 후진하며 ⅛
    우회전.
    (왼발에 모은다).
  여성 : 왼발 앞으로 전진, 오른쪽
    으로 ⅝ 회전.
    (오른발에 모은다).

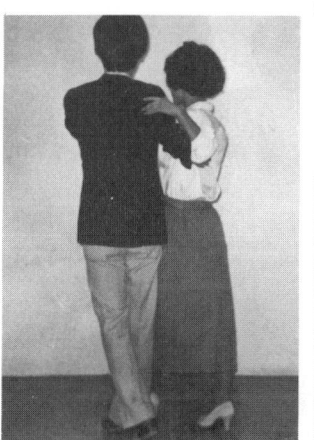

⑬ 남성 : 오른발 앞으로 전진.
  여성 : 왼발 앞으로 전진, 왼쪽으
    로 ½ 회전.

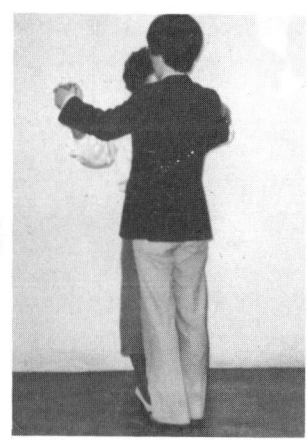

⑭ 남성 : 왼발 앞으로 전진
    (오른발에 모은다).
  여성 : 오른발 앞으로 전진, 왼쪽
    으로 ½ 회전.
    (왼발에 모은다).

5. 샤세 (The chasse to right)

이 스텝은 전진하기가 곤란할 경우 일단 옆으로 비켜서서 다시 전진 스텝을 행하기 위하여 사용하는 스텝이다. 좌·우로 행할 수가 있다. 카운트는 "Q & Q"이다.

	남　　　성		여　　　성
1	왼발 뒤로 후진.	1	오른발 앞으로 전진.
2	오른발 뒤로 후진(왼발에 모은다).	2	왼발 앞으로 전진(오른발에 모은다).
3	오른발 오른쪽 옆으로.	3	왼발 왼쪽 옆으로.
4	왼발 오른쪽 옆으로(오른발에 모은다).	4	오른발 왼쪽 옆으로(왼발에 모은다).
5	오른발 오른쪽 옆으로.	5	왼발 왼쪽 옆으로.
6	왼발 앞으로 전진.	6	오른발 뒤로 후진.
7	오른발 앞으로 전진(왼발에 모은다).	7	왼발 뒤로 후진(오른발에 모은다).

※ 남성이 오른쪽 옆으로 갈 때는 옆으로 약간 밀어주며 리드를 행한다.
※ Q & Q 카운트에서 Q &만 발이 모아지고 나중 Q 에서는 발이 모아지지 않는다.
　Q & Q (카운트)
　½, ½, 1 (박자)

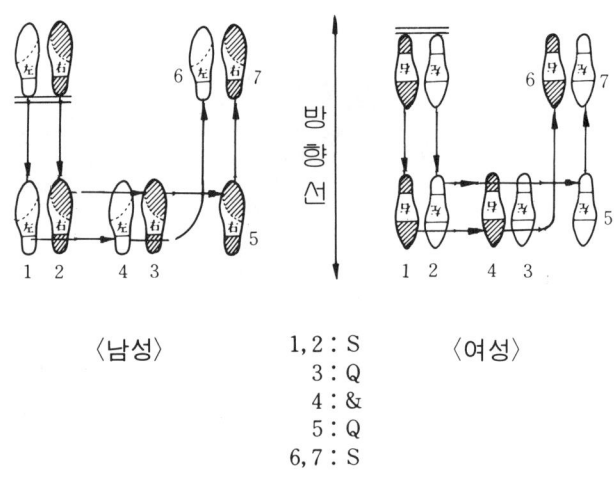

〈남성〉　　　1,2 : S　　〈여성〉
　　　　　　　 3 : Q
　　　　　　　 4 : &
　　　　　　　 5 : Q
　　　　　　　6,7 : S

블 루 스

⟨오른쪽 샤세의 경우⟩

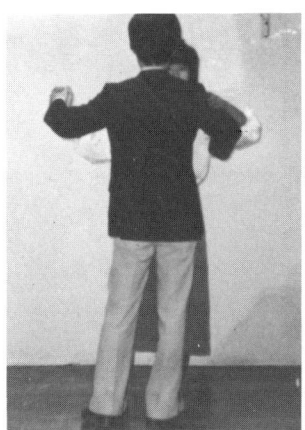

③ 남성 : 오른발 오른쪽 옆으로.
　여성 : 왼발 왼쪽 옆으로.

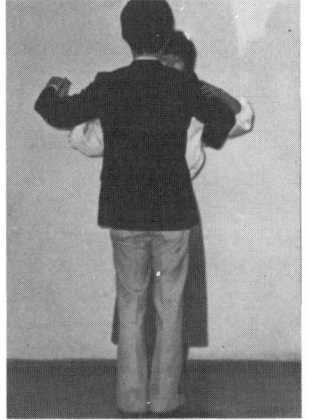

④ 남성 : 왼발 오른쪽 옆으로
　　　　(오른발에 모은다).
　여성 : 오른발 왼쪽 옆으로
　　　　(왼발에 모은다).

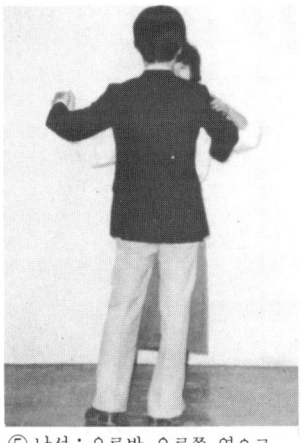

⑤ 남성 : 오른발 오른쪽 옆으로.
　여성 : 왼발 왼쪽 옆으로.

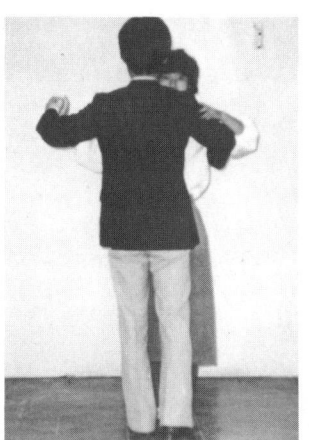

⑥ 남성 : 왼발 앞으로 전진.
　여성 : 오른발 뒤로 후진.

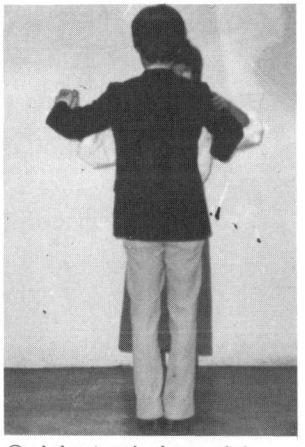

⑦ 남성 : 오른발 앞으로 전진
　　　　(왼발에 모은다).
　여성 : 왼발 뒤로 후진
　　　　(오른발에 모은다).

6. 지그자그 (The zig zag & outside swivel)

이 스텝은 몸체(상체)와 발(하체)이 일치되어 균형을 이루며 행하여야 남성과 여성 서로가 부담감이 없이 행할 수 있다.

리드시에는 남성은 항상 음악을 끌고가는 기분으로 행하여야 할 것이다. 마무리시(swivel) 남성은 여성이 끝마무리인 줄 알 수 있도록 오른손으로 여성을 옆으로 막아준 후 남성의 앞으로 세울 수 있도록 연습을 거듭하여 행하여야 할 것이다.

	남　　　성		여　　　성
1	왼발 앞으로 전진. 오른쪽으로 ⅜ 회전.	1	오른발 뒤로 후진. 왼쪽으로 ⅜ 회전.
2	오른발 옆으로 그리고 약간 뒤에.	2	왼발 옆으로 그리고 약간 앞에.
3	왼발 뒤로 후진. 오른쪽으로 ⅜ 회전. (힐·턴 또는 볼·턴).	3	오른발 앞으로 전진. (오른쪽으로 ⅜ 회전).
4	오른발 옆으로 그리고 약간 앞에.	4	왼발 옆으로 그리고 약간 뒤에.
5	왼발 앞으로 전진. 오른쪽으로 회전 ⅜ 정도.	5	오른발 뒤로 후진(왼쪽으로 ⅜ 회전).
		6	왼발 옆으로 그리고 약간 앞에.
6	오른발 옆으로 그리고 약간 뒤에.	7	오른발 앞으로 전진(오른쪽으로 ⅝ 회전).
7	왼발 뒤로 후진 ⅛ 회전 왼쪽으로.	8	왼발 앞으로 전진(오른쪽으로 ⅝ 회전). (오른발에 모은다).
8	오른발 왼발 앞으로 교차하여 왼발 옆에 모은다.	9	왼발 앞으로 전진(왼쪽으로 ½ 회전).
9	오른발 앞으로 전진.	10	오른발 앞으로 전진(왼쪽으로 ½ 회전). (왼발에 모은다).
10	왼발 앞으로 전진(오른발에 모은다).		

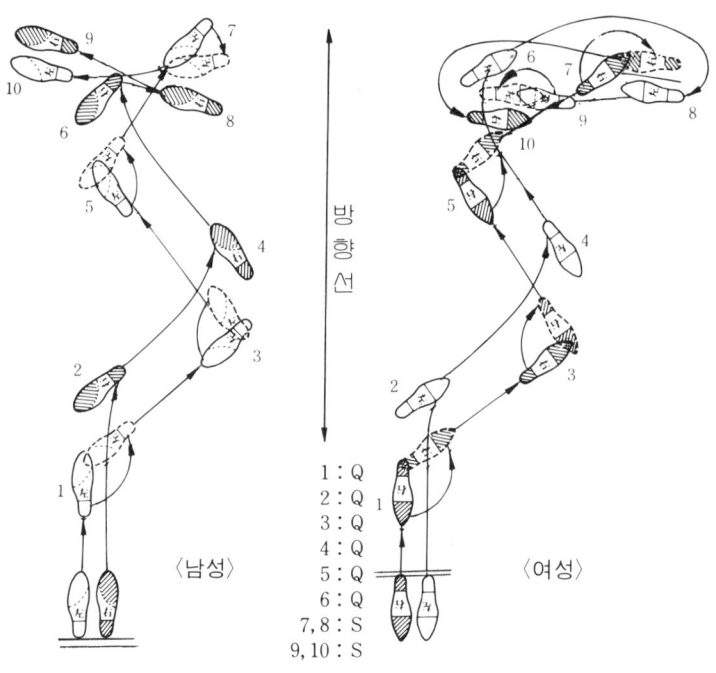

〈남성〉　〈여성〉

1 : Q
2 : Q
3 : Q
4 : Q
5 : Q
6 : Q
7, 8 : S
9, 10 : S

블루스

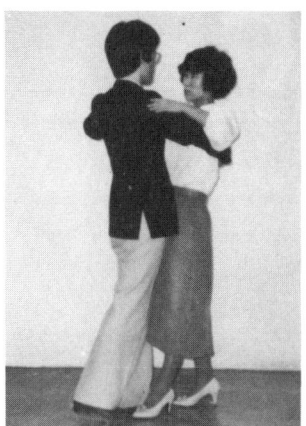

① 남성 : 왼발 앞으로 전진, 오른쪽
　　　으로 ⅜ 회전.
　여성 : 오른발 뒤로 후진, 왼쪽으
　　　로 ⅜ 회전.

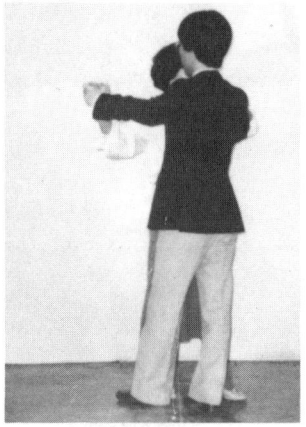

② 남성 : 오른발 옆으로 그리고 약
　　　간 뒤에.
　여성 : 왼발 옆으로 그리고 약간
　　　앞에.

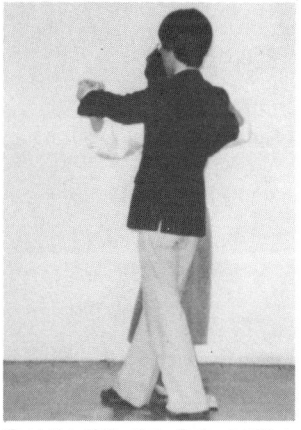

③ 남성 : 왼발 뒤로 후진, 오른쪽으
　　　로 ⅜ 회전.
　　　(힐·턴 또는 볼·턴).
　여성 : 오른발 앞으로 전진, 오른
　　　쪽으로 ⅜ 회전.

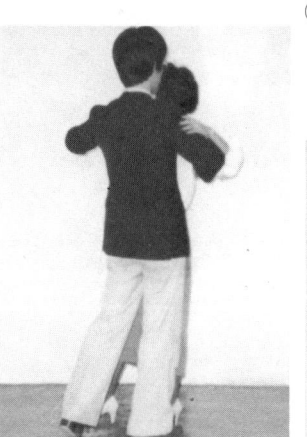

④ 남성 : 오른발 옆으로 그리고 약
　　　간 앞에.
　여성 : 왼발 옆으로 그리고 약간
　　　뒤에.

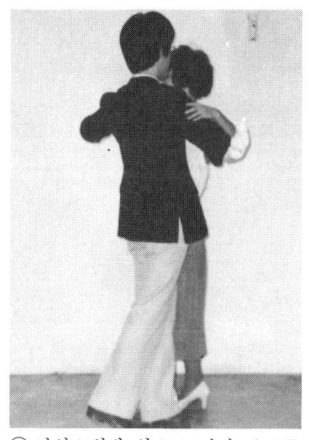

⑤ 남성 : 왼발 앞으로 전진, 오른쪽
　　　으로 ⅜ 회전.
　여성 : 오른발 뒤로 후진, 왼쪽으
　　　로 ⅜ 회전.

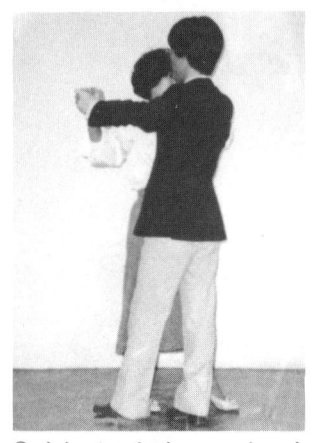

⑥ 남성 : 오른발 옆으로 그리고 약
　　 간 뒤에.
　여성 : 왼발 옆으로 그리고 약간
　　 앞에.

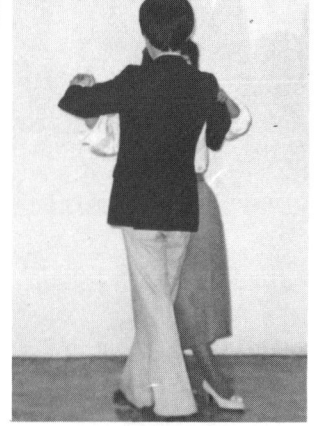

⑦ 남성 : 왼발 뒤로 후진, 왼쪽으로
　　 1/8 회전.
　여성 : 오른발 앞으로 전진, 오른
　　 쪽으로 5/8 회전.

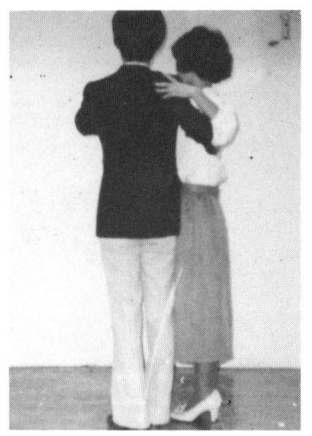

⑧ 남성 : 오른발 왼발 앞으로 교차
　　 하여 왼발 옆에 모은다.
　여성 : 왼발 앞으로 전진, 오른쪽
　　 으로 5/8 회전
　　 (오른발에 모은다).

블루스

7. 오픈 (The promenade chasse)

이 스텝은 흔히 일컫는 "오픈"이다. 상대방을 열어준다는 의미에서 붙여진 명칭이라 생각한다. 이 스텝에서 제일 중요한 것은 "5", "6", "7"보에서 몸이 떨어지지 않도록 하여야 할 것이다. 카운트 Q & Q이므로 2박자에 3보를 하게 되므로 자연스럽게 할 수 있도록 하여야 한다.

	남　　　성		여　　　성
1	왼발 뒤로 후진.	1	오른발 앞으로 전진.
2	오른발 뒤로 후진(왼발에 모은다).	2	왼발 앞으로 전진(오른발에 모은다).
3	오른발 비스듬히 오른쪽 앞으로 전진(벽사).	3	왼발 뒤로 오른쪽으로 비스듬히 후진. (중앙사를 향한다).
4	왼발 비스듬히 오른쪽 앞으로 전진(벽사). (오른발에 모은다).	4	오른발 뒤로 오른쪽으로 약간 회전하며 비스듬히 후진.
5	왼발 비스듬히 서있는 상태에서 앞으로 방향선 따라서 전진.	5	오른발 비스듬히인 채로 방향선 따라서 앞으로 전진.
6	오른발 비스듬히인 채로 방향선 따라서 앞으로 전진(왼발에 모은다).	6	왼발 비스듬히인 채로 방향선 따라서 앞으로 전진(오른발에 모은다).
7	왼발 비스듬히인 채로 방향선 따라서 전진.	7	오른발 비스듬히인 채로 방향선 따라서 앞으로 전진.
8	오른발 왼발 앞 가로질러 비스듬히인 채로 앞으로 전진(1/8 회전). 정면을 향한다.	8	왼발 비스듬히인 채로 방향선 따라서 앞으로 전진. 왼쪽으로 회전 3/8.
9	왼발 앞으로 전진. (오른발에 모은다). 여성을 남성의 정면을 향하도록 리드한다.	9	오른발 앞으로 전진. 왼쪽으로 회전 3/8 (왼발에 모은다). 남성의 정면을 향하고 마주선다.

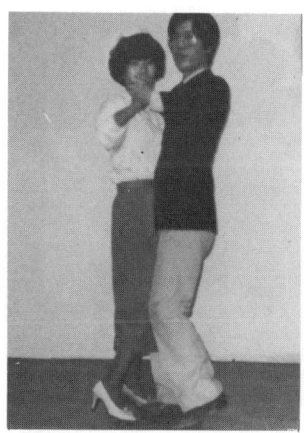 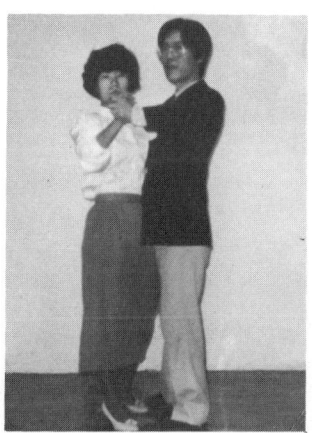 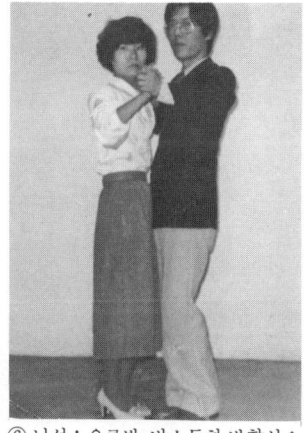

④ 남성: 왼발 비스듬히 오른쪽 앞으로 전진(벽사). 오른발에 모은다.
여성: 오른발 뒤로 오른쪽으로 약간 회전하며 비스듬히 후진.

⑤ 남성: 왼발 비스듬히 서 있는 상태에서 앞으로 방향선으로 전진.
여성: 오른발 비스듬히 방향선으로 앞으로 전진.

⑥ 남성: 오른발 비스듬히 방향선으로 앞으로 전진(왼발에 모은다).
여성: 왼발 비스듬히 방향선으로 앞으로 전진(오른발에 모은다).

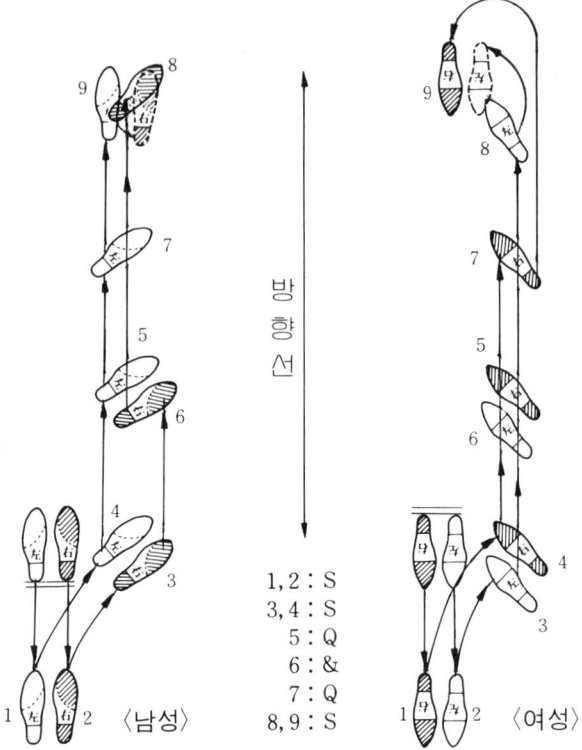

1, 2 : S
3, 4 : S
5 : Q
6 : &
7 : Q
8, 9 : S

〈남성〉　　〈여성〉

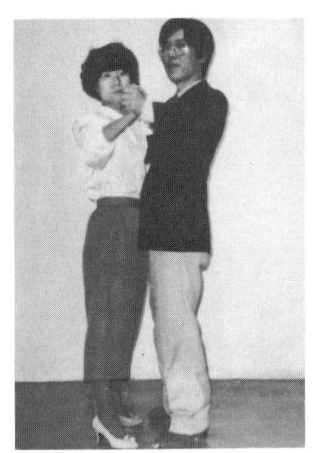
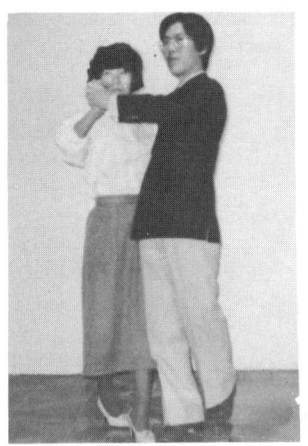
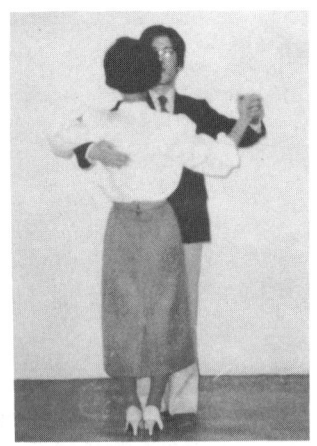

⑦ 남성 : 왼발 비스듬히 방향선으로 앞으로 전진.
　 여성 : 오른발 비스듬히 방향선으로 앞으로 전진.

⑧ 남성 : 오른발 왼발 앞 가로질러 비스듬히 앞으로 전진(⅛ 회전) 정면을 향한다.
　 여성 : 왼발 비스듬히 방향선으로 앞으로 전진, 왼쪽으로 ⅜ 회전.

⑨ 남성 : 왼발 앞으로 전진(오른발에 모은다).
　 여성 : 오른발 앞으로 전진 왼쪽으로 ⅜ 회전 (왼발에 모은다).

8. 오픈 턴(The promenade turn)

이 스텝은 7스텝에 턴을 연결한 스텝으로 방향 전환시에 매우 용이한 스텝이다. 남성은 8보 후 10보에서 여성에게 부담이 가지 않는 범위내에서 회전의 각도를 조절할 수도 있다. 8보와 9보에서는 각 발에 체중을 실어 차분히 회전을 하여야 할 것이며 여성은 남성의 양발 사이에 오른발을 넣고 남성의 리드에 따라 회전을 행하도록 하여야 할 것이다.

	남　　　　성		여　　　　성
1	왼발 뒤로 후진.	1	오른발 앞으로 전진.
2	오른발 뒤로 후진(왼발에 모은다).	2	왼발 앞으로 전진(오른발에 모은다).
3	오른발 비스듬히 오른쪽 앞으로 전진.	3	왼발 뒤로 오른쪽으로 비스듬히 후진. (중앙사를 향한다).
4	왼발 비스듬히 오른쪽 앞으로 전진. (오른발에 모은다).	4	오른발 뒤로 오른쪽으로 약간 회전하며 비스듬히 후진.
5	왼발 비스듬히 서있는 상태에서 앞으로 방향선 따라서 전진.	5	오른발 비스듬히인 채로 방향선 따라서 앞으로 전진.
6	오른발 비스듬히인 채로 방향선 따라서 앞으로 전진(왼발에 모은다).	6	왼발 비스듬히인 채로 방향선 따라서 앞으로 전진.
7	왼발 비스듬히인 채로 방향선 따라서 앞으로 전진.	7	오른발 비스듬히인 채로 방향선 따라서 앞으로 전진.
8	오른발 왼발 앞 가로질러 오른쪽으로 비스듬히 전진. 오른쪽으로 회전 3/8.	8	왼발 비스듬히인 채로 방향선 따라서 앞으로 전진(오른쪽으로 1/8 회전).
9	왼발 옆으로 나란히 약간 뒤에(오른쪽으로 회전 3/8).	9	오른발 앞으로 전진. (남성의 양발 사이로 전진).
10	오른발 오른쪽으로 회전하며 중앙사를 향한다.	10	왼발 앞으로 전진(오른쪽으로 5/8 회전).
11	왼발 앞으로 전진. 중앙사 향한다 (오른발에 모은다).	11	오른발 오른쪽으로 회전하며 앞으로 전진 (왼발에 모은다). (회전량 5/8).

(⑦ 번까지는 7번 스텝과 동일)

⑧ 남성 : 오른발 왼발 앞 가로질러 오른쪽으로 비스듬히 전진, 오른쪽으로 3/8 회전.
　여성 : 왼발 비스듬히인 채로 방향선 따라서 앞으로 전진, 오른쪽으로 1/8 회전.
⑨ 남성 : 왼발 옆으로 나란히 약간 뒤에 (오른쪽으로 3/8 회전).
　여성 : 오른발 앞으로 전진(남성의 양발 사이로 전진).

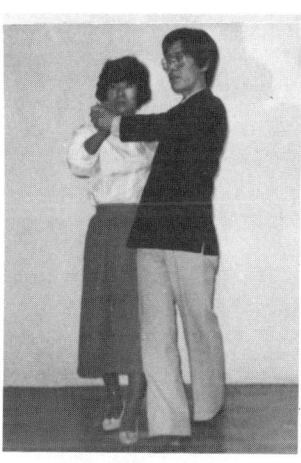 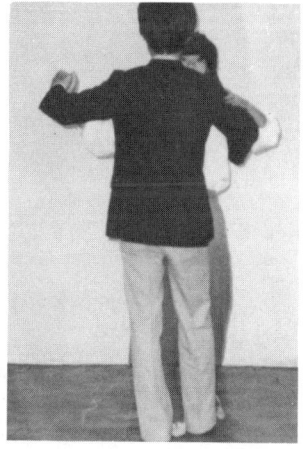

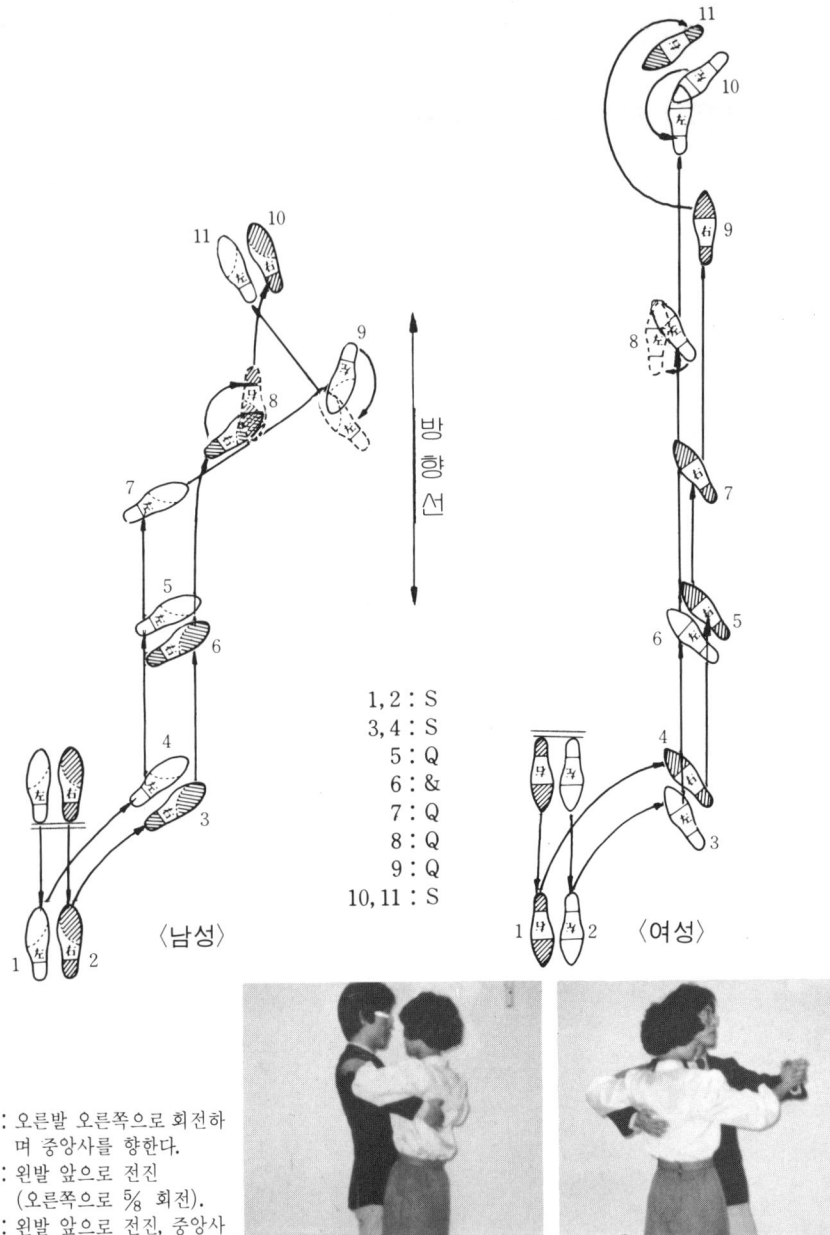

1, 2 : S
3, 4 : S
5 : Q
6 : &
7 : Q
8 : Q
9 : Q
10, 11 : S

〈남성〉　　　〈여성〉

⑩ 남성 : 오른발 오른쪽으로 회전하
　　　　며 중앙사를 향한다.
　여성 : 왼발 앞으로 전진
　　　　(오른쪽으로 5/8 회전).
⑪ 남성 : 왼발 앞으로 전진, 중앙사
　　　　를 향한다
　　　　(오른발에 모은다).
　여성 : 오른발 오른쪽으로 회전하
　　　　며 앞으로 전진.
　　　　(회전량 5/8) (왼발에 모
　　　　은다).

108

블루스

9. 오픈 리버스 턴 (The open reverse turn)

리버스(reverse)란 역, 반대의 뜻이나 댄스에 있어서는 보통 왼쪽을 지칭한다. reverse turn을 왼쪽돌기란 뜻으로 생각하면 될 것이다. 단어뜻 그대로 하면 열어주면서 왼쪽 돌기라고 생각하면 된다.

남성은 1보 전진하며 회전할 시 강하게 틀어주면서 3/8 회전을 하여 곧바로 후진을 하여야 하므로 후진시 여성과 부딪히지 않도록 하여야 할 것이므로 약간 옆으로 비켜서서 후진하는 것이 요령이라 하겠다.

여성은 후진하며 전진을 하여야 할 것이므로 4보에서 약간 우회한 후 그 다음 스텝을 행하면 편할 것이다. 끝마무리에서 남성이 여성의 우측 바깥으로 빠지는 경우도 있다. (outside partner) 이 경우 여성은 남성이 리드하는 대로 차분히 행하면 된다.

	남　　　성		여　　　성
1	왼발 앞으로 전진(오른쪽으로 3/8 회전).	1	오른발 뒤로 후진(오른쪽으로 3/8 회전).
2	오른발 옆으로 그리고 약간 뒤에.	2	왼발 옆으로. 그리고 약간 앞에.
3	왼발 뒤로 후진.	3	오른발 앞으로 전진.
4	오른발 옆으로 그리고 약간 뒤에.	4	왼발 앞으로 전진(1/8 좌회전).
5	왼발 뒤로 후진. 그리고 오른발과 평행으로 옆으로 나란히 벌려진 상태로.	5	오른발 앞으로 전진.
		6	왼발 앞으로 전진(1/2 왼쪽으로 회전).
6	오른발 앞으로 전진.	7	오른발 앞으로 전진(1/2 왼쪽으로 회전).
7	왼발 앞으로 전진(오른발에 모은다). 여성을 남성의 정면으로 오도록 리드.		(왼발에 모은다). 남성과 마주보는 상태로 끝낸다.

※ 남성은 3보에서 여성을 전진 스텝하도록 리드.
　4보와 5보 사이에서 방향을 바꾸도록 리드.
　6보와 7보에서 여성을 앞으로 오도록 리드.
※ 1보에서 남성을 회전시 강하게 그리고 빨리 몸을 틀어준다.

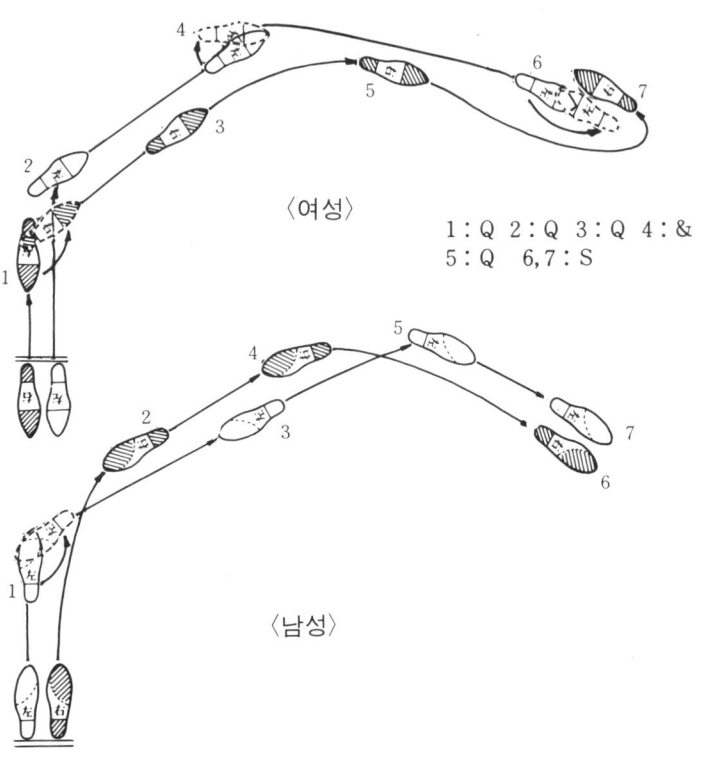

$1:Q \quad 2:Q \quad 3:Q \quad 4:\&$
$5:Q \quad 6,7:S$

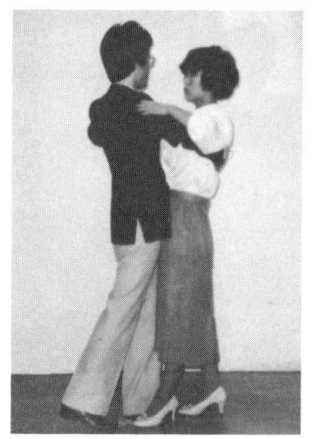
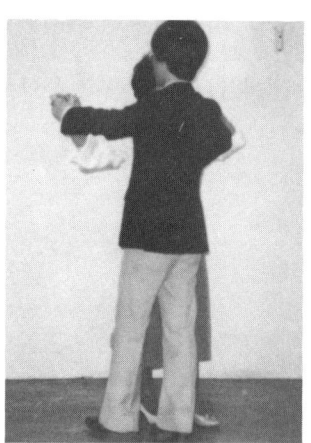
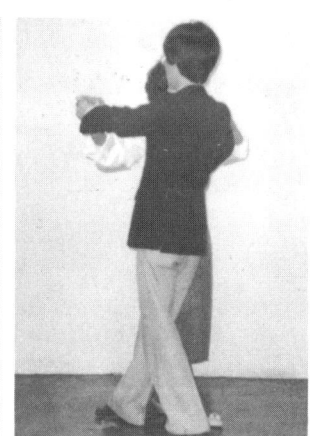

① 남성 : 왼발 앞으로 전진
　　　　(오른쪽으로 ⅜ 회전).
　여성 : 오른발 뒤로 후진
　　　　(오른쪽으로 ⅜ 회전).

② 남성 : 오른발 옆으로 그리고 약
　　　　간 뒤에.
　여성 : 왼발 옆으로 그리고 약간
　　　　앞에.

③ 남성 : 왼발 뒤로 후진.
　여성 : 오른발 앞으로 전진.

블 루 스

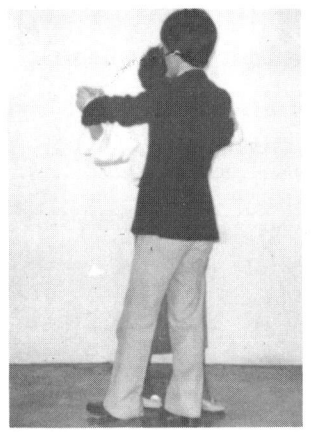

④ 남성 : 오른발 옆으로 그리고 약
간 뒤에.
여성 : 왼발 앞으로 전진
($\frac{1}{8}$ 좌회전).

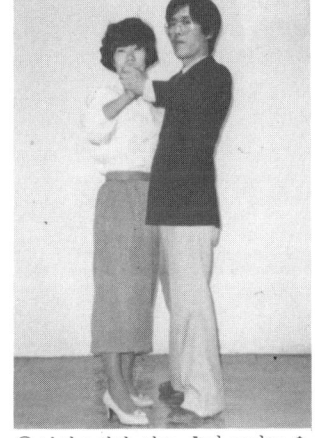

⑤ 남성 : 왼발 뒤로 후진. 그리고 오
른발과 평행으로 옆으로
나란히 벌려진 상태.
여성 : 오른발 앞으로 전진.

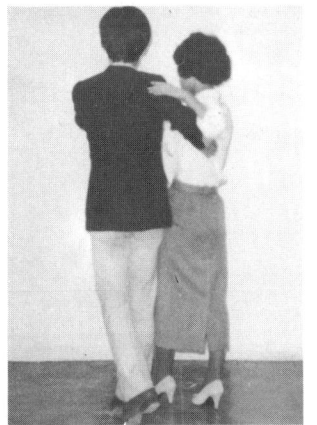

⑥ 남성 : 오른발 앞으로 전진.
여성 : 왼발 앞으로 전진
(왼쪽으로 $\frac{1}{2}$ 회전).

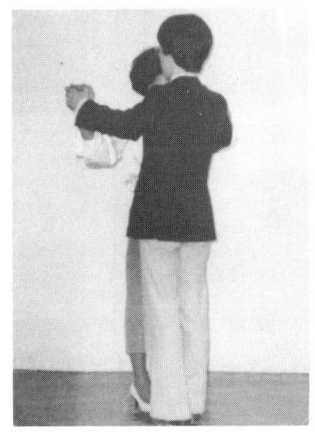

⑦ 남성 : 왼발 앞으로 전진
(오른발에 모은다).
여성 : 오른발 앞으로 전진
(왼쪽으로 $\frac{1}{2}$ 회전).
(왼발에 모은다).

10. 방향 전환(The change of driection)

이 스텝은 일종의 첵 스텝이다. 드리이 스텝을 이용한 방향 전환이다. 전진하며 방향 전환을 하는 것이 3번 스텝과 약간 다르다고 할 수 있다.

남 성	여 성
1 왼발 앞으로 전진.	1 오른발 뒤로 후진.
2 오른발 앞으로 전진.	2 왼발 뒤로 후진.
3 왼발 앞으로 전진(우회전 ¼).	3 오른발 뒤로 후진(오른쪽으로 ¼ 회전).
4 오른발 왼발 옆에 모은다(우회전 ¼).	4 왼발 뒤로 후진(오른쪽으로 ¼ 회전). (오른발에 모은다).
5 오른발 앞으로 전진.	5 왼발 뒤로 후진.
6 왼발 앞으로 전진(오른발에 모은다).	6 오른발 뒤로 후진(왼발에 모은다).

※ 남성은 왼발 3보에서 전진하고 회전할 시 여성의 리드에 있어 신경을 써야 한다. 보통 3번 스텝으로 오인하는 경우가 많으므로 리드시 완전히 "S" 카운트라는 것을 알 수 있도록 하여야 한다.

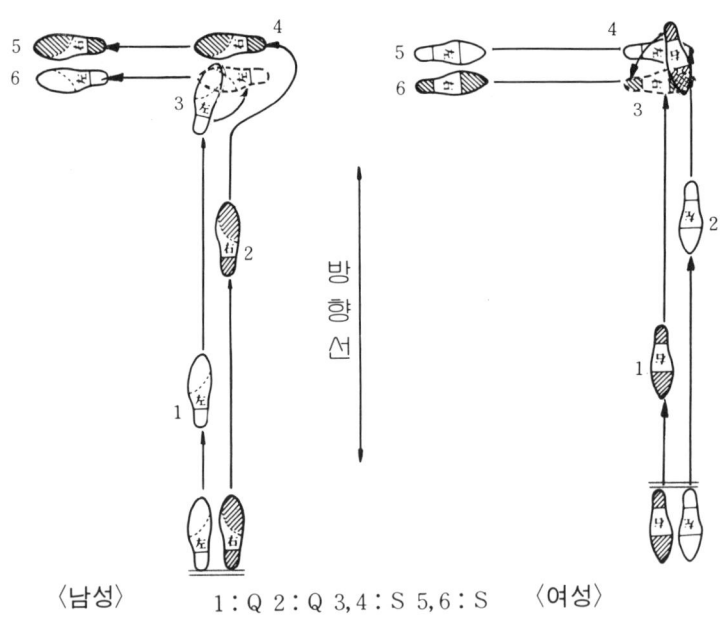

〈남성〉　　1 : Q　2 : Q　3,4 : S　5,6 : S　〈여성〉

블 루 스

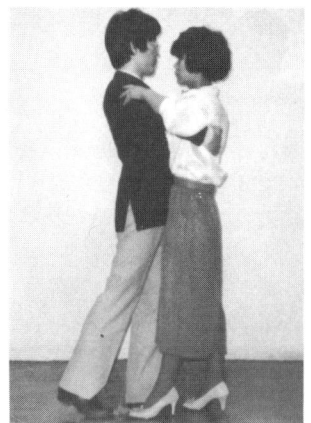

① 남성 : 왼발 앞으로 전진.
　여성 : 오른발 뒤로 후진.

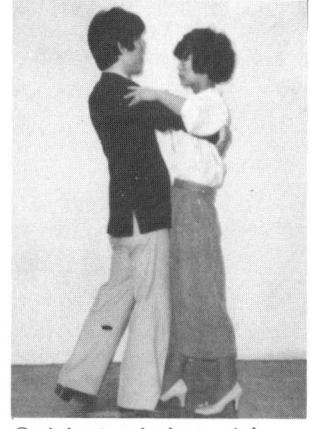

② 남성 : 오른발 앞으로 전진.
　여성 : 왼발 뒤로 후진.

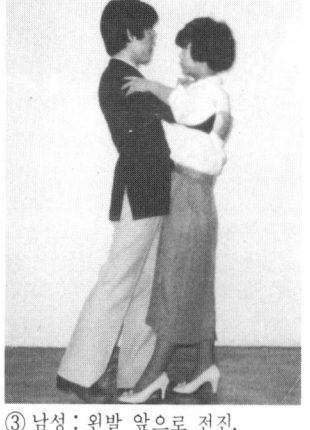

③ 남성 : 왼발 앞으로 전진.
　　　　($\frac{1}{4}$ 우회전).
　여성 : 오른발 뒤로 후진(오른쪽
　　　　으로 $\frac{1}{4}$ 회전).

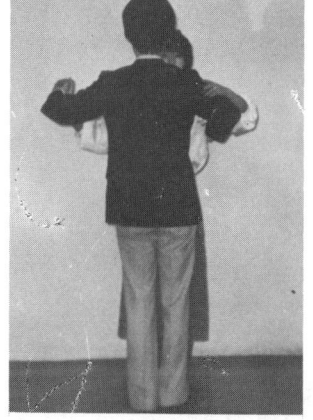

④ 남성 : 오른발 왼발 옆에 모은다
　　　　($\frac{1}{4}$ 우회전).
　여성 : 왼발 뒤로 후진
　　　　(오른쪽으로 $\frac{1}{4}$ 회전).
　　　　(오른발에 모은다).

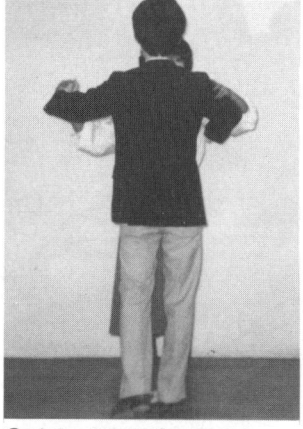

⑤ 남성 : 오른발 앞으로 전진.
　여성 : 왼발 뒤로 후진.

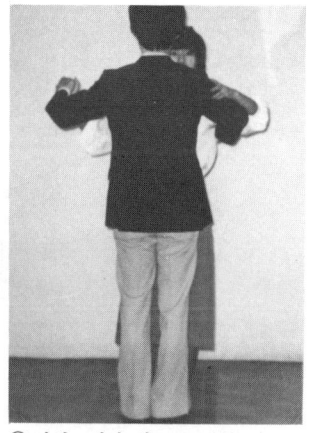

⑥ 남성 : 왼발 앞으로 전진
　　　　(오른발에 모은다).
　여성 : 오른발 뒤로 후진
　　　　(왼발에 모은다).

11. 스핀(The spin)

　이 스텝은 남·녀가 "S" 카운트 안에서 3보로 계속 회전을 하는 것이다. 카운트는 Q & Q=S 이므로 발의 움직임이 신속해야 한다. 서로가 발이 밟히지 않도록 주의하여야 하고, 서로가 양발 사이로 1보에 넣고 회전을 하며 행하여야 할 것이다.
　남성과 여성은 각자가 상대방에 의존을 하지 않고 자기의 스텝을 정확히 하여 상대방이 피로하지 않도록 하여야 할 것이다. 이 스텝을 행할 시 어느 한쪽이라도 자신이 없을 경우는 행하지 않는 것이 서로간의 예의이다.
　블루스 가운데서 약간 난이한 스텝(피겨)이므로 신중을 기하여 하도록 한다. 간혹 서로의 발이 부딪히거나 또는 남성이 제대로 리드를 못하여 넘어지는 경우도 종종 있으므로 서로가 자기의 스텝을 정확히 하여 자신이 생겼을 경우에만 행할 수 있도록 한다.

	남　　　성		여　　　성
1	왼발 뒤로 후진.	1	오른발 앞으로 전진.
2	오른발 뒤로 후진(왼발에 모은다).	2	왼발 앞으로 전진(오른발에 모은다).
3	오른발 오른쪽으로 비스듬히 앞으로 전진. (오른쪽으로 ⅜ 회전).	3	왼발 뒤로 후진 오른쪽으로 비스듬히 (오른쪽으로 ⅜ 회전).
4	왼발 옆으로 약간 뒤에.	4	오른발 앞으로 약간 전진.
5	오른발 뒤로 그리고 거의 제자리에서.	5	왼발 옆으로 그리고 약간 앞에. (거의 제자리인 상태).
6	왼발 뒤로 후진(오른쪽으로 ⅜ 회전).	6	오른발 앞으로 전진(오른쪽으로 ⅜ 회전).
7	오른발 옆으로 그리고 약간 앞에.	7	왼발 뒤로 그리고 약간 옆으로.
8	왼발 옆으로 그리고 약간 앞에 거의 제자리에서 반복을 행하여 회전을 계속한다.	8	오른발 뒤로 후진 약간 옆으로. (거의 제자리에서). 반복을 행하여 회전을 계속한다.

※ 2보(Q, Q), (S)로써 행하는 것도 있다.
　3보로 하는 스텝(피겨)을 권하고 싶다.

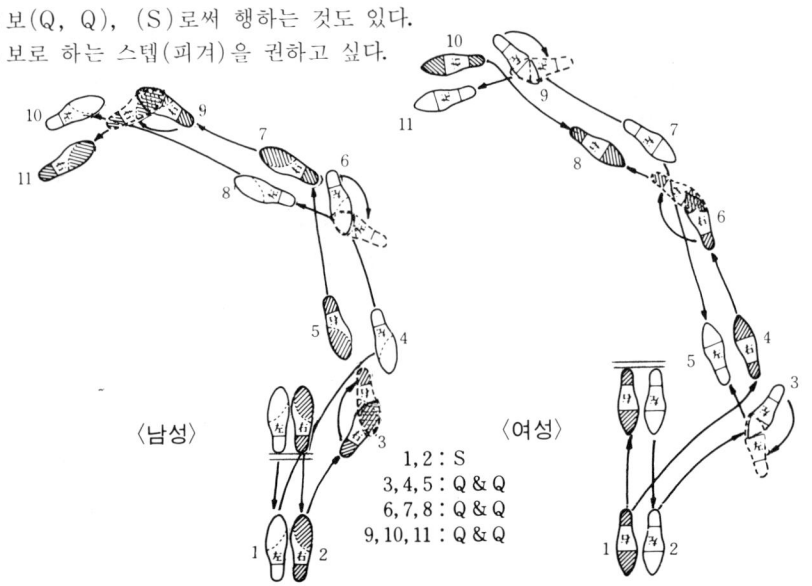

〈남성〉　　　〈여성〉

1,2 : S
3,4,5 : Q & Q
6,7,8 : Q & Q
9,10,11 : Q & Q

블 루 스

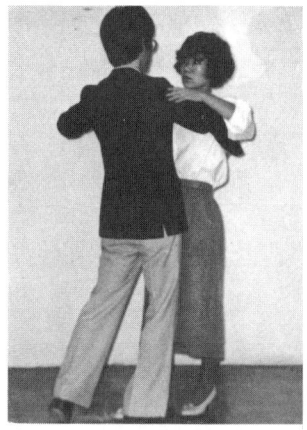

③ 남성 : 오른발 오른쪽으로 비스듬
히 앞으로 전진
(오른쪽으로 3/8 회전).
여성 : 왼발 오른쪽으로 비스듬히
뒤로 후진
(오른쪽으로 3/8 회전).

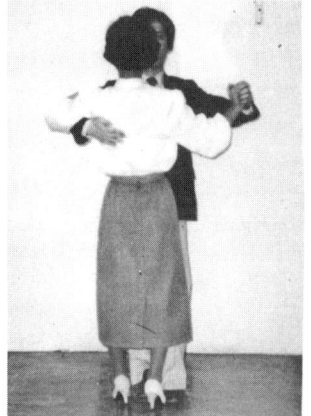

④ 남성 : 왼발 옆으로 약간 뒤에.
여성 : 오른발 앞으로 약간 전진.

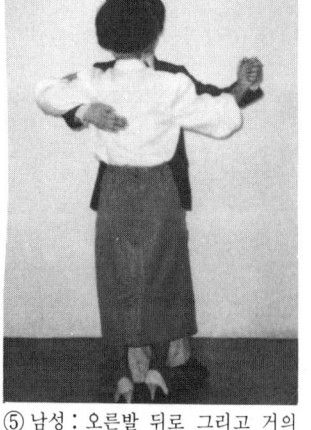

⑤ 남성 : 오른발 뒤로 그리고 거의
제자리에서.
여성 : 왼발 옆으로 그리고 약간
앞에
(거의 제자리인 상태)

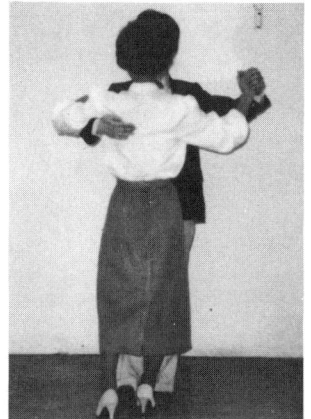

⑥ 남성 : 왼발 뒤로 후진
(오른쪽으로 3/8 회전).
여성 : 오른발 앞으로 전진
(오른쪽으로 3/8 회전).

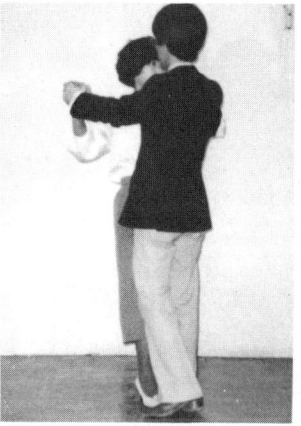

⑦ 남성 : 오른발 옆으로 그리고 약
간 앞에.
여성 : 왼발 뒤로 그리고 약간 옆
으로.

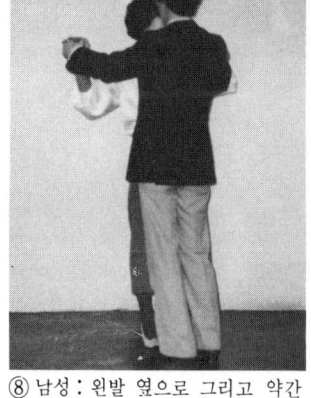

⑧ 남성 : 왼발 옆으로 그리고 약간
앞에, 거의 제자리에서 반
복 행하며 회전 계속.
여성 : 오른발 뒤로 후진 약간 옆
으로 거의 제자리에서 반
복 행하며 회전 계속.

12. 로터리 지그자그 (The Rotary zig zag)

이 스텝은 일종의 지그자그로서 변화가 매우 다양한 스텝이다. 이 스텝을 행하면서 전진 계통의 모든 스텝(피거)을 다할 수 있을 정도다.
　남성은 1, 5, 9보에서 여성이 더 이상 후진을 못하도록 리드를 하여야 한다. 리드를 할 시는 남성의 체중은 항시 오른발에 있어야 한다. 여성은 남성이 1, 5, 9 리드시 오른발만 후진하고 왼발이 오른발 옆에 모아지지 않도록 서둘러서 스텝을 행하는 일이 없어야 한다. 이때 여성의 체중은 남성과 마찬가지로 오른발에 있어야 한다.

	남　성		여　성
1	왼발 앞으로 전진(체중 없이).	1	오른발 뒤로 후진.
2	오른발 제자리에서(체중만 옮겨준다).	2	왼발 제자리에서.
3	왼발 뒤로 후진(오른쪽으로 회전 1/4).	3	오른발 앞으로 전진(오른쪽으로 1/4 회전).
4	오른발 옆으로 그리고 약간 앞으로.	4	왼발 옆으로 그리고 약간 뒤쪽에.
5	왼발 앞으로 전진.	5	오른발 뒤로 후진.
6	오른발 제자리에서 들었다 내린다. (제자리에서 반복 스텝).	6	왼발 제자리에서 스텝.
7	왼발 뒤로 후진(오른쪽으로 1/4 회전).	7	오른발 앞으로 전진(오른쪽으로 1/4 회전).
8	오른발 옆으로 그리고 약간 앞으로.	8	왼발 옆으로 그리고 약간 뒤에.
9	왼발 앞으로 전진.	9	오른발 뒤로 후진.
10	오른발 제자리에서 반복 스텝.	10	왼발 제자리에서 스텝.
11	왼발 뒤로 후진(오른쪽으로 1/4 회전).	11	오른발 앞으로 전진(오른쪽으로 1/4 회전).
12	오른발 옆으로 그리고 약간 앞으로.	12	왼발 옆으로 그리고 약간 뒤에.

※ 남성은 3, 7, 11보시에 회전량은 도표상에는 1/4(90°)로 하였으나 상황에 따라 회전량 (각도)을 조절할 수가 있다.
　도표와 같이 4회 반복하여 1회전하는 것을 2회 반복하여 1회전할 수가 있고 2회 반복 1회전시의 회전량(1/2 − 180°)이다.
　2회 반복하여 1회전을 할 수 있을 정도면 능숙한 상태라고 보아도 무관할 것이다.

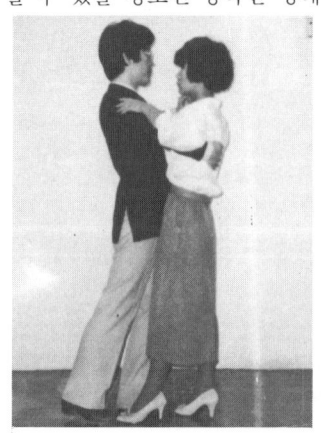
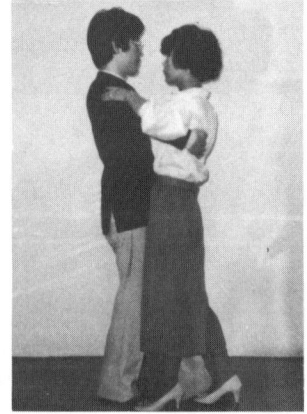

① 남성 : 왼발 앞으로 전진
　　　　 (체중 없이).
　여성 : 오른발 뒤로 후진.
② 남성 : 오른발 제자리에서
　　　　 (체중만 옮긴다).
　여성 : 왼발 제자리에서

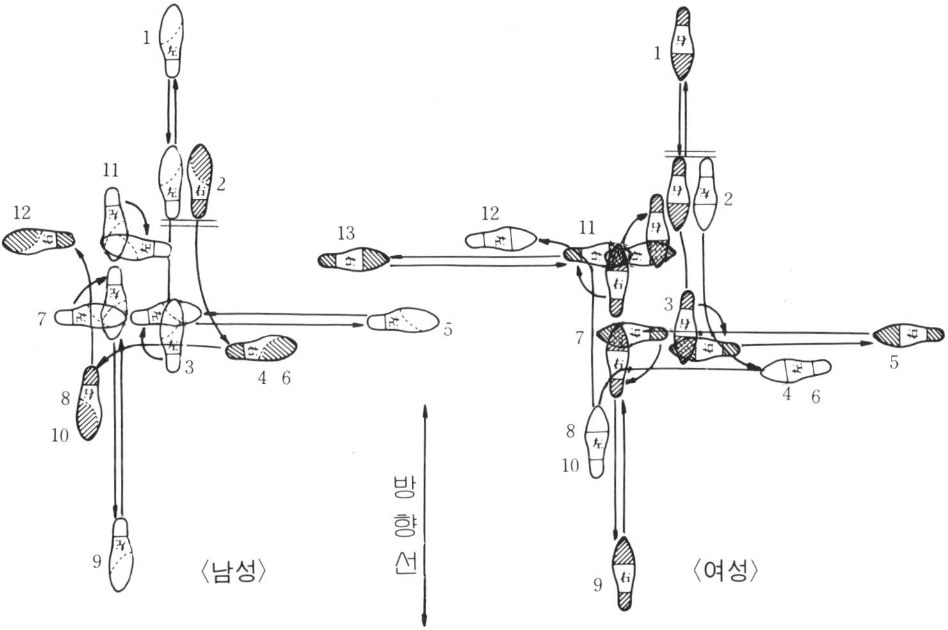

블루스

※ 전체 스텝 카운트=Q

〈남성〉 〈여성〉 방향선

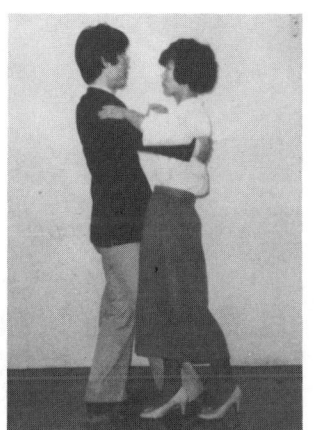

③ 남성: 왼발 뒤로 후진
   (오른쪽으로 ¼ 회전).
   여성: 오른발 앞으로 전진
   (오른쪽으로 ¼ 회전).

①, ②, ③, ④ 의 연속 반복동작을 계속 우회전 하면서 한다.

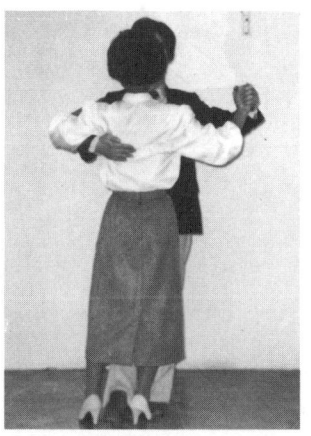

④ 남성: 오른발 옆으로 그리고 약간 앞으로.
   여성: 왼발 옆으로 그리고 약간 뒤로.

13. 크로스 스위블 (The cross swivel)

이 스텝은 "S"카운트에서 왼발, 오른발을 차례로 교차하여 남성은 후진하며 여성은 전진하고, 여성은 전진하고 남성은 후진하는 2가지 방법으로 각각 전진, 후진하며 행하는 스텝이다.
회전시 회전하는 발은 체중을 완전히 얻어 중심을 잃지 않도록 하여야 한다.

	남　　　　성		여　　　　성
1	왼발 앞으로 전진. 오른쪽으로 $1/4 \sim 3/8$ 회전.	1	오른발 뒤로 후진. 왼쪽으로 $1/4 \sim 3/8$ 회전.
2	오른발 옆으로 그리고 약간 뒤쪽에.	2	왼발 옆으로 그리고 약간 앞에.
3	왼발 뒤로 후진. 왼쪽으로 $1/4 \sim 3/8$ 회전.	3	오른발 앞으로 전진. 왼쪽으로 $1/4 \sim 3/8$ 회전.
4	오른발 왼발 옆에 모은다.	4	왼발 오른발에 모은다.
5	오른발 뒤로 후진(오른쪽으로 $1/4 \sim 3/8$ 회전).	5	왼발 앞으로 전진(왼쪽으로 $1/4 \sim 3/8$ 회전).
6	왼발 오른발에 모은다.	6	오른발 왼발에 모은다.
7	왼발 뒤로 후진. 왼쪽으로 $1/4 \sim 3/8$ 회전.	7	오른발 앞으로 전진(오른쪽으로 $1/4 \sim 3/8$ 회전).
8	오른발 왼발에 모은다.	8	왼발 오른발에 모은다.

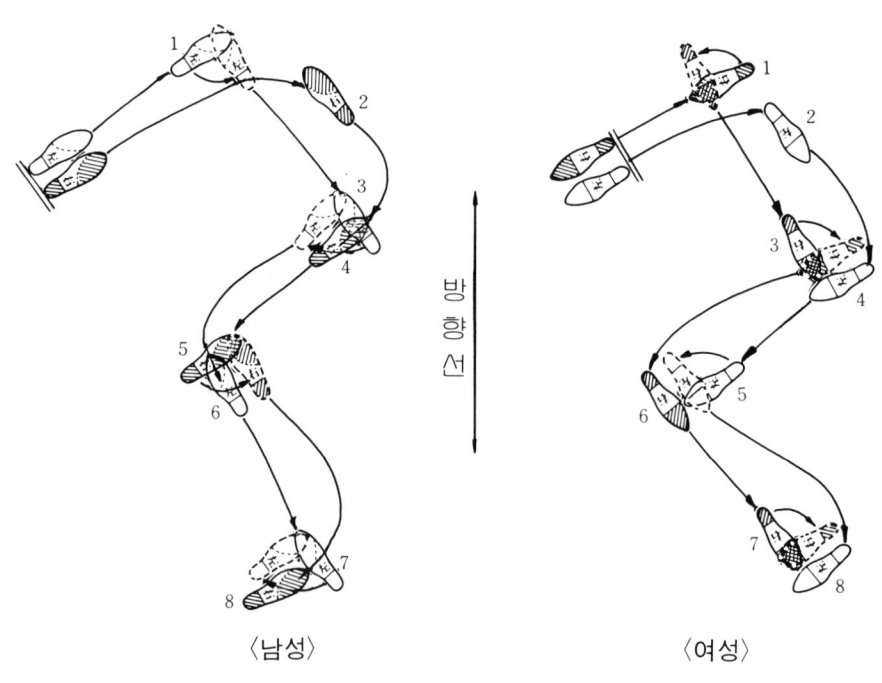

〈남성〉　　　　　〈여성〉

14. 트위스트 턴 (The natural twist turn)

이 스텝은 오픈으로 시작하는 스텝(피겨)이다. 7보 까지는 같으나 8보부터 다르다. 남성은 9보와 10보에서 Twist 상태로 돌입하고 여성이 그 주변을 스텝에 따라 행할 때 여성이 편안히 돌면서 워킹을 할 수 있도록 하여야 한다. 즉, 남성은 여성을 강제로 리드하거나 당겨서는 안 된다. 여성이 12보를 행할 때 그때에 오픈 상태가 되도록 리드를 하여야 한다. 필히 남성은 Twist하는 동안 여성이 돌도록 내버려두고(홀드 상태 유지), 12보와 13보에서 리드를 행하여 준다.

카운트에 유의하여 각자의 스텝을 행하도록 한다.

	남 성		여 성
1	왼발 뒤로 후진.	1	오른발 앞으로 전진.
2	오른발 뒤로 후진(왼발에 모은다).	2	왼발 앞으로 전진(오른발에 모은다).
3	오른발 오른쪽 옆으로 비스듬히 전진. (벽사를 향한다).	3	왼발 오른쪽 뒤로 비스듬히 후진. (중앙사를 향한다).
4	왼발 오른발 옆으로.	4	오른발 왼발 옆으로(중앙사).
5	왼발 비스듬히인 채로 앞으로 전진.	5	오른발 비스듬히인 채로 앞으로 전진.
6	오른발 비스듬히인 채로 앞으로 전진. (왼발에 모은다).	6	왼발 비스듬히인 채로 앞으로 전진. (오른발에 모은다).
7	왼발 비스듬히인 채로 앞으로 전진.	7	오른발 비스듬히인 채로 앞으로 전진.
8	오른발 왼발을 스쳐지나 앞으로 비스듬히 전진 여성의 앞에 내딛는다(오른쪽으로 $\frac{1}{4}$ 회전).	8	왼발 앞으로 전진.
		9	오른발 앞으로 전진(남성의 양발 사이).
9	왼발 오른발과 나란히 옆으로. (오른쪽으로 회전 $\frac{1}{8} \sim \frac{1}{4}$).	10	왼발 오른쪽으로 돌며(외측으로).
		11	오른발 왼발에 모으고.
10	오른발 왼발 뒤로 트위스트 상태. ("S" 카운트)	12	오른발 돌면서 전진($\frac{1}{2}$ 회전 오른쪽). p.p 상태로 들어간다.
11	왼발은 뒤꿈치로 회전. 오른발은 앞꿈치로 회전.	13	왼발 p.p 상태로 오른발 옆에 오른발은 체중 없이 ※ 왼발에 체중 싣고
12	오른발, 왼발 회전 완료. p.p 상태(오픈 상태)를 이룬다.		12보에서 13보를 행할 시 12보의 체중을 재빨리 13보로 옮긴다. 12보는 체중 없이 p.p 상태.

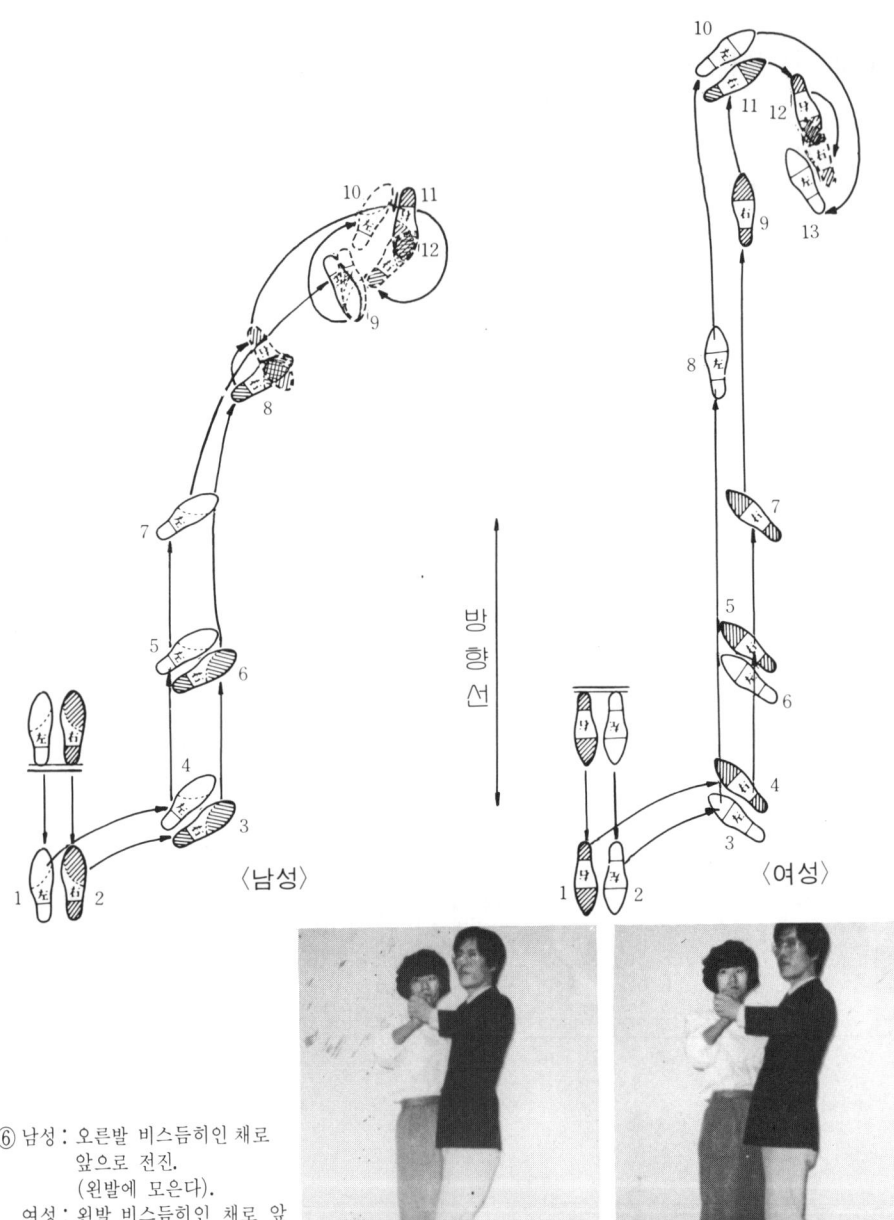

⑥ 남성 : 오른발 비스듬히인 채로
앞으로 전진.
(왼발에 모은다).
여성 : 왼발 비스듬히인 채로 앞
으로 전진
(오른발에 모은다).
⑦ 남성 : 왼발 비스듬히인 채로 앞
으로 전진.
여성 : 오른발 비스듬히인 채로
앞으로 전진.

블루스

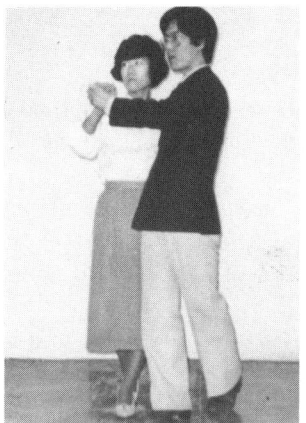

⑧ 남성 : 오른발 왼발을 스쳐 앞으
로 비스듬히 전진.
여성의 앞에 내딛는다.
(오른쪽으로 ¼ 회전).
여성 : 왼발 앞으로 전진.

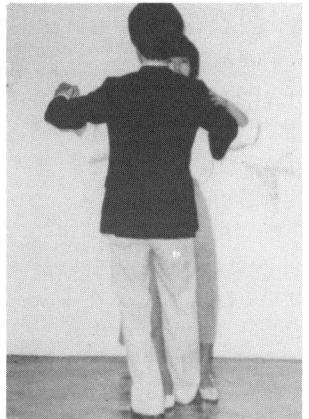

⑨ 남성 : 왼발 오른발과 나란히 옆
으로. (오른쪽으로 회전
⅛ ~ ¼).
여성 : 오른발 앞으로 전진
(남성의 양발 사이).

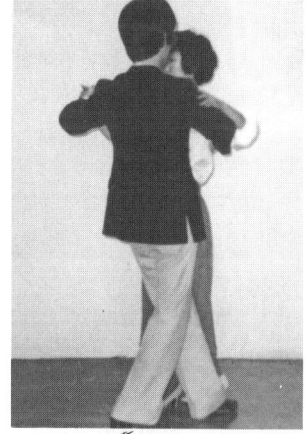

⑩ 남성 : 오른발 왼발 뒤로 트위스
트 상태("S" 카운트).
여성 : 왼발 오른쪽으로 돌며
(외측으로).

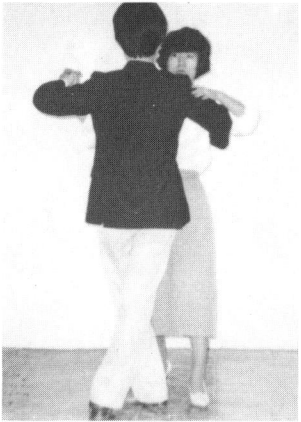

⑪ 남성 : 왼발은 뒤꿈치로 회전, 오
른발은 앞꿈치로 회전.
여성 : 오른발 왼발에 모으고.

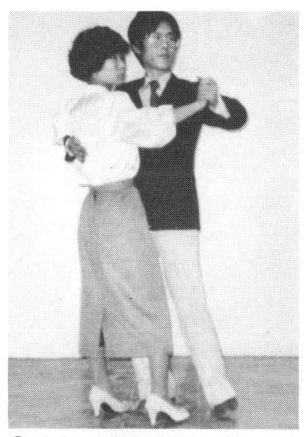

⑫ 남성 : 오른발, 왼발, 회전 완료.
p. p 상태를 이룬다.
여성 : 오른발 돌면서 전진
(오른쪽으로 ½ 회전).
p. p 상태로 들어간다.

121

15. 4스텝(The four step)

　4스텝과 5스텝은 C.B.M을 이용한 매우 다이내믹한 스텝이나, 여기에서는 C.B.M.을 크게 다루지 않았다. C.B.M을 완전히 하려면 시간이 매우 걸리므로 우선 편안히 할 수 있고 이해가 가는 방법을 먼저 택하였다.
　이 스텝은 링크(20번)에 이어 사용하는 매우 흥미있고 우아한 스텝이다. 남성은 리드시 1보에서 강하게 몸을 틀어야 할 것이다. 여성 역시 마찬가지이다. 3보까지 후진하며 4보시에 왼쪽으로 1/8회전하며 왼발에 실려있던 체중을 재빨리 오른발로 옮기며 4보를 행한다. 3보는 체중 없이 오픈 상태를 유지한다.
　이 스텝(피겨)에서 제일 중요한 것이 3보와 4보이다. 체중을 재빨리 옮기도록 하여야 할 것이며 오른발에 체중을 얹어 오픈 상태로 하여 다음 동작을 취할 수 있도록 하여야 한다. 후행 스텝으로 여러 가지 변화있는 스텝이 있으나 초보자에게는 오픈(promenade chasse)으로 마무리하는 것이 제일 무난하다고 보겠다.

남　　　　성		여　　　　성	
1	왼발 앞으로 전진(오른쪽으로 1/4 회전).	1	오른발 뒤로 후진.(오른쪽으로 1/4 회전).
2	오른발 옆으로 그리고 약간 뒤에.	2	왼발 옆으로 그리고 약간 앞으로.
3	왼발 뒤로 후진.	3	오른발 앞으로(왼쪽으로 3/8 회전).
	(발 앞 부분으로 왼쪽으로 1/4 회전).	4	왼발 옆으로(오픈 상태).
	p.p 상태 돌입.		※ 4 완료시 체중은 왼발에 오른발 체중 없이.
4	오른발 왼발 옆으로.		
	p.p(오픈) 상태 완료.		
	※ 4 완료시 체중은 오른발에 왼발은 체중없이.		

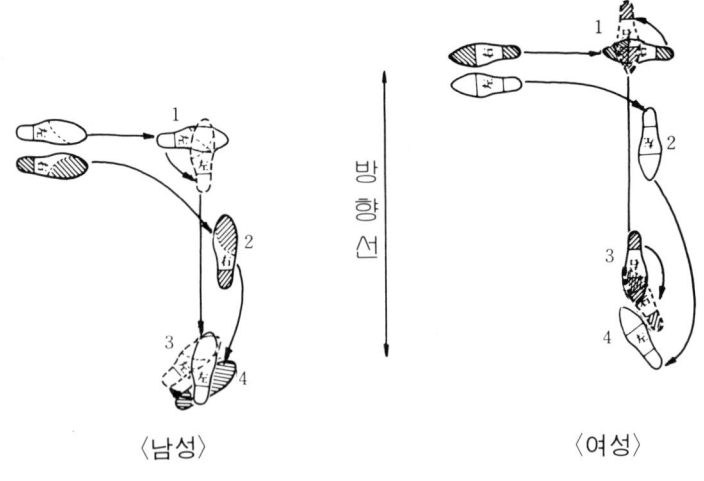

〈남성〉　　　　　〈여성〉

블루스

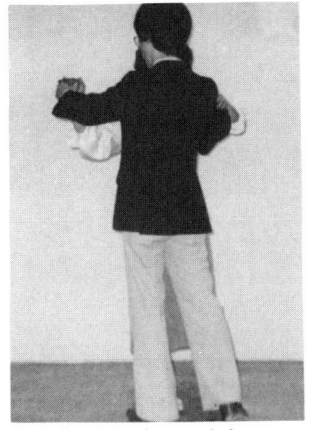

① 남성 : 왼발 앞으로 전진
  (오른쪽으로 ¼ 회전).
  여성 : 오른발 뒤로 후진
  (오른쪽으로 ¼ 회전).

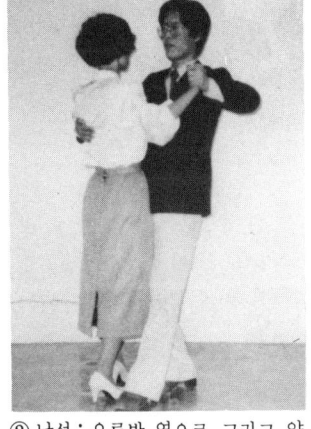

② 남성 : 오른발 옆으로 그리고 약
  간 뒤에
  여성 : 왼발 옆으로 그리고 약간
  앞에.

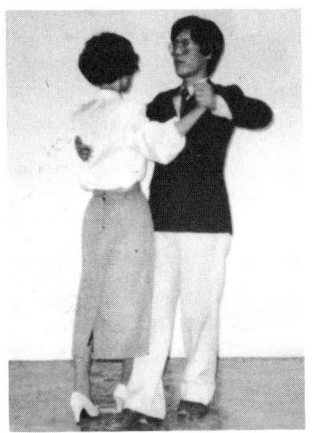

③ 남성 : 왼발 뒤로 후진(발 앞 부
  분으로 왼쪽으로 ¼ 회전)
  p.p 상태 돌입.
  여성 : 오른발 앞으로(왼쪽으로
  ⅜ 회전).

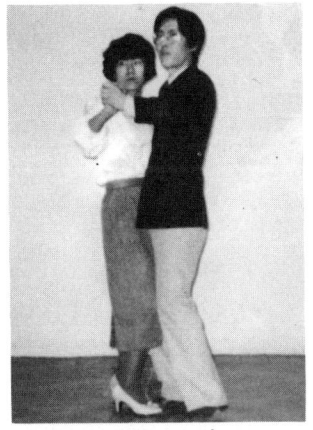

④ 남성 : 오른발 왼발 옆으로,
  p.p 상태 완료.
  여성 : 왼발 옆으로(p.p 상태).

16. 5스텝(The five step)

이 스텝은 4스텝과 유사하나 4스텝보다는 약간 어렵다고 볼 수 있다. 우선 차이점을 보면 4스텝보다 일보가 추가되어 있는 스텝으로 C.B.M의 연결이 더욱 중요한 스텝이다. 여기서는 우선 초보과정에서는 약간 어려우므로 완벽한 C.B.M이 안 되더라도 최소한의 C.B.M을 하여야 할 것이다. C.B.M을 편하게 상·하체의 좌우 몸놀림이라고 생각하면 될 것이다. 가능한 한 상체의 움직임을 최대로 활용하여야 한다.

남 성	여 성
1 왼발 앞으로 전진(오른쪽으로 회전 ¼). (C.B.M)	1 오른발 뒤로 후진. (오른쪽으로 회전 ¼)(C.B.M).
2 오른발 옆으로 그리고 약간 뒤에.	2 왼발 옆으로 그리고 약간 앞에.
3 왼발 뒤로 후진(C.B.M).	3 오른발 앞으로 전진(C.B.M).
4 오른발 뒤로 후진(C.B.M). (왼쪽으로 회전 ⅛). 체중을 얹는다(p.p 상태 돌입).	4 왼발 앞으로 전진(C.B.M). (왼쪽으로 ⅜ 회전) p.p 상태 돌입.
5 왼발 오른발 앞쪽 옆으로. p.p(오픈) 상태 완료.	5 오른발 왼발 앞쪽 옆으로. p.p 상태 완료.

※ 여성은 남성의 리드에 따라 끌려가는 피동적인 행동보다는 자기의 것을 자기가 한다는 능동적인 자세로 임하여야 할 것이다.
※ 남성 역시 C.B.M을 행하면서 여성에게 강제적으로 행하는 C.B.M이 아니라 자기 것을 하면서 여성을 리드한다는 생각을 갖고 정확하게 하여야 한다.
※ 4스텝과 5스텝의 가장 큰 차이점 중의 하나는 4스텝은 3보에서 4보를 행할 시 체중을 완전히 4보로 3보에서 옮기나, 5스텝은 체중을 옮겨주는 것이 없이 순리대로 체중을 옮겨주면 된다. C.B.M과 p.p(오픈) 상태는 마찬가지.

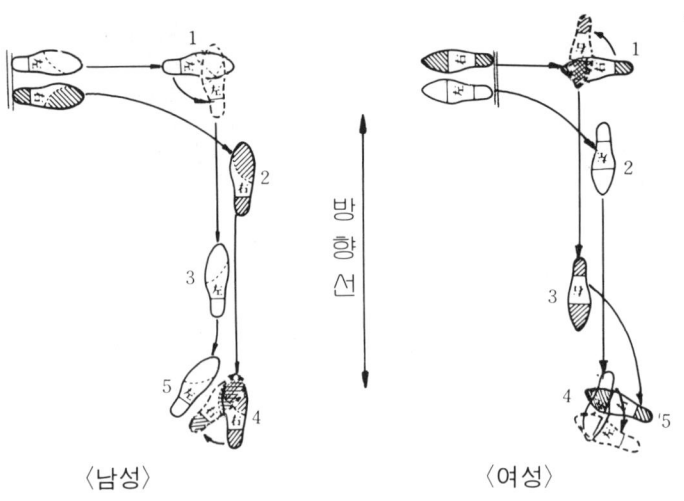

〈남성〉　　　　　〈여성〉

블 루 스

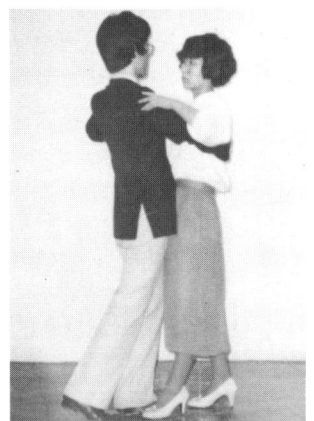

① 남성 : 왼발 앞으로 전진
   (오른쪽으로 ¼ 회전).
   여성 : 오른발 뒤로 후진
   (오른쪽으로 ¼ 회전).

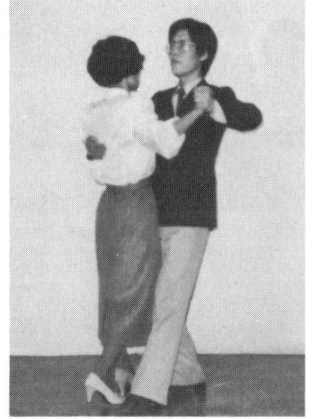

② 남성 : 오른발 옆으로 그리고 약간 뒤에.
   여성 : 왼발 옆으로 그리고 약간 앞에

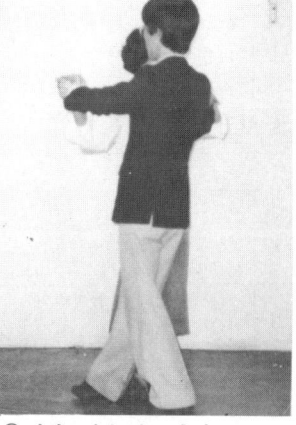

③ 남성 : 왼발 뒤로 후진.
   여성 : 오른발 앞으로 전진.

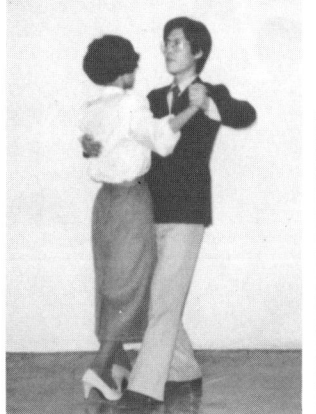

④ 남성 : 오른발 뒤로 후진
   (왼쪽으로 ⅛ 회전).
   여성 : 왼발 앞으로 전진
   (왼쪽으로 ⅛ 회전).

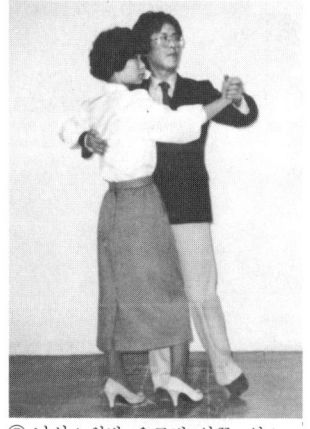

⑤ 남성 : 왼발 오른발 앞쪽 옆으로
   p.p 상태 완료.
   여성 : 오른발 왼발 앞쪽 옆으로
   p.p 상태 완료.

17. 트위스트 오픈 샤세

이 스텝은(피겨) promenade chasse 가운데 5, 6, 7 보를 비스듬히 선 채로 앞으로 전진하는 것이 아니라 twist하면서 행하는 스텝이다. 카운트가 Q & Q이므로 2 박자안에 서 3 보를 트위스트하며 빨리 행하여야 한다. 항시 발의 앞부분(Ball)으로써 행하여야 신속해질 것이다.

5, 6, 7 보에서 twist하는 동안 남성과 여성의 몸은 일치가 되어 같은 방향으로 움직여 나가야 한다.

이 스텝(피겨)의 가장 중요한 부분이 5, 6, 7 보이므로 음악에 맞추어 twist하는 연습을 하여 숙달 시켜야 할 것이다.

	남　　　　　성		여　　　　　성
1	왼발 뒤로 후진.	1	오른발 앞으로 전진.
2	오른발 뒤로 후진(왼발에 모은다).	2	왼발 오른발에 모은다.
3	오른발 앞으로 비스듬히 오른쪽으로 전진. (오픈 상태로 들어간다).	3	왼발 뒤로 비스듬히 왼쪽으로 후진.
4	왼발 오른발 옆으로 모은다(오픈 상태 완료).	4	오른발 왼발 옆으로(거의 모은다).
5	왼발 앞으로 전진(트위스트 동작). 비스듬히인 채로(오른쪽 1/8 회전).	5	오른발 비스듬히인 채로 앞으로 전진. 트위스트 : 왼쪽으로 1/8 회전.
6	오른발 옆으로 비스듬히인 채로 전진. (오른쪽으로 1/8 회전) : 트위스트.	6	왼발 비스듬히인 채로 앞으로 전진. 트위스트 : 왼쪽으로 1/8 회전.
7	왼발 비스듬히인 채로 앞으로 전진. (오른쪽으로 1/8 회전) : 트위스트.	7	오른발 비스듬히인 채로 앞으로 전진. 트위스트 : 왼쪽으로 1/8 회전.
8	오른발 비스듬히인 채로 앞으로 전진. (오픈 상태 돌입).	8	왼발 비스듬히인 채로 앞으로 전진. 오픈 상태 돌입.
9	왼발 오른발 옆으로 모은다 (오픈 : p.p 상태 완료). 다음은 promenade chasse 의 동작으로 마무리.	9	오른발 비스듬히인 채로 앞으로 전진.
		10	오른발 비스듬히인 채로 앞으로 전진.
		11	왼발 비스듬히인 채로 앞으로 전진. (오른발에 모은다). promenade chasse 의 동작으로 마무리.

※ 5, 6, 7 보에서 몸이 떨어지지 않도록 하여야 한다.

블루스

(The twist promenade chasse)

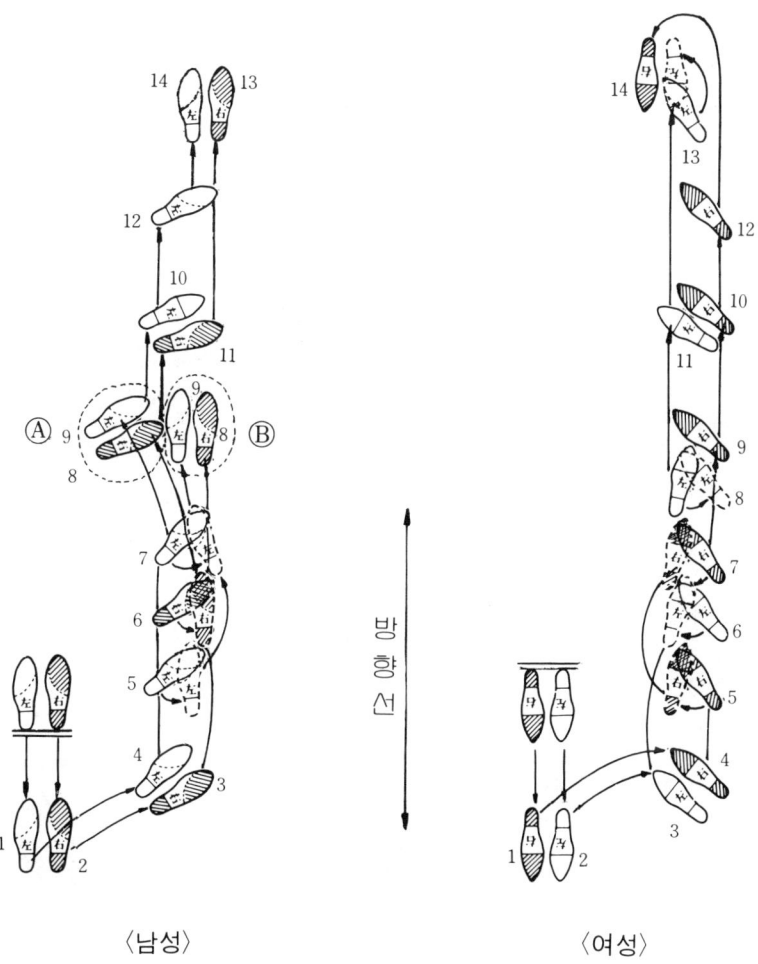

〈남성〉　　　　　　　　〈여성〉

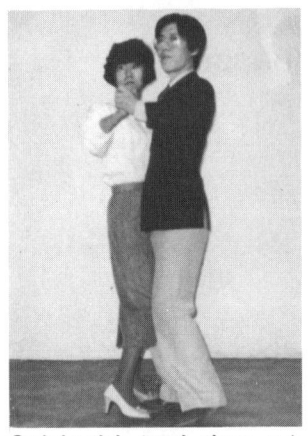

④ 남성 : 왼발 오른발 옆으로 모은
　　　다.
　여성 : 오른발 왼발 옆으로
　　　(거의 모은다).

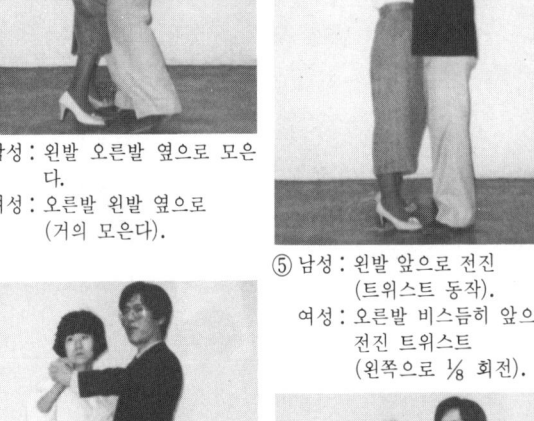

⑤ 남성 : 왼발 앞으로 전진
　　　(트위스트 동작).
　여성 : 오른발 비스듬히 앞으로
　　　전진 트위스트
　　　(왼쪽으로 1/8 회전).

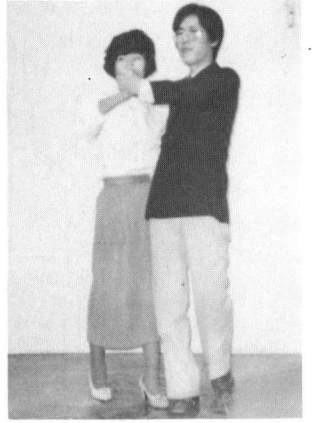

⑥ 남성 : 오른발 옆으로 비스듬히
　　　전진 트위스트
　　　(오른쪽으로 1/8 회전).
　여성 : 왼발 비스듬히 앞으로 전진
　　　트위스트
　　　(왼쪽으로 1/8 회전).

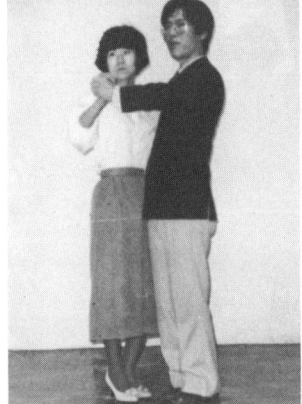

⑦ 남성 : 왼발 비스듬히 앞으로 전
　　　진 트위스트
　　　(오른쪽으로 1/8 회전).
　여성 : 오른발 비스듬히 앞으로
　　　전진 트위스트
　　　(왼쪽으로 1/8 회전).

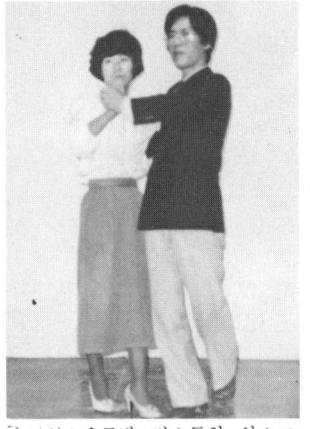

⑧ 남성 : 오른발 비스듬히 앞으로
　　　전진(오픈 상태 돌입).
　여성 : 왼발 비스듬히 앞으로 전진
　　　(오픈 상태 돌입).

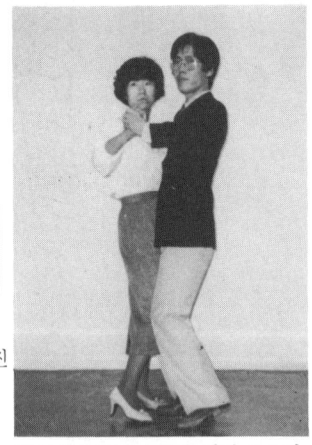

⑨ 남성 : 왼발 오른발 옆에 모은다
　　　(오픈 상태 완료).
　여성 : 오른발 비스듬히 앞으로
　　　전진.

블루스

18. 샤세 리버스 턴(The chasse reverse turn)

이 스텝(피겨)은 1, 2보(Q, Q)와 3보, 4보, 5보(Q & Q)로 이루어져 있는 스텝이다. 샤세가 포함된 리버스 턴의 종류라고 생각하면 될 것이다. 6보는 예비보로 생각하면 된다.

여기의 설명은 chasse to left의 설명이다. 왼쪽으로 샤세 후 곧바로 오른쪽으로 샤세를 행하게 되면 6보의 예비보는 생략이 되고 곧바로 왼발(1보)로 스텝을 행할 수 있다. 좌·우 샤세, 왼쪽 샤세 2가지를 병행하여 행하면 한층 우아하고 재미있는 스텝이 될 것이다.

	남　　성		여　　성
1	왼발 앞으로 전진(오른쪽으로 ⅜ 회전).	1	오른발 뒤로 후진(오른쪽으로 ⅜ 회전).
2	오른발 옆으로 그리고 약간 뒤에 (오른쪽으로 ⅛ 회전).	2	왼발 앞으로 전진(오른쪽으로 ⅛ 회전).
3	왼발 옆으로(왼쪽으로).	3	오른발 오른쪽 옆으로.
4	오른발 왼쪽 옆으로(왼발에 모은다).	4	왼발 오른쪽 옆으로(오른발에 모은다).
5	왼발 왼쪽 옆으로(오른쪽으로 ⅛ 회전).	5	오른발 오른쪽 옆으로(오른쪽으로 ⅛ 회전).
6	오른발 앞으로 전진. 1~6의 반복.	6	왼발 뒤로 후진. 1~6의 반복.

※ 회전의 양은 상황에 따라 약간의 변동이 있어도 무관하다. (5보)·(2보).

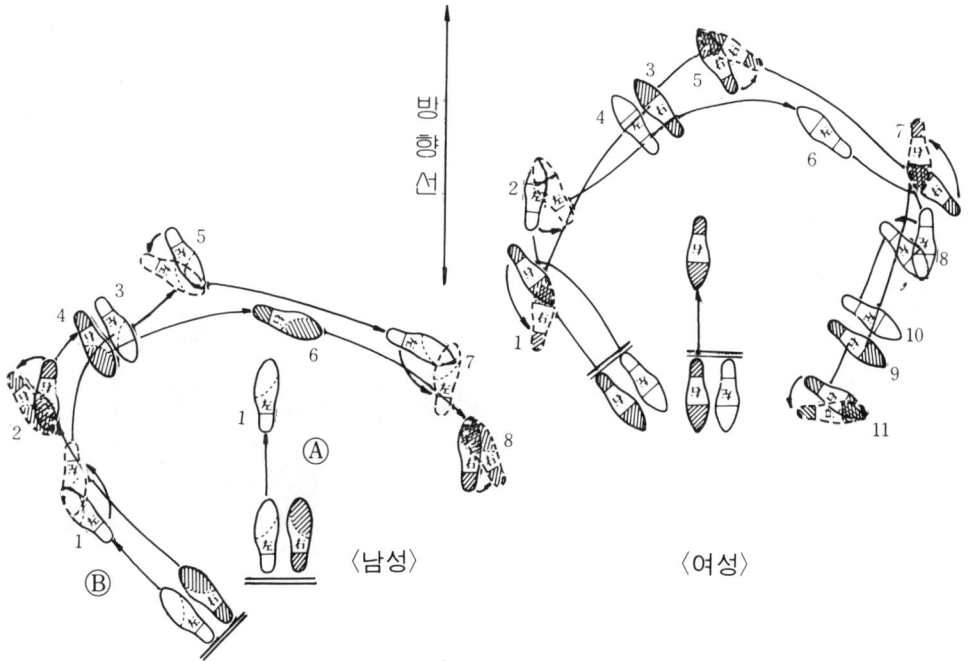

〈남성〉　　　　　〈여성〉

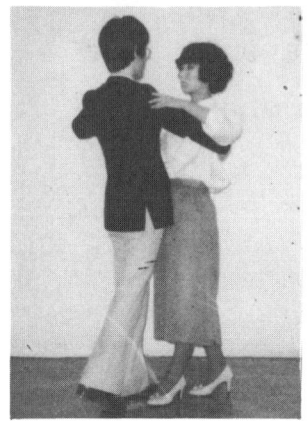

① 남성 : 왼발 앞으로 전진
　　　 (오른쪽으로 3/8 회전).
　여성 : 오른발 뒤로 후진
　　　 (오른쪽으로 3/8 회전).

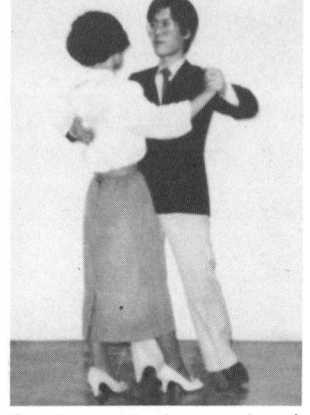

② 남성 : 오른발 옆으로 그리고 약
　　　 간 뒤에
　　　 (오른쪽으로 1/8 회전).
　여성 : 왼발 앞으로 전진
　　　 (오른쪽으로 1/8 회전).

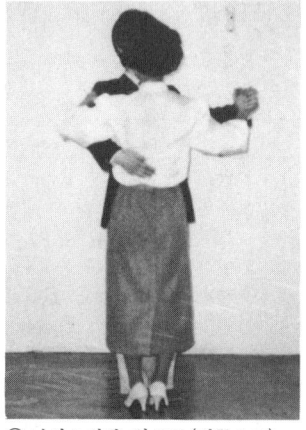

③ 남성 : 왼발 옆으로(왼쪽으로).
　여성 : 오른발 옆으로
　　　 (오른쪽으로).

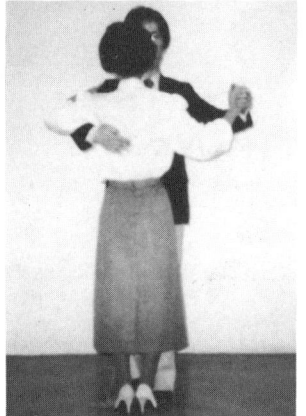

④ 남성 : 오른발 왼쪽 옆으로
　　　 (왼발에 모은다).
　여성 : 왼발 오른쪽 옆으로
　　　 (오른발에 모은다).

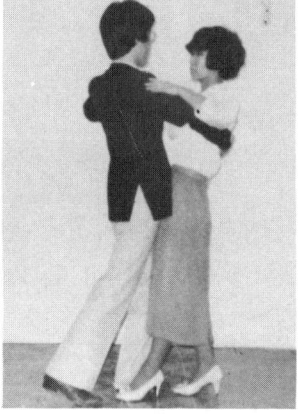

⑤ 남성 : 왼발 왼쪽 옆으로
　　　 (오른쪽으로 1/8 회전).
　여성 : 오른발 오른쪽 옆으로
　　　 (오른쪽으로 1/8 회전).

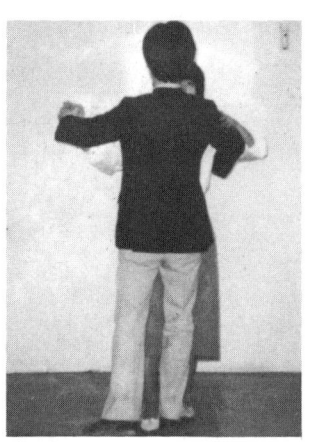

⑥ 남성 : 오른발 앞으로 전진.
　여성 : 왼발 뒤로 후진.

블루스

19. 샤세 턴(The chasse turn)

이 스텝(피겨)은 샤세(Q & Q)로만 이루어진 스텝으로 계속 턴을 하는 것이다. 회전의 양은 3, 6, 9, 12… 각 3 보째마다 남성의 리드로서 조정을 할 수가 있다.
좌·우로 방향이 바뀌므로 좌·우의 리드만 정확히 하여주면 된다. 처음에는 회전의 각도를 적게 하고 어느 정도 숙달이 되면 회전의 양을 크게 하여 스핀하는 정도까지 이루어지면 더욱 좋은 것이다.

		남　　　성			여　　　성
①	1	왼발 앞으로 전진.	①	1	오른발 뒤로 후진.
	2	오른발 앞으로 전진(왼발에 모은다).		2	왼발 뒤로 후진.(오른발에 모은다).
②	3	오른발 뒤로 후진(왼발에 모은다).	②	3	왼발 앞으로 전진.
	4	왼발 뒤로 후진.		4	오른발 앞으로 전진(왼발에 모은다).
	1	왼발 왼쪽 옆으로.		1	오른발 오른쪽 옆으로.
	2	오른발 왼쪽 옆으로(왼발에 모은다).		2	왼발 오른쪽 옆으로(오른발에 모은다).
	3	왼발 왼쪽 옆으로(오른쪽으로 ⅛ 회전).		3	오른발 오른쪽 옆으로(오른쪽으로 ⅛ 회전).
	4	오른발 오른쪽 옆으로.		4	왼발 왼쪽 옆으로.
	5	왼발 오른쪽 옆으로(오른발에 모은다).		5	오른발 왼쪽 옆으로(왼발에 모은다).
	6	오른발 오른쪽 옆으로(왼쪽으로 ⅛ 회전).		6	왼발 왼쪽 옆으로 회전 ⅛).
		1～6 의 계속 반복.			1～6 의 계속 반복.

※ 남성은 여성의 능력에 맞추어 회전의 양을 조절하여야 한다.
※ 너무 오래 연속으로 하게 되면 힘이 들게 되므로 적당히 적당량을 하여야 한다.
※ 블루스의 음악에 맞추어 차분히 조용하게 행하도록 하여야 한다.

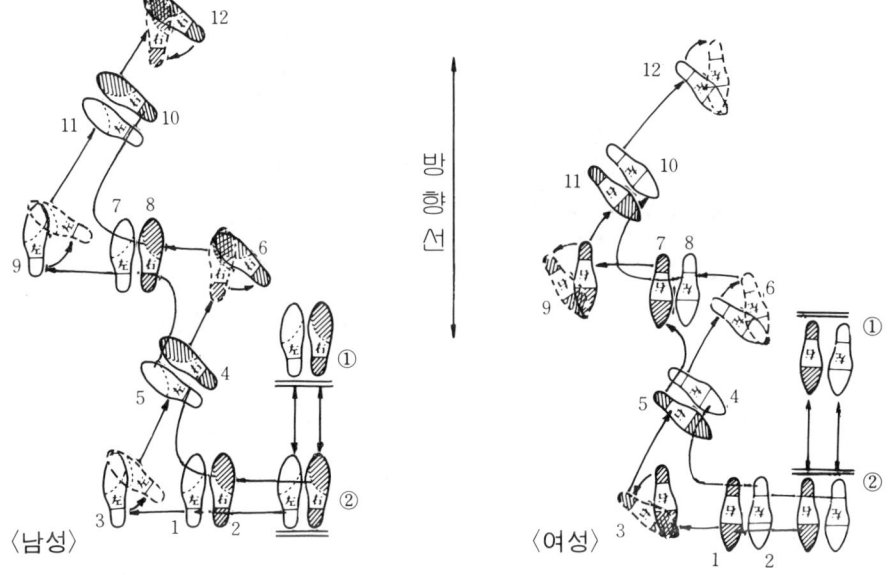

〈남성〉　　　　　　　　　　　　　〈여성〉

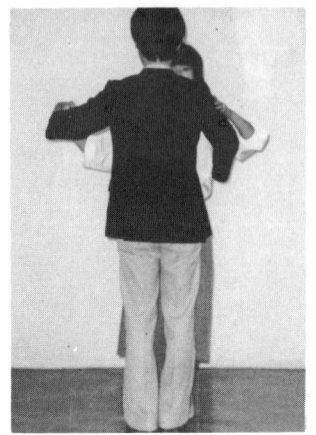

〈스타트〉

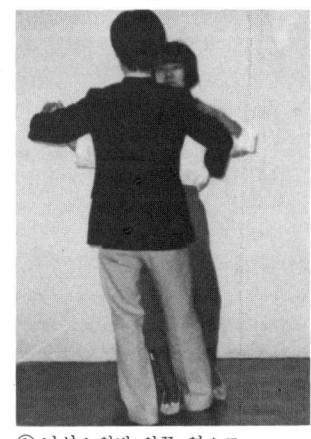

〈왼쪽 샤세의 경우〉

① 남성 : 왼발 왼쪽 옆으로.
   여성 : 오른발 오른쪽 옆으로.

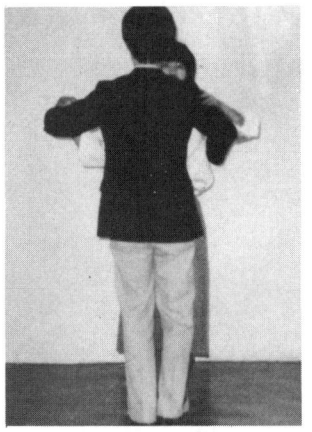

② 남성 : 오른발 왼발에 모은다.
   여성 : 왼발 오른발에 모은다.

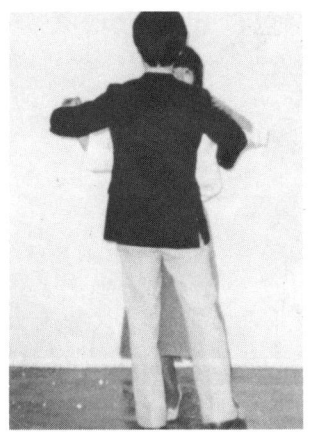

③ 남성 : 왼발 왼쪽 옆으로
   (오른쪽으로 ⅛ 회전).
   여성 : 오른발 오른쪽 옆으로
   (오른쪽으로 ⅛ 회전).

블루스

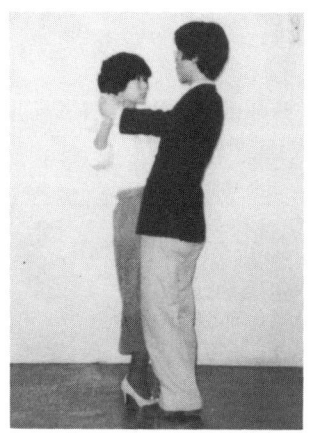

④ 남성 : 오른발 오른쪽 옆으로.
　여성 : 왼발 왼쪽 옆으로.

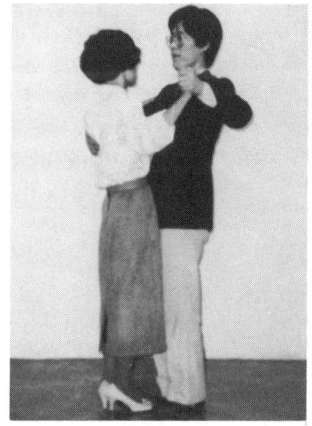

⑤ 남성 : 왼발 오른발에 모은다.
　여성 : 오른발 왼발에 모은다.

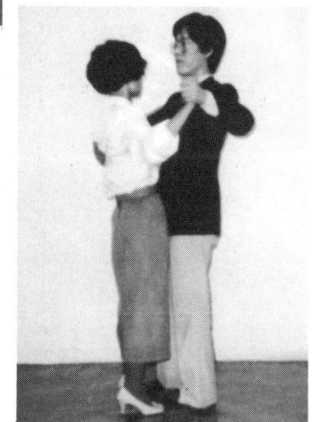

⑥ 남성 : 오른발 오른쪽 옆으로
　　　　 (왼쪽으로 ⅛ 회전).
　여성 : 왼발 왼쪽 옆으로
　　　　 (왼쪽으로 ⅛ 회전).

20. 린크 (The promenade Link)

이 스텝은 오픈 스텝에서 앞으로 여성을 오도록 하는 것이 아니고 남성이 오른쪽으로 1/8 정도 회전하여 벽을 향하는 스텝이다. 회전 없이 벽사를 향하기도 한다.
후행 스텝으로는 4 스텝이나 5 스텝이 좋다.

	남　　성		여　　성
1	왼발 뒤로 후진.	1	오른발 앞으로 전진.
2	오른발 뒤로 후진.	2	왼발 앞으로 전진(오른발에 모은다).
3	오른발 오른쪽 옆으로 비스듬히 후진(벽사).	3	왼발 오른쪽 앞으로 비스듬히 사선으로 서서 앞
4	왼발 오른쪽 옆으로 비스듬히 후진(벽사).		을 향한다(중앙사를 향한다).
	(오른발 옆으로) 거의 모은다.	4	오른발 왼발에 모은다.
5	왼발 앞으로 비스듬히인 채로 전진.	5	오른발 비스듬히 선 채로 앞을 향한다.
6	오른발 앞으로 비스듬히인 채로 전진.	6	왼발 비스듬히 선 채로 앞을 향한다.
	(왼발에 모은다).		(오른발에 모은다).
7	왼발 앞으로 비스듬히인 채로 전진.	7	오른발 비스듬히 선 채로 앞을 향한다.
8	오른발 앞으로 비스듬히인 채로 전진.	8	왼발 비스듬히 선 채로 앞을 향한다.
	(오른쪽으로 1/8 회전 또는 그 상태).		(왼쪽으로 1/8 회전 또는 그 상태).
9	왼발 오른발에 모은다.	9	오른발 왼발에 모은다.

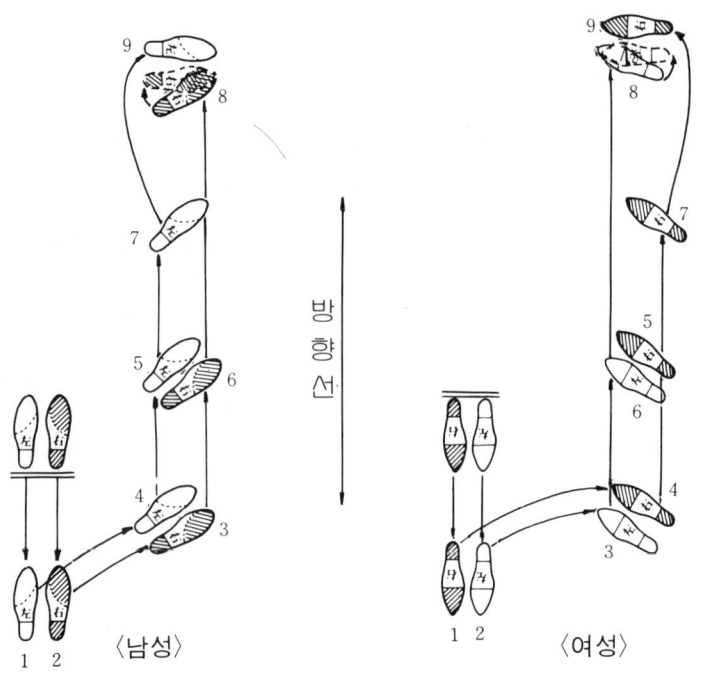

〈남성〉　　　　　〈여성〉

블 루 스

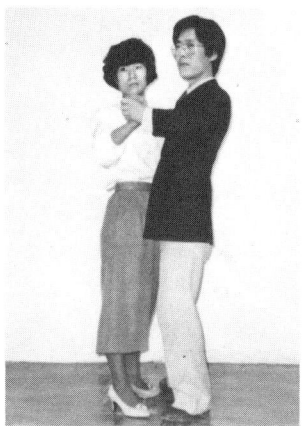

④ 남성 : 왼발 오른쪽 옆으로 비스
   듬히 후진(벽사).
   거의 모은다
   (오른발 옆으로).
  여성 : 오른발 왼발에 모은다.

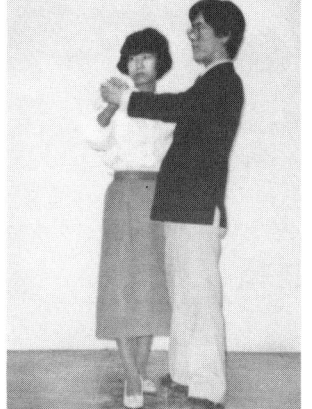

⑤ 남성 : 왼발 앞으로 비스듬히인
   채로 전진.
  여성 : 오른발 비스듬히인 채로
   앞을 향한다.

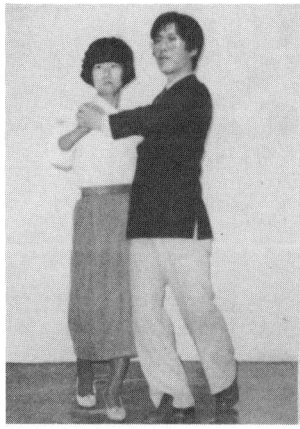

⑥ 남성 : 오른발 앞으로 비스듬히
   인 채로 전진
   (왼발에 모은다).
  여성 : 왼발 비스듬히인 채로 앞
   을 향한다.
   (오른발에 모은다).

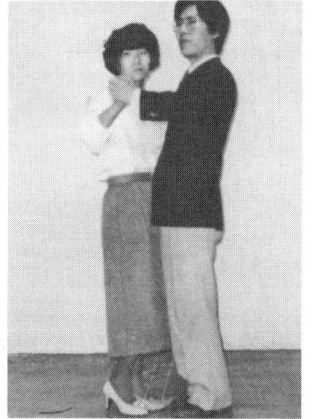

⑦ 남성 : 왼발 앞으로 비스듬히인
   채로 전진.
  여성 : 오른발 비스듬히인 채로
   앞을 향한다.

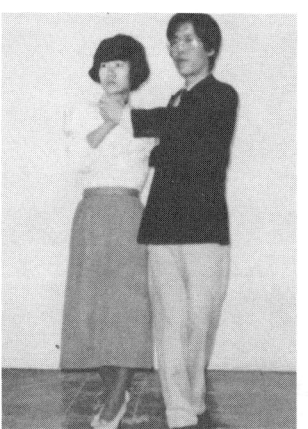

⑧ 남성 : 오른발 앞으로 비스듬히인
   채로 전진(오른쪽으로 ⅛
   회전 또는 그 상태).
  여성 : 왼발 비스듬히인 채로 앞
   을 향한다(왼쪽으로 ⅛ 회
   전 또는 그 상태).

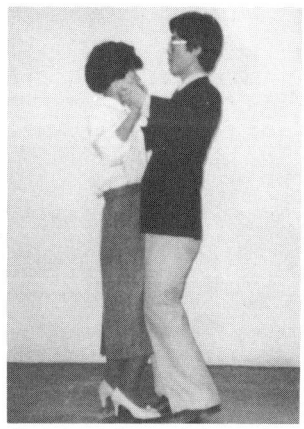

⑨ 남성 : 왼발 오른발에 모은다.
  여성 : 오른발 왼발에 모은다.

① Rock step, Three step, Check back ballance의 연결 연습

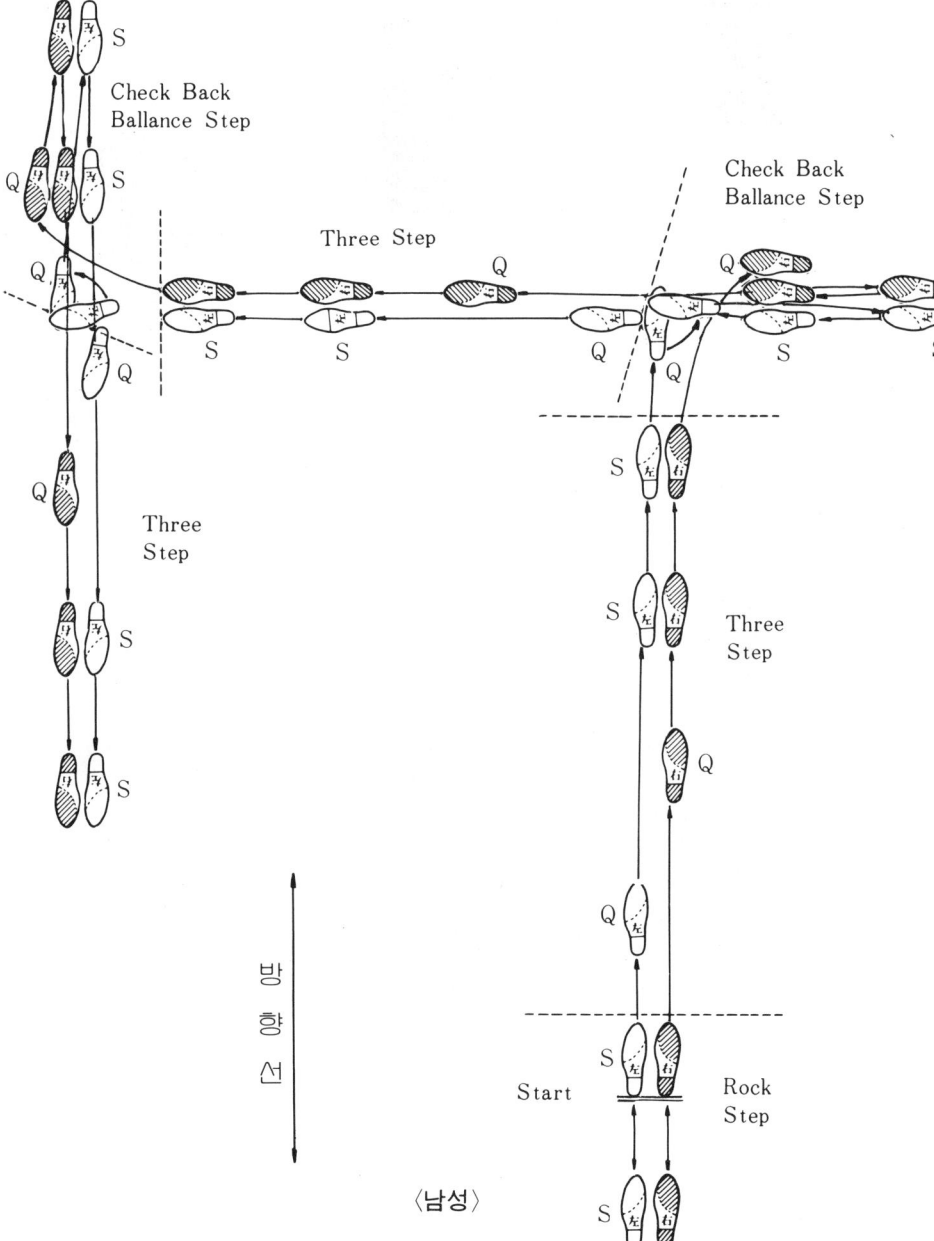

〈남성〉

블루스

① Rock step, Three step, Check back ballance step의 연결 연습

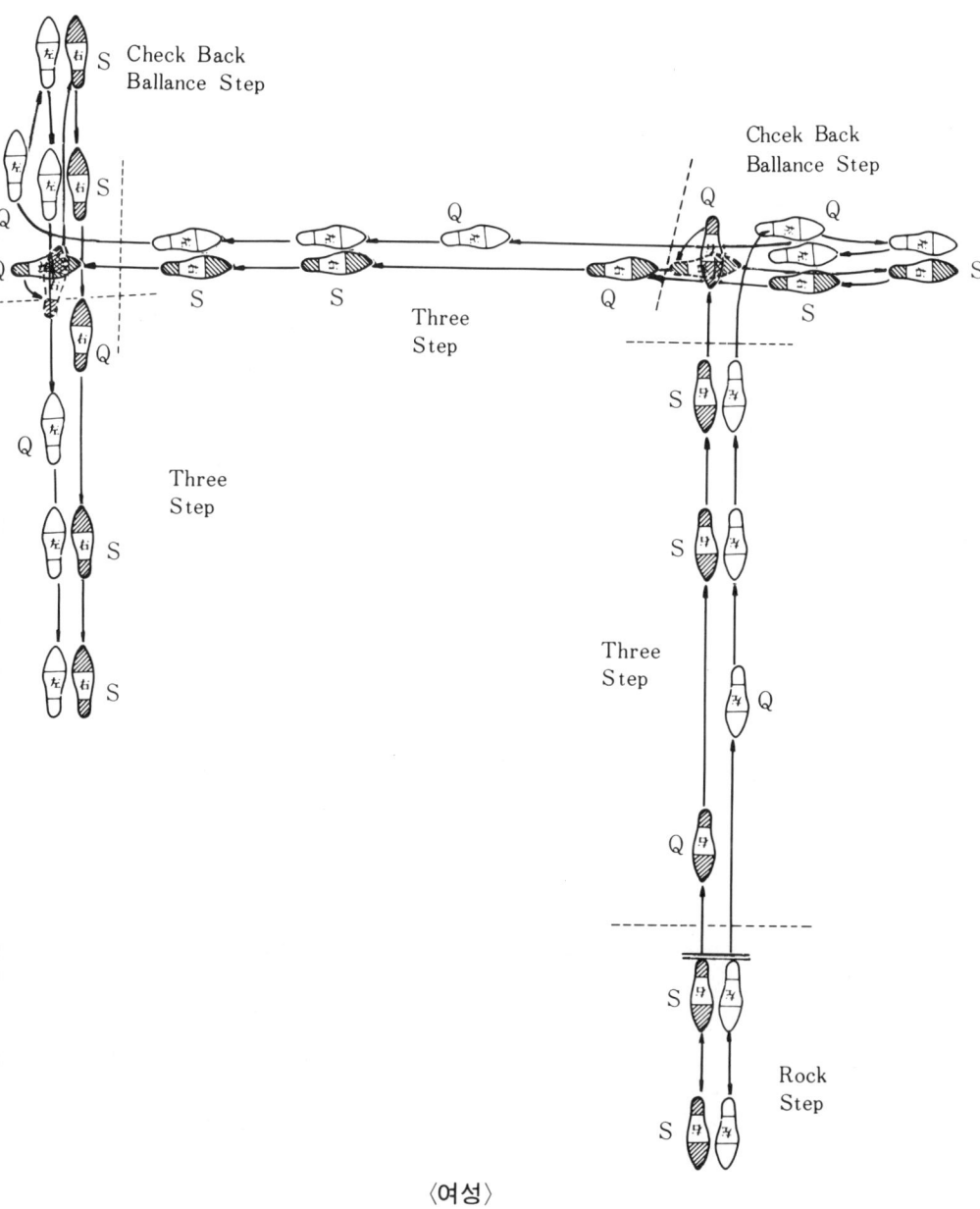

〈여성〉

② **Twinkle & outside swivel, zig zag의 연결 연습**

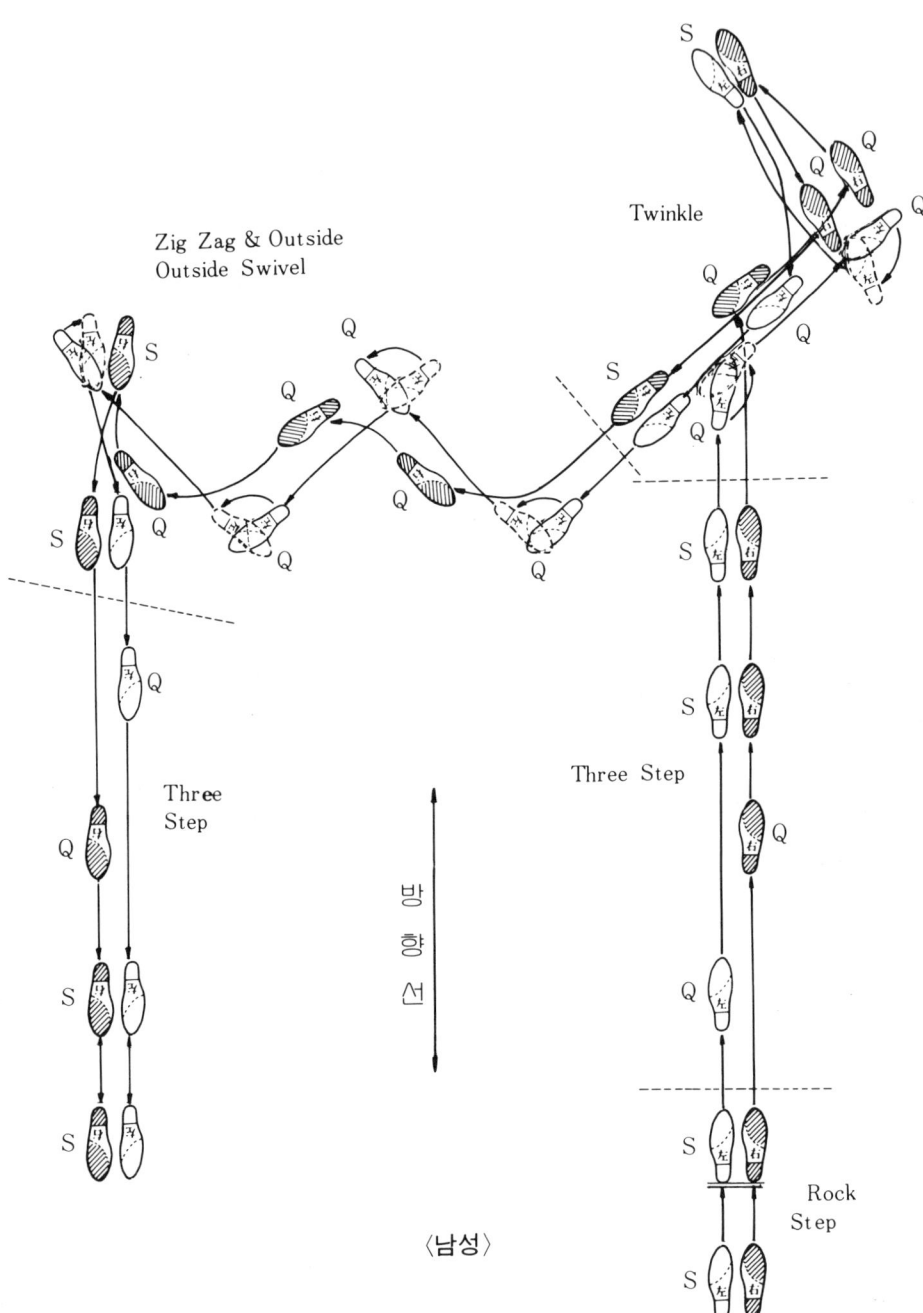

블루스

② Twinkle & outside swivel, zig zag의 연결 연습

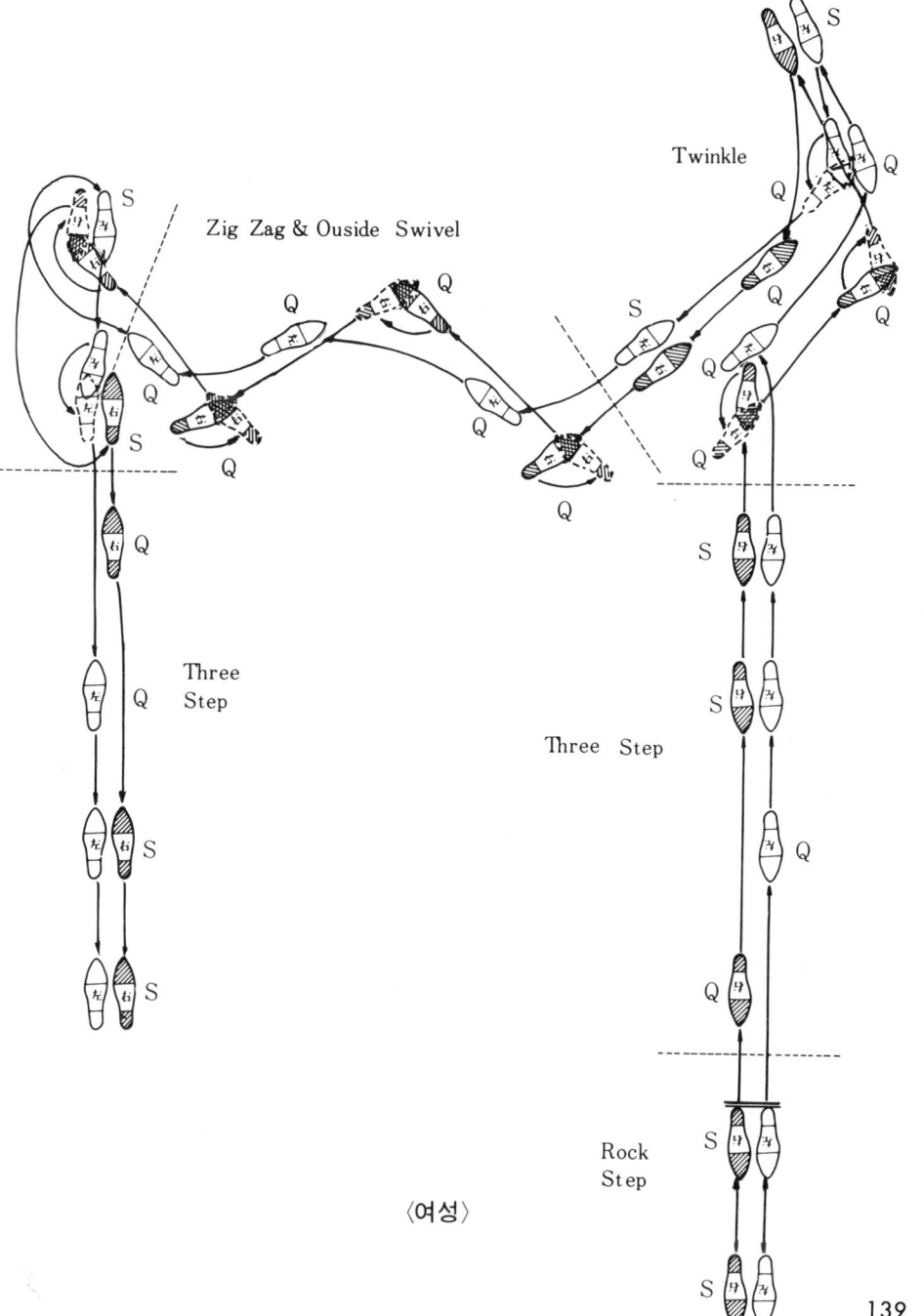

〈여성〉

③ **Promenade chasse, chasse to R.L의 연결 연습**

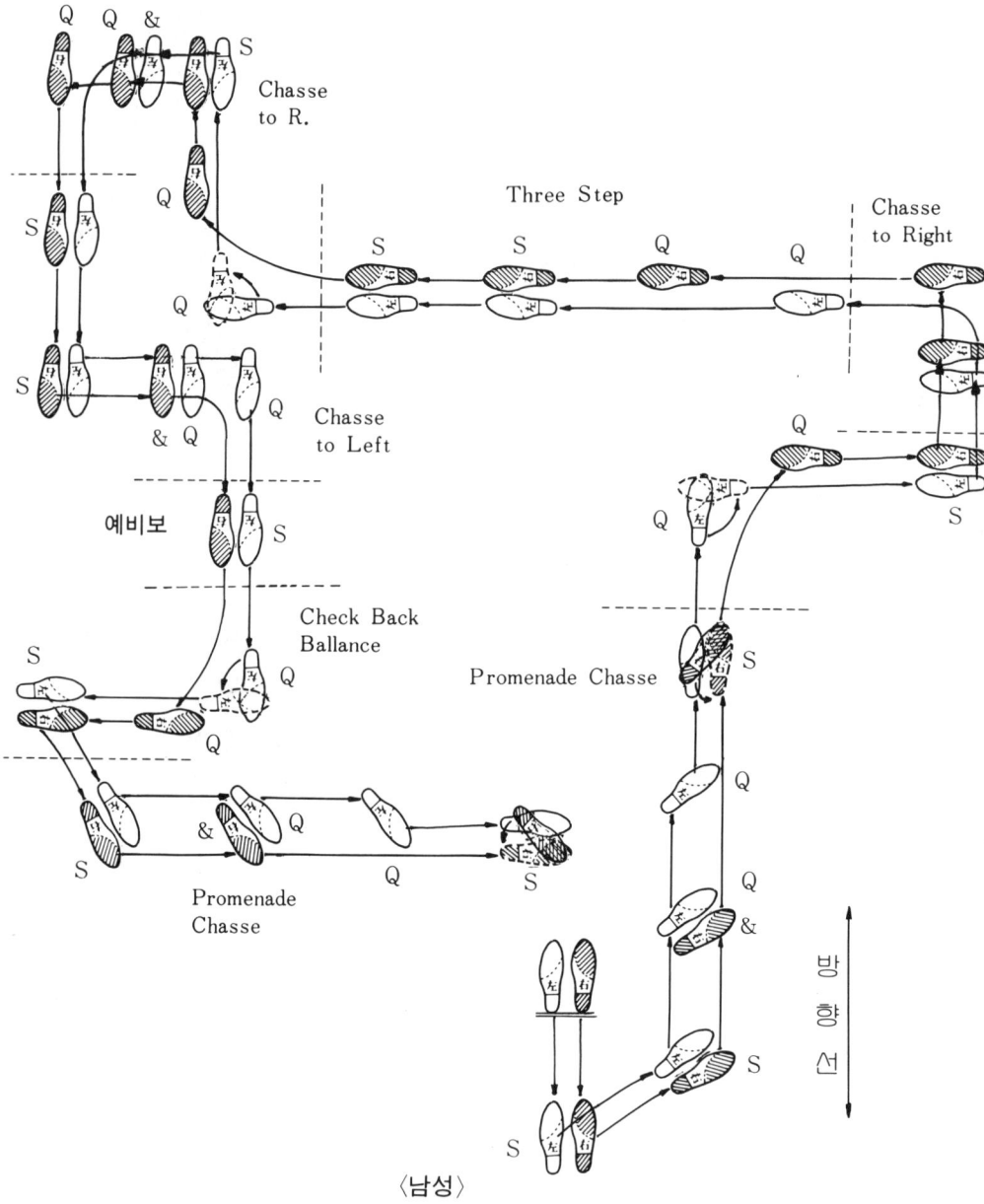

〈남성〉

③ Promenade chasse, chasse to R.L의 연결 연습

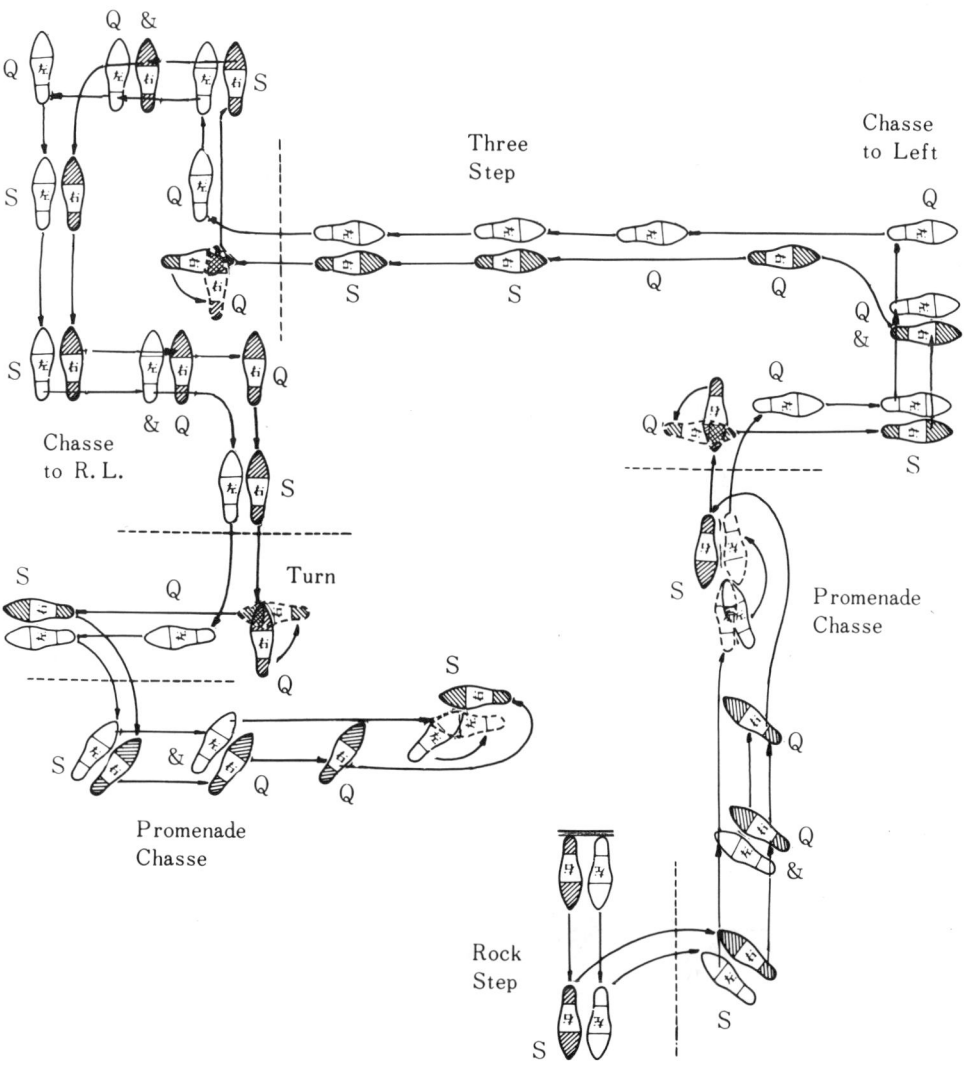

〈여성〉

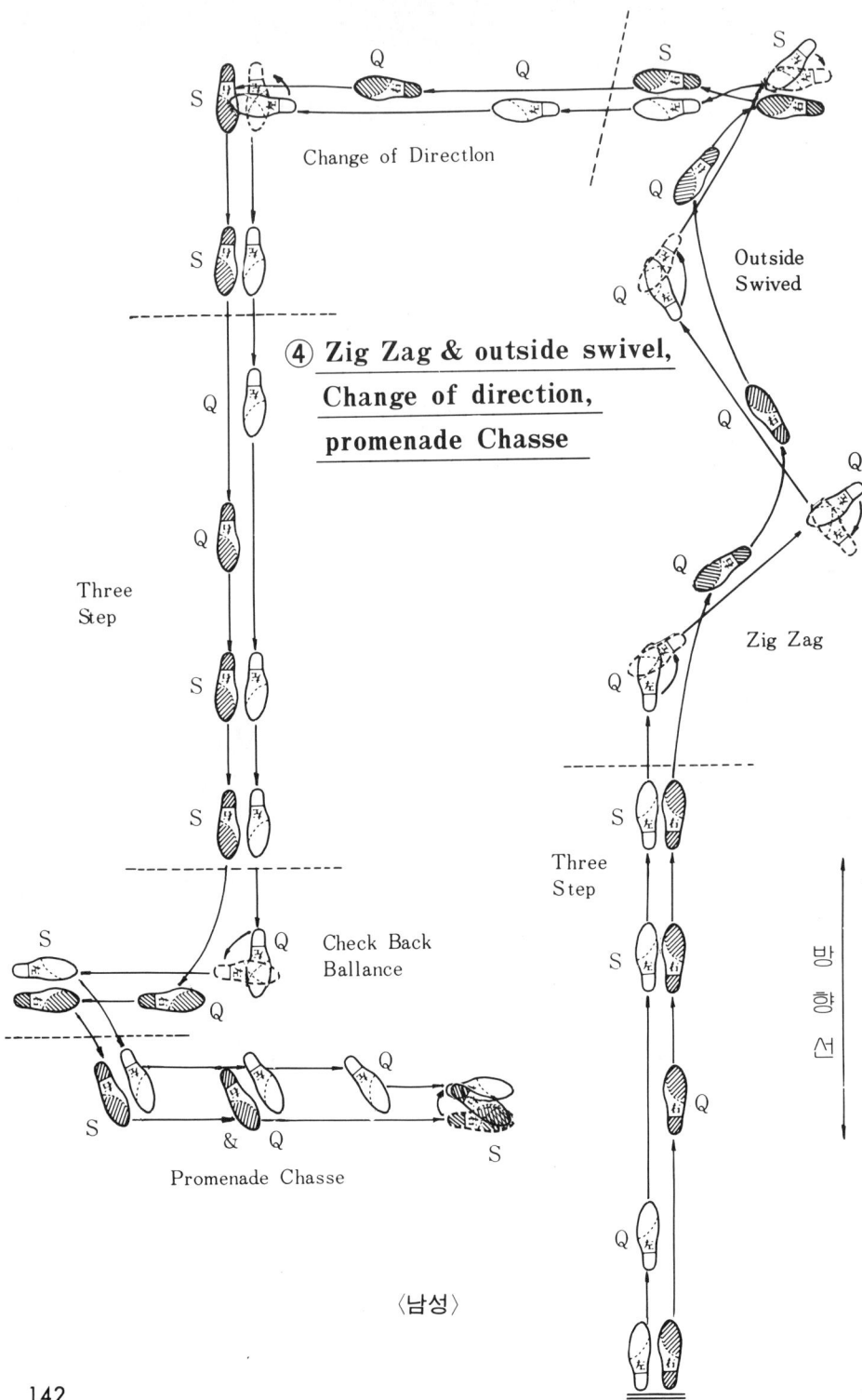

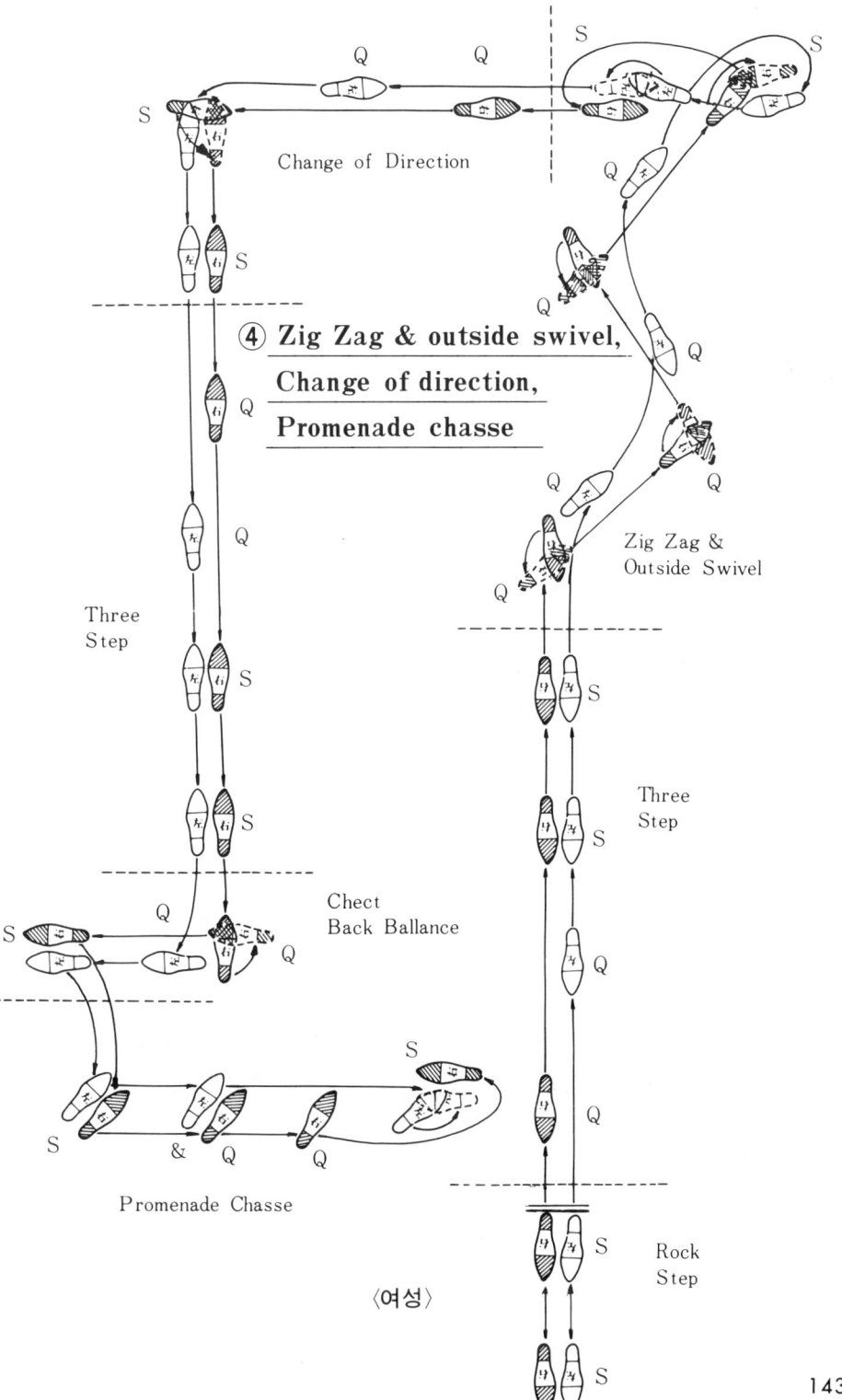

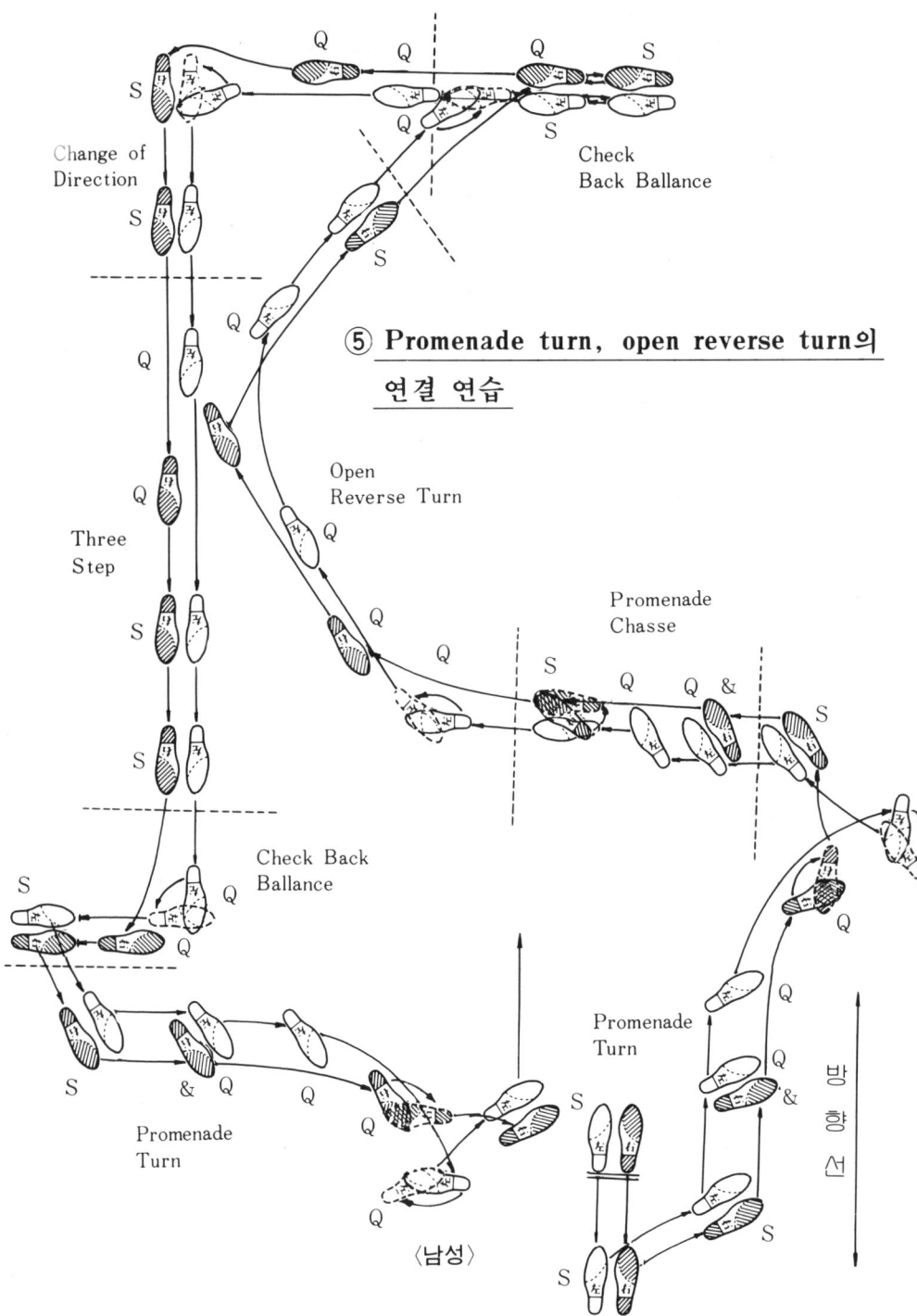

블루스

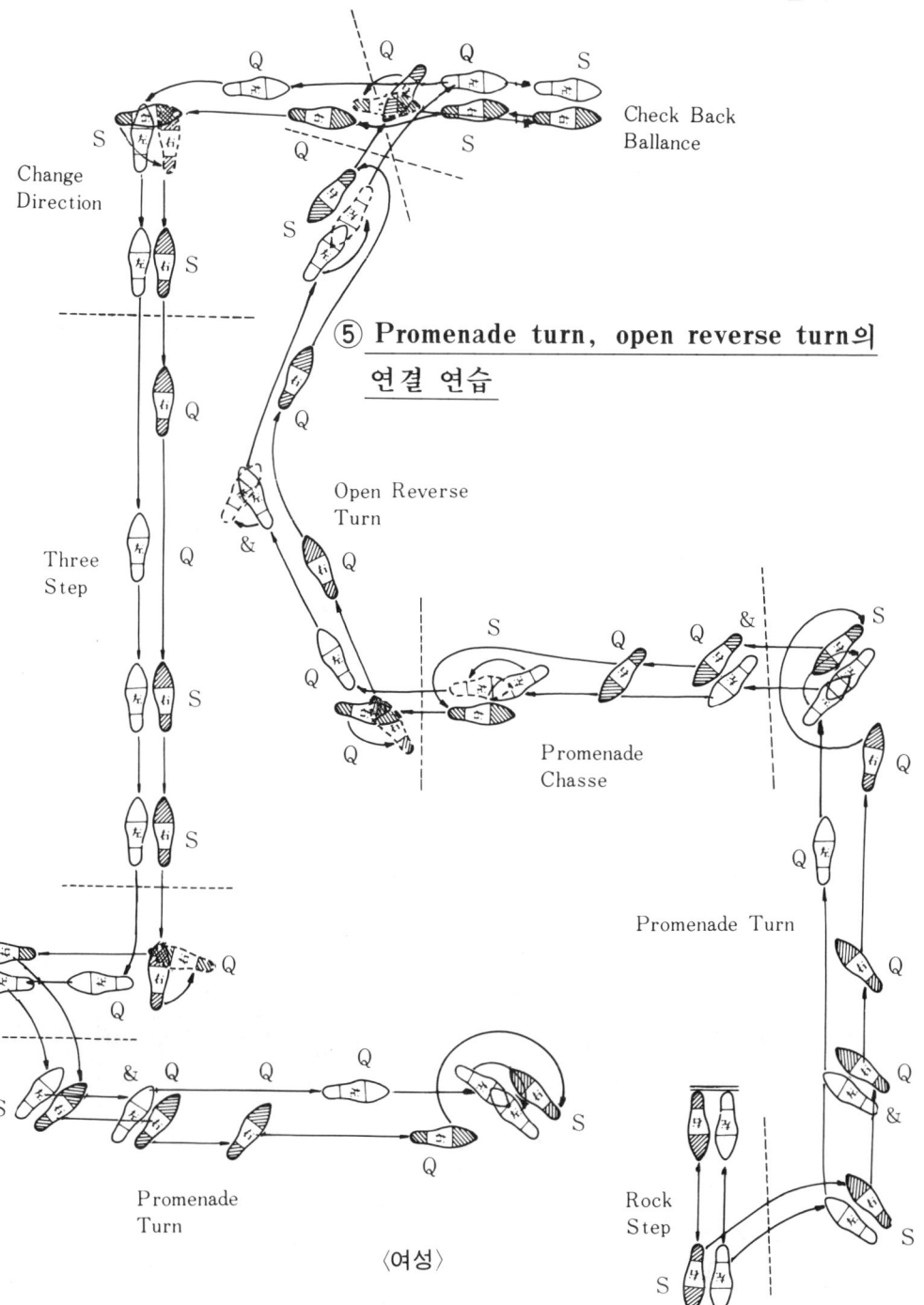

⑤ **Promenade turn, open reverse turn의 연결 연습**

〈여성〉

⑥ Spin, Rotary Zig Zag

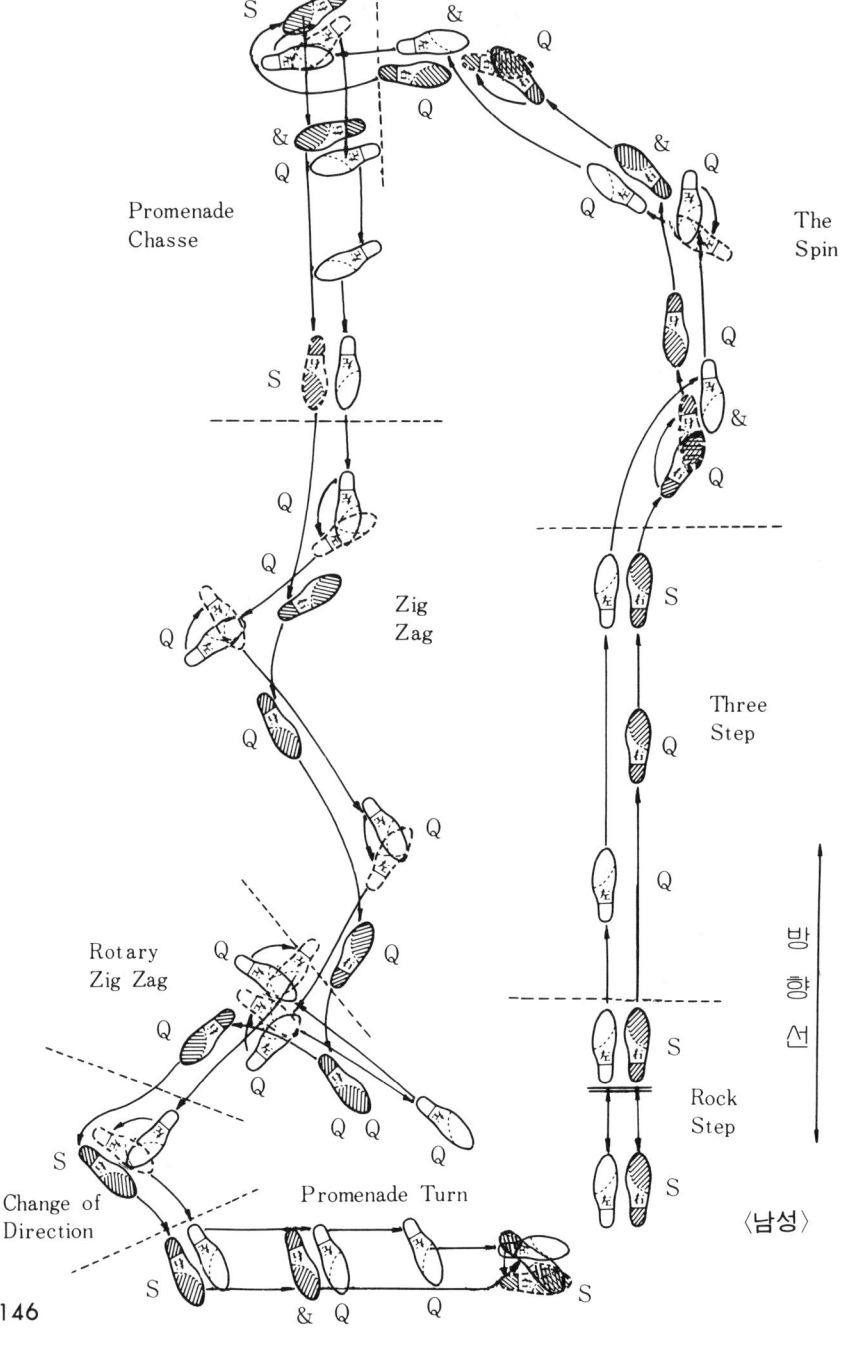

블루스

⑥ Spin, Rotary Zig Zag

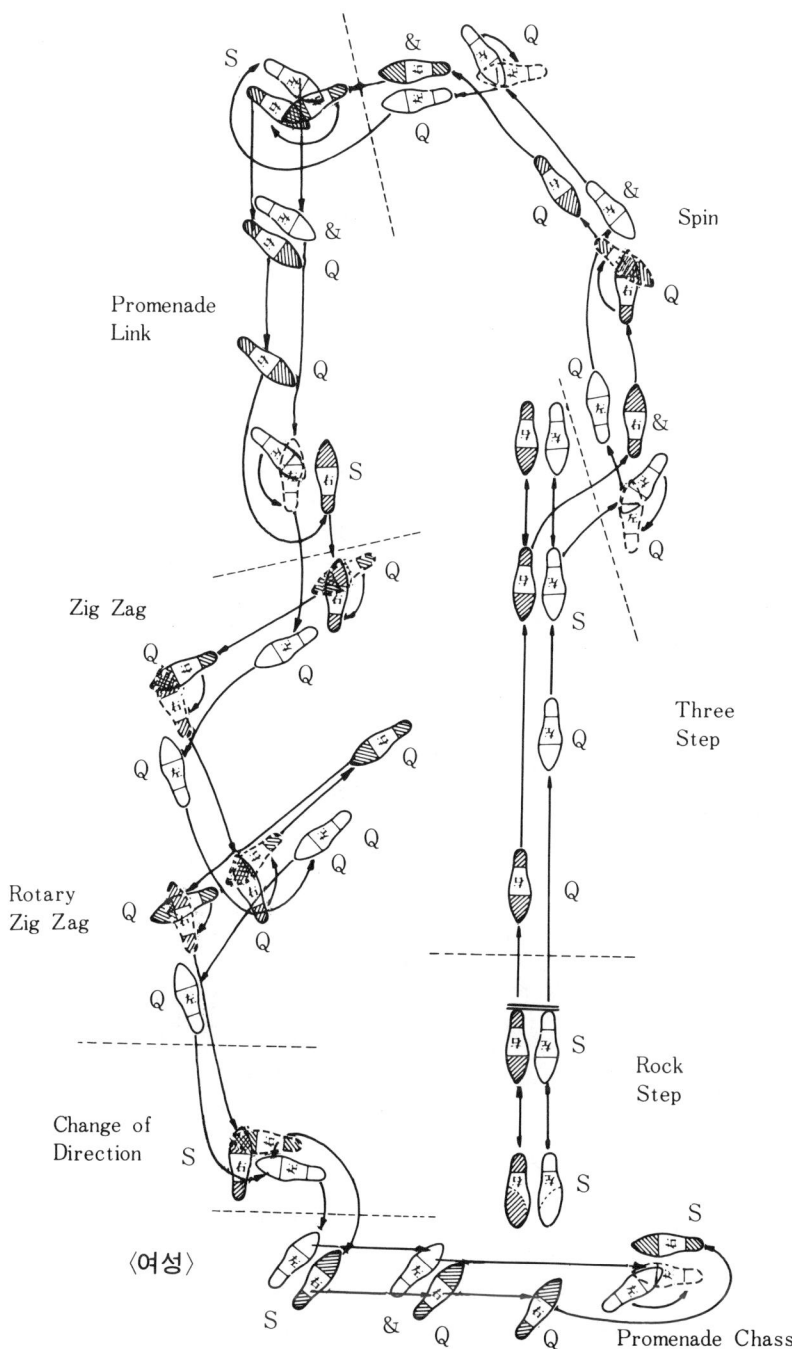

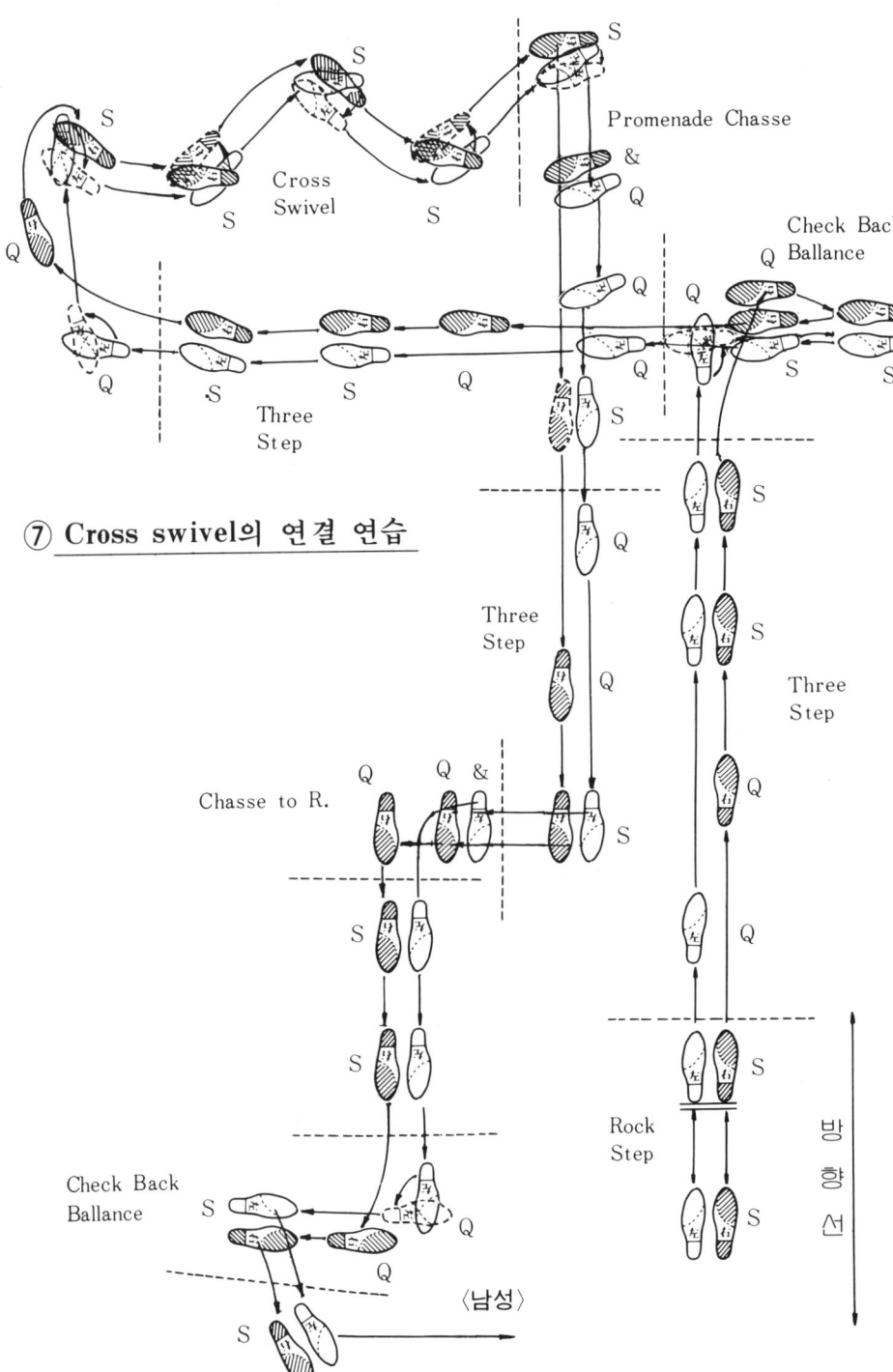

⑦ **Cross swivel의 연결 연습**

블루스

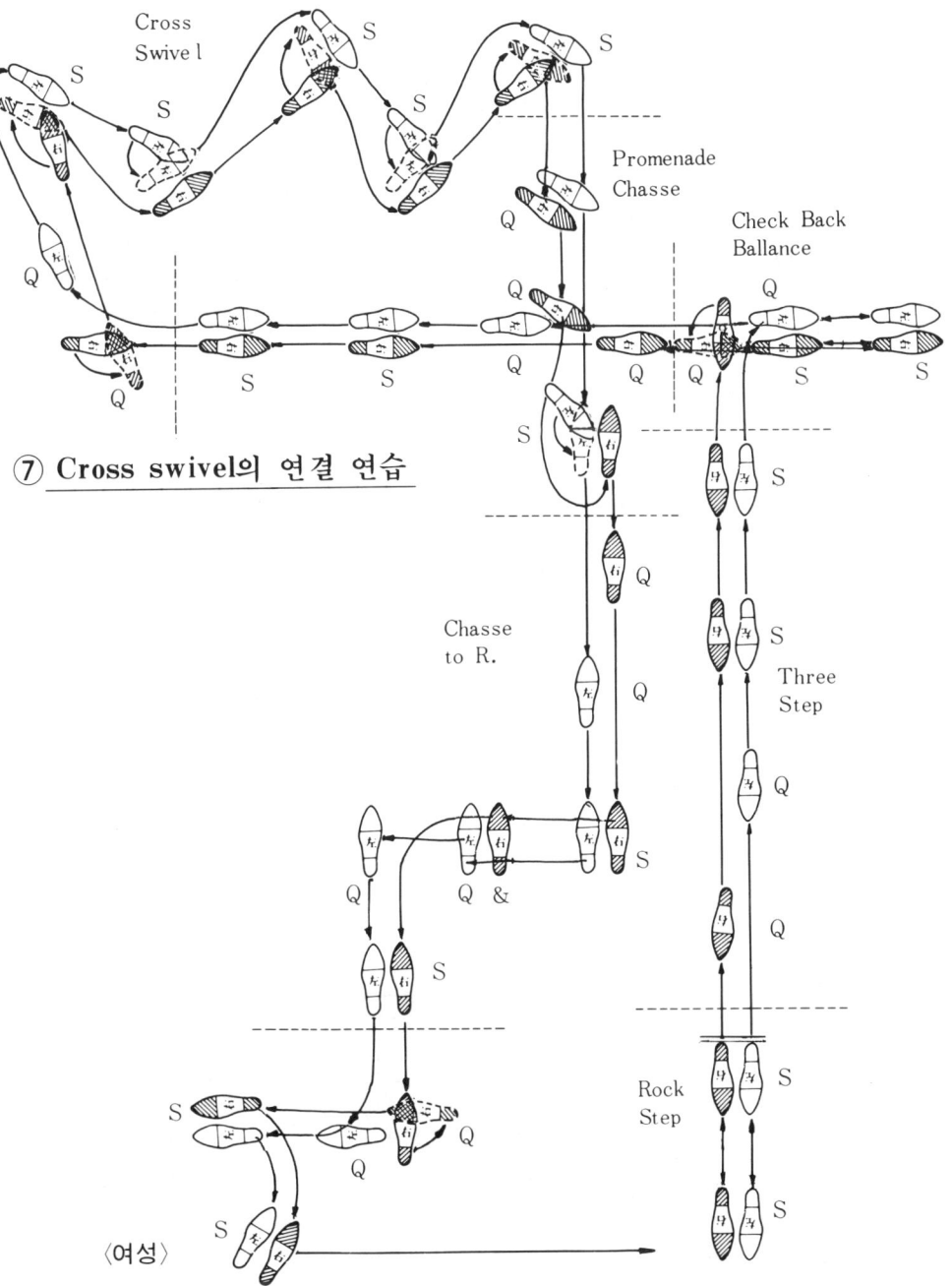

⑦ **Cross swivel의 연결 연습**

〈여성〉

⑧ N. Twist turn, promenade link, four step

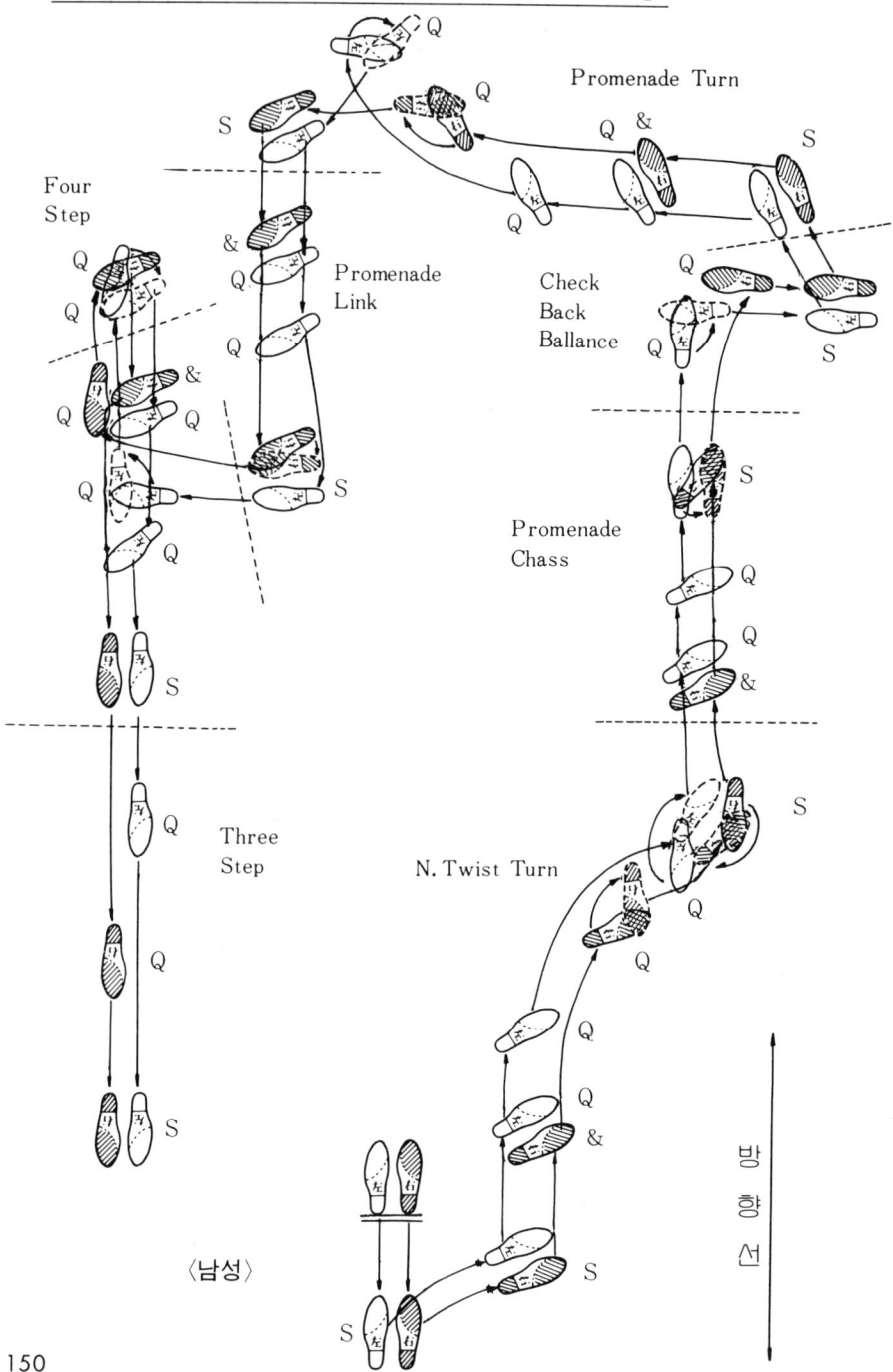

〈남성〉

⑧ N.Twist turn, promenade link, four step

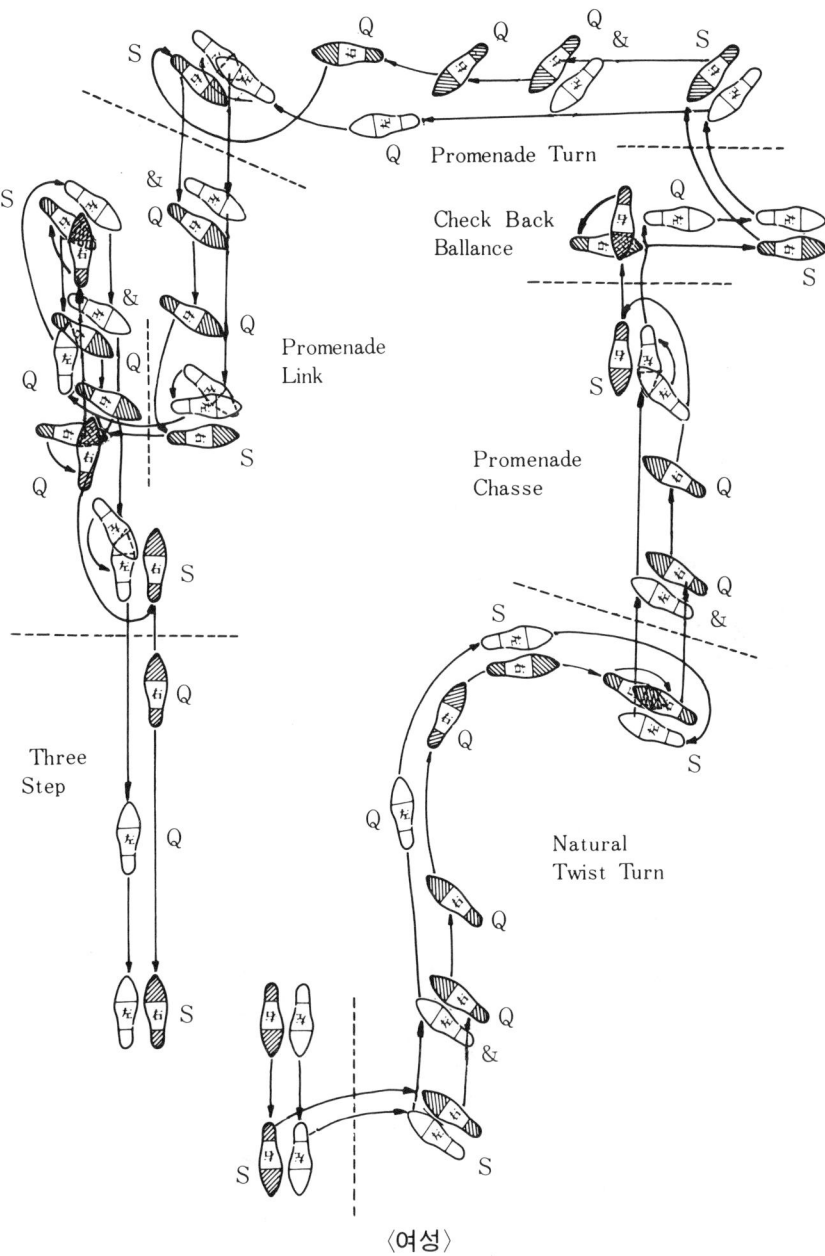

⑨ five step, twist promenade chasse, chasse turn, chasse R. turn

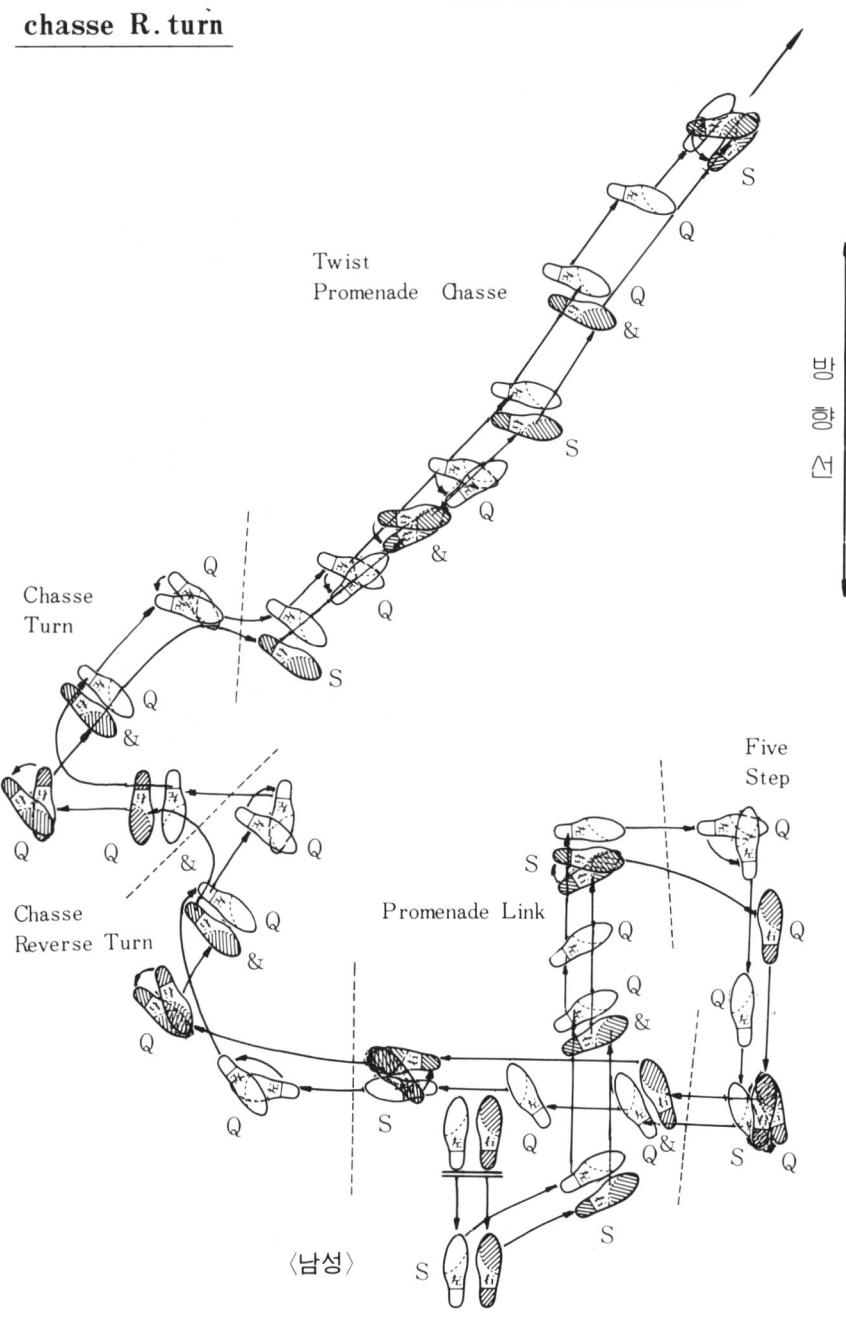

블루스

⑨ five step, twist promenade chasse, chasse turn, chasse R. turn

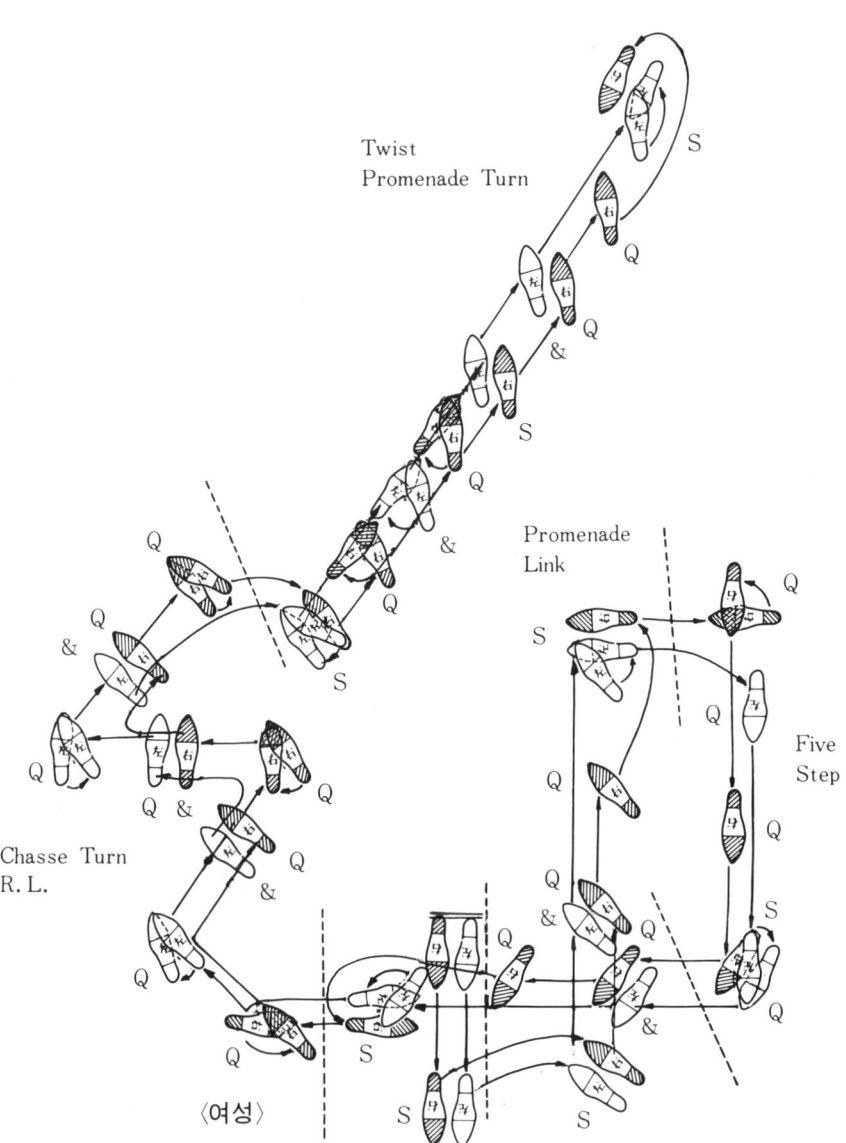

트 롯 트

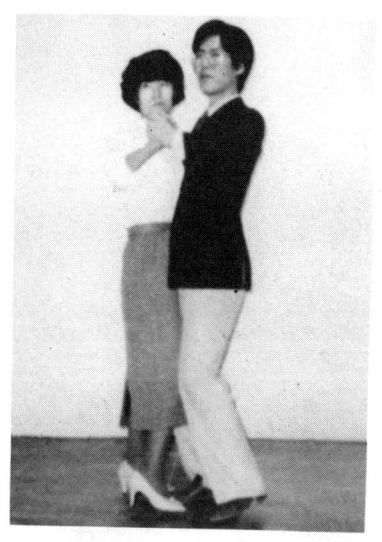

❖ 트롯트

국내에서의 흘러간 가요 등은 요즈음에 유행하는 트롯트에 맞추어 추기에 아주 적당한 춤이다.
　음악은 보통 2/4, 4/4 가 주종을 이룬다.
　S 카운터는 1 박자.
　Q 카운터는 1/2 박자.
　트롯 초보 과정만 수록하였음을 알린다. 로터리 지그자그에 이은 트위스트 턴은 상급 과정의 스텝이나, 그 정도는 하여야 할 것이다.

1. 샤세(The chasse).
2. 오픈(The promenade chasse : one slow step).
3. 오픈(The promenade chasse : three slow step).
4. 오픈 턴(The promenade turn).
5. 로터리 지그자그에 이은 트위스트 턴(Rotary Zig Zag with twist turn).

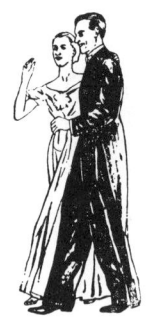 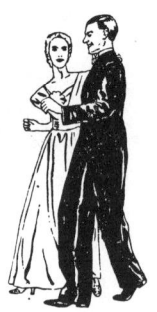

트롯트

1. 샤세 (The chasse)

남 성	여 성
1 왼발 앞으로 전진.	1 오른발 뒤로 후진.
2 오른발 앞으로 전진.	2 왼발 뒤로 후진.
3 왼발 앞으로 전진 후 오른발 왼쪽 옆으로.	3 오른발 뒤로 후진 후 왼발 스치며 오른쪽 옆으로.
4 오른발 왼발에 모은다.	4 왼발 오른발에 모은다.
5 왼발 왼쪽 옆으로.	5 오른발 오른쪽 옆으로.
6 오른발 왼발 스쳐 앞으로 전진.	6 왼발 오른발에 스치며 뒤로 후진.

※ 트롯은 음악의 템포가 그렇게 빠르지 않으므로 차분히 하여야 한다.

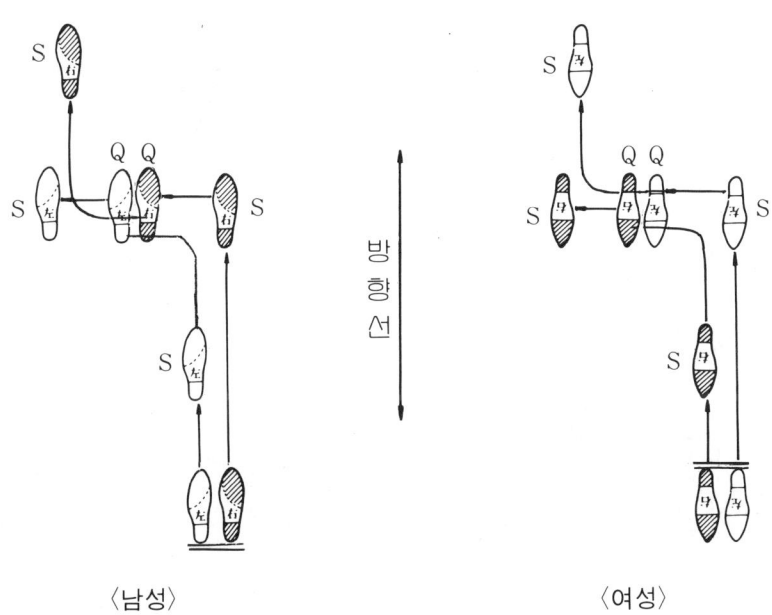

〈남성〉　　　　　　　　〈여성〉

2. 오픈 (The promenade chasse: one slow step)

	남　　성		여　　성
1	왼발 뒤로 후진.	1	오른발 앞으로 전진.
2	오른발 뒤로 후진(왼발에 모은다).	2	왼발 앞으로 전진(오른발에 모은다).
3	오른발 비스듬히 전진 앞으로.	3	왼발 왼쪽 비스듬히 후진(오른쪽으로 ⅝회전).
4	왼발 비스듬히 앞으로.	4	오른발 왼쪽 비스듬히 (오른쪽으로 ⅝회전).
5	왼발 비스듬히 전진 앞으로.	5	오른발 비스듬히인 채로 앞으로 전진.
6	오른발 비스듬히 전진 앞으로. (오른쪽으로 ⅛회전).	6	왼발 비스듬히인 채로 앞으로 전진. (오른쪽으로 ⅜회전).
7	왼발 오른발에 모은다.	7	오른발 왼발에 모은다(오른쪽으로 ⅜회전).

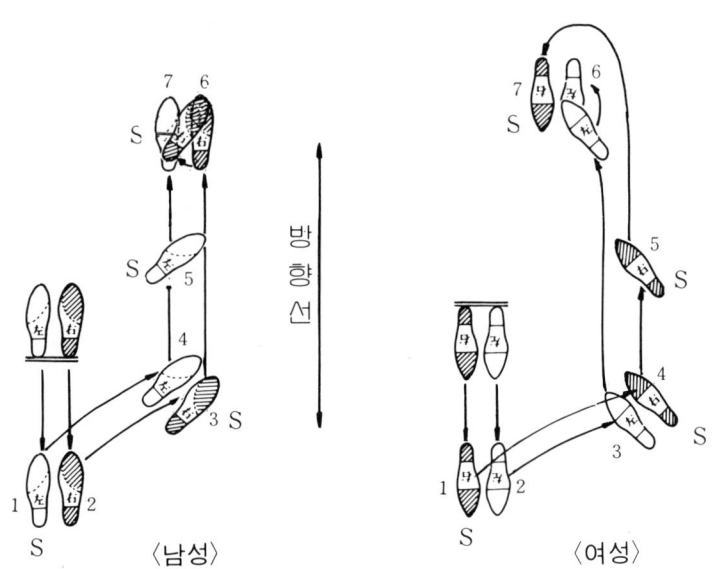

〈남성〉　　〈여성〉

트롯트

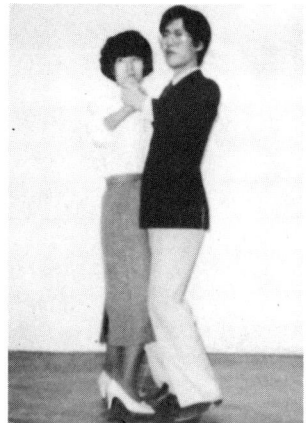

④ 남성 : 왼발 비스듬히 앞으로 전진.
여성 : 오른발 왼쪽으로 비스듬히 후진
(오른쪽으로 5/8 회전).

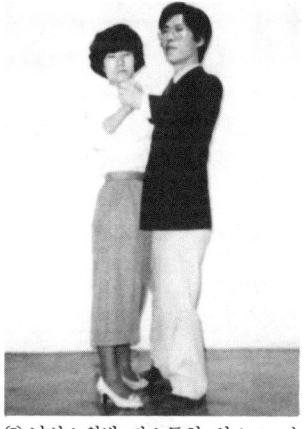

⑤ 남성 : 왼발 비스듬히 앞으로 전진.
여성 : 오른발 비스듬히인 채로 앞으로 전진.

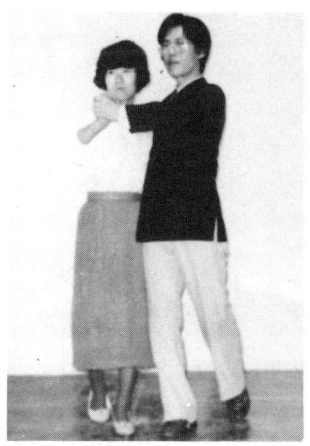

⑥ 남성 : 오른발 비스듬히 앞으로 전진.
(오른쪽으로 1/8 회전).
여성 : 왼발 비스듬히인 채로 앞으로 전진
(오른쪽으로 3/8 회전).

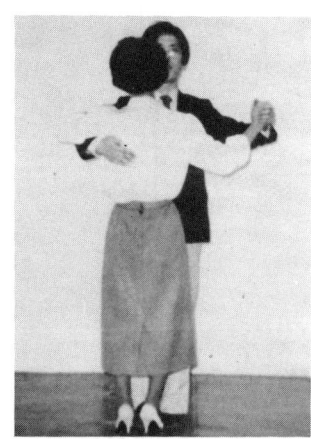

⑦ 남성 : 왼발 오른발에 모은다.
여성 : 오른발 왼발에 모은다
(오른쪽으로 3/8 회전).

3. 오픈(The promenade chasse: three slow step)

이 스텝(피겨)은 one slow와 같은 스텝이나 중간에 "S"카운트 2가 더 추가된 스텝이다.

남　　　성	여　　　성
1 왼발 뒤로 후진.	1 오른발 앞으로 전진.
2 오른발 뒤로 후진(왼발에 모은다).	2 왼발 앞으로 전진(오른발에 모은다).
3 오른발 비스듬히 앞으로 전진(오른쪽으로 ⅜회전).	3 왼발 뒤로 비스듬히 후진(오른쪽 ⅝회전).
4 왼발 비스듬히 앞으로 전진(오른쪽으로 ⅜회전). (오른발에 거의 모은다).	4 오른발 뒤로 비스듬히 후진(오른쪽 ⅝회전). (왼발에 거의 모은다).
5 왼발 비스듬히인 채로 앞으로 전진.	5 오른발 비스듬히인 채로 앞으로 전진.
6 오른발 비스듬히인 채로 앞으로 전진.	6 왼발 비스듬히인 채로 앞으로 전진.
7 왼발 비스듬히인 채로 앞으로 전진.	7 오른발 비스듬히인 채로 앞으로 전진.
8 오른발 비스듬히인 채로 앞으로 전진. (오른쪽으로 ⅛회전).	8 왼발 비스듬히인 채로 앞으로 전진. (⅜ 오른쪽으로 회전).
9 왼발 오른발에 모은다.	9 오른발 비스듬히인 채로 앞으로 전진. (왼발에 모은다).

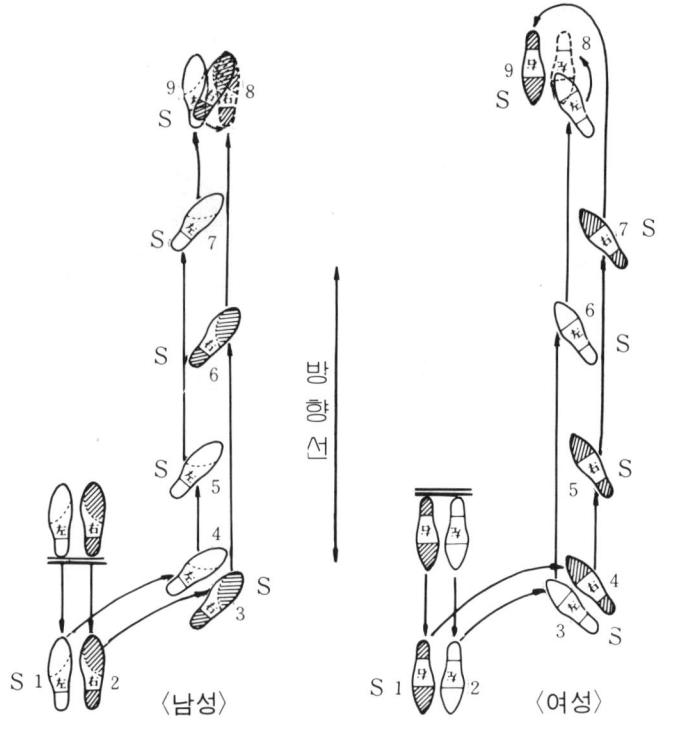

〈남성〉　　　〈여성〉

트 롯 트

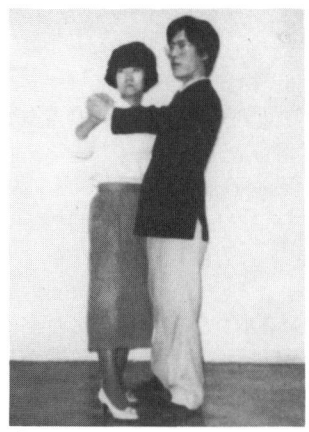

⑤ 남성 : 왼발 비스듬히 앞으로 전진.
여성 : 오른발 비스듬히 앞으로 전진.

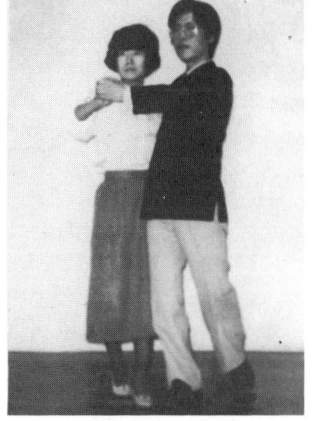

⑥ 남성 : 오른발 비스듬히 앞으로 전진.
여성 : 왼발 비스듬히 앞으로 전진.

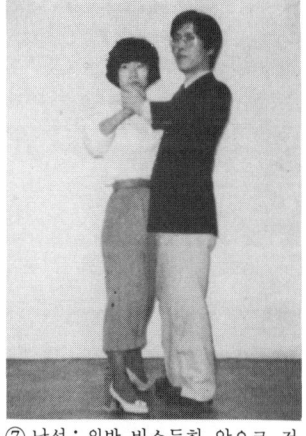

⑦ 남성 : 왼발 비스듬히 앞으로 전진.
여성 : 오른발 비스듬히 앞으로 전진.

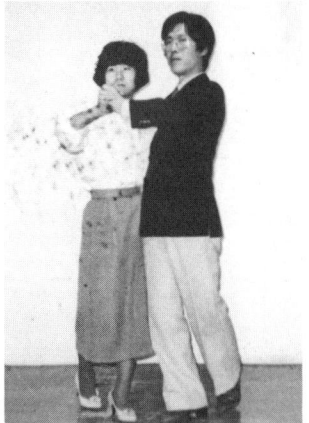

⑧ 남성 : 오른발 비스듬히 앞으로 전진
 (오른쪽으로 ⅛ 회전).
여성 : 왼발 비스듬히 앞으로 전진(오른쪽으로 ⅛ 회전).

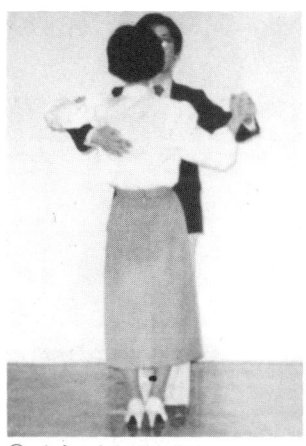

⑨ 남성 : 왼발 오른발에 모은다.
여성 : 오른발 비스듬히 앞으로 전진(왼발에 모은다).

161

4. 오픈 턴 (The promenade turn)

트롯에서의 프로미나드턴은 "S"카운트로만 이루어져 있는 것이 특색이다. "S" 카운트이므로 서두르지 말고 각 보에 체중을 얹고 중심을 잘 잡아야 한다.

	남　　　성		여　　　성
1	왼발 뒤로 후진.	1	오른발 앞으로 전진.
2	오른발 뒤로 후진(왼발에 모은다).	2	왼발 앞으로 전진(오른발에 모은다).
3	오른발 비스듬히 전진(오른쪽으로 3/8 회전).	3	오른발 뒤로 비스듬히 후진(오른쪽으로 5/8 회전).
4	왼발 비스듬히 전진(오른쪽으로 3/8 회전). 거의 오른발에 모은다.	4	오른발 뒤로 비스듬히 후진(오른쪽으로 5/8 회전) 왼발에 거의 모은다.
5	왼발 비스듬히인 채로 앞으로 전진.	5	오른발 비스듬히인 채로 앞으로 전진.
6	오른발 비스듬히인 채로 앞으로 전진. (여성의 약간 앞쪽으로) 왼쪽으로 3/8 회전.	6	왼발 앞으로 전진.
		7	오른발 앞으로 전진(남성의 발 사이로).
7	왼발 오른발과 나란히 옆으로 약간 뒤로. (왼쪽으로 3/8 회전).	8	왼발 남성 외측으로 전진. (5/8 오른쪽으로 회전) (p. p 상태).
8	오른발 오른쪽으로 1/2 회전(p. p 상태).	9	오른발 남성 외측으로 전진(p. p 상태). (거의 왼발에 모은다).

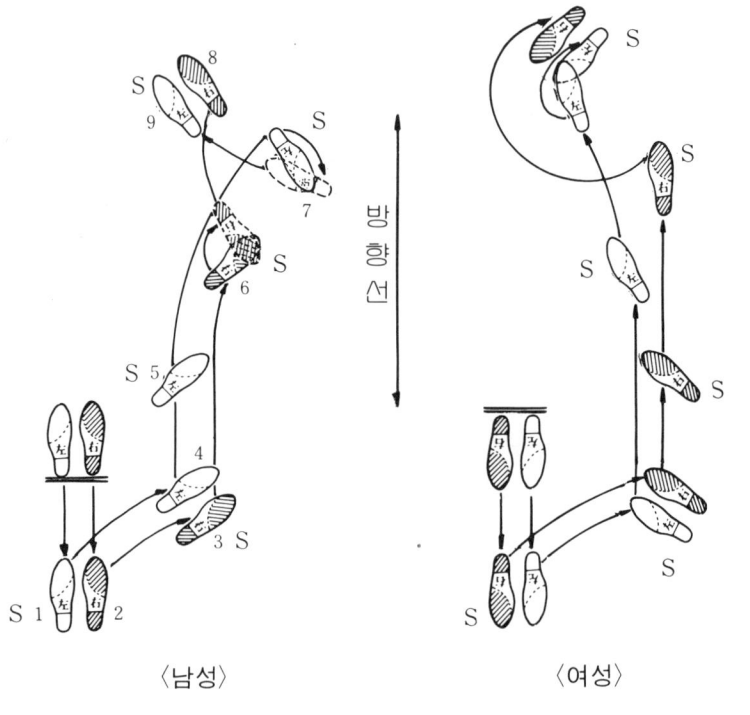

〈남성〉　　　　　　〈여성〉

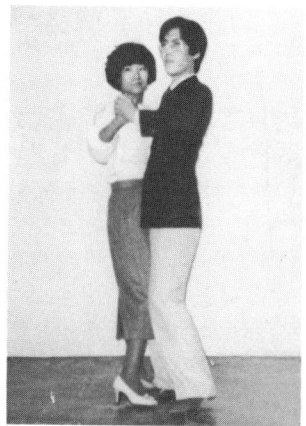

④ 남성 : 왼발 비스듬히 전진
       (오른쪽으로 ⅜ 회전).
   여성 : 오른발 뒤로 비스듬히 후
       진(오른쪽으로 ⅝ 회전).
       왼발에 거의 모은다.

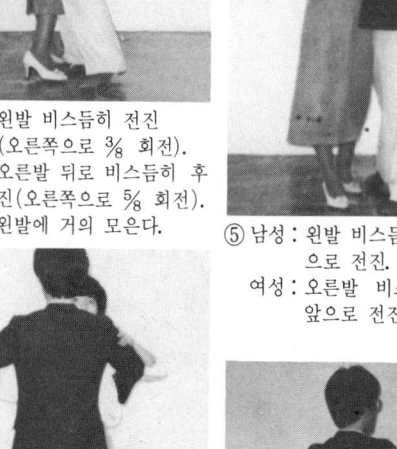

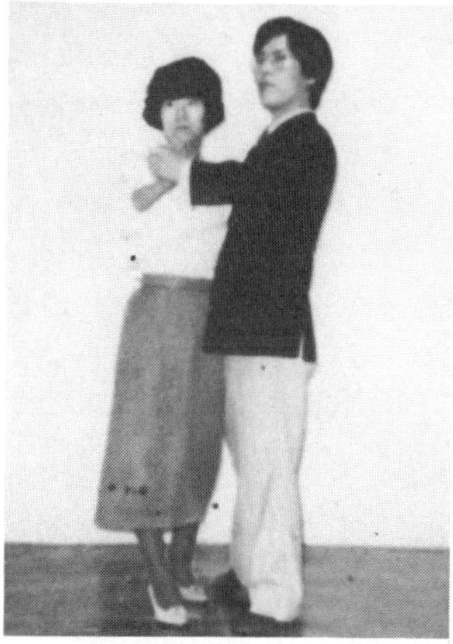

⑤ 남성 : 왼발 비스듬히인 채로 앞
       으로 전진.
   여성 : 오른발 비스듬히인 채로
       앞으로 전진.

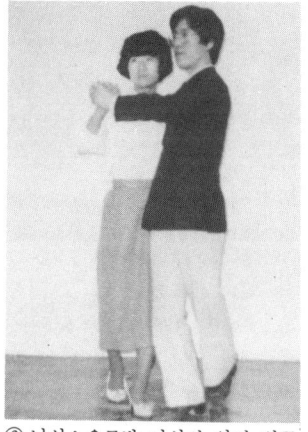

⑥ 남성 : 오른발 여성의 약간 앞쪽
       으로 비스듬히 전진
       (왼쪽으로 ⅜ 회전).
   여성 : 왼발 앞으로 전진.

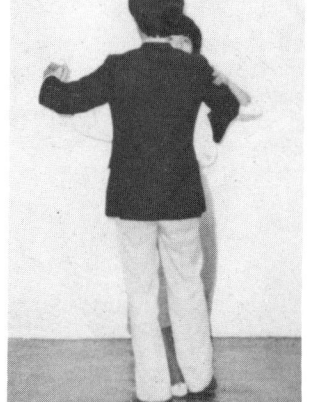

⑦ 남성 : 왼발 오른발과 나란히 옆
       으로 약간 뒤에
       (왼쪽으로 ⅜ 회전).
   여성 : 오른발 앞으로 전진
       (남성의 발 사이로).

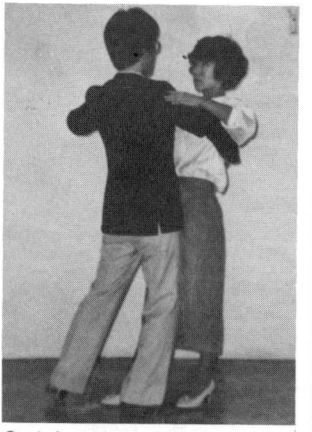

⑧ 남성 : 오른발 우측으로 ½ 회전
       (p. p 상태).
   여성 : 왼발 남성 외측으로 전진
       (오른쪽으로 ⅝ 회전)
       p. p 상태.

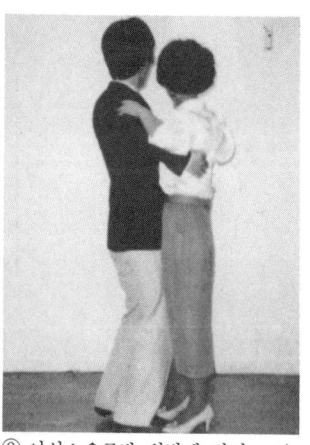

⑨ 여성 : 오른발 왼발에 거의 모은
       다.

5. 로터리 지그자그에 이은 트위스트 턴

이 스텝(피겨)은 트롯에 있어서 초보자들이 제일 배우기 어렵고 그리고 배우고 싶어하는 스텝이다. 지르바를 추면서도 이 스텝을 많이 사용한다.

이 스텝을 연속 사용을 하면서 홀안을 완전히 한 바퀴 돌 수 있을 정도면 상급이라고 할 수가 있겠다.

이 스텝은 전부 "Q" 카운트로 행하므로 약간 바쁘다고 할 수가 있다. 남성은 리드가 어느 정도 뜻한 대로 행할 수 있을 정도가 되었을 때 무난히 할 수 있으리라 생각한다.

이 스텝에 이어 리버스 턴을 행할 수 있을 정도라면 더욱 좋을 것이다.

	남　　성		여　　성
1	왼발 앞으로 전진.	1	오른발 뒤로 후진.
2	오른발 제자리에서 텝.	2	왼발 제자리에서 텝.
3	왼발 뒤로 후진(왼쪽으로 ⅜회전).	3	오른발 앞으로 전진.(왼쪽으로 ⅜회전)
4	오른발 앞으로 전진.	4	왼발 뒤로 후진.
5	왼발 앞으로 전진(왼쪽으로 ¼회전).	5	오른발 뒤로 후진(왼쪽으로 ⅜회전).
6	오른발 왼발 뒤로 교차 왼발 옆으로.	6	왼발 남성 외측으로 회전하듯 전진.
7	※ 꼬여진 상태에서 왼발 왼쪽으로 ⅝회전.	7	오른발 남성 외측으로 회전하듯 전진. (왼쪽으로 ¼회전)
8	오른발 꼬여진 상태에서 ⅝회전.	8	왼발 남성 외측으로 원을 그리며 전진. (왼쪽으로 ⅛회전).
9	왼발 앞으로 전진.	9	오른발 뒤로 후진.

※ 남성은 리드에 있어 신속히 행하여야 하고 방향 전환, 트위스트 시에 더욱 신중을 기하여야 할 것이다.

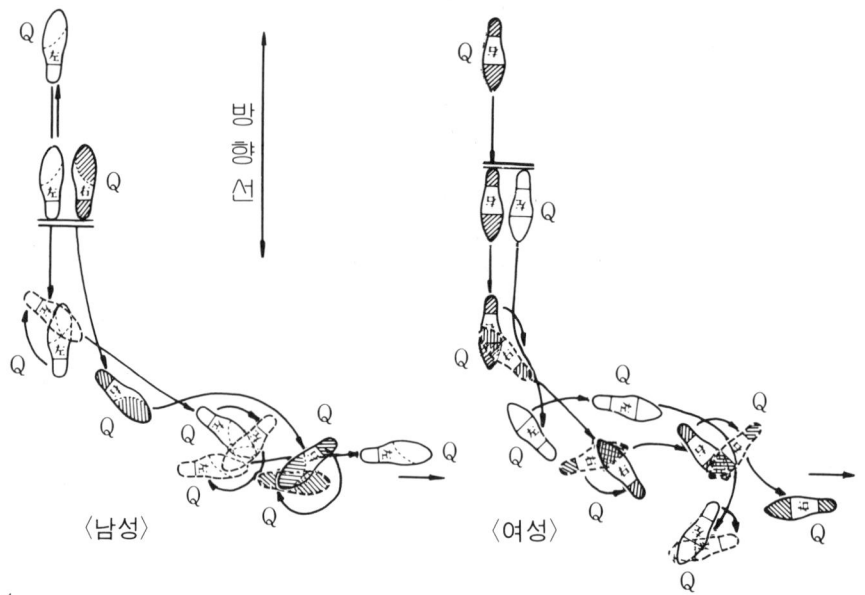

〈남성〉　　　　　〈여성〉

트롯트

① One slow, chasse의 연결 연습

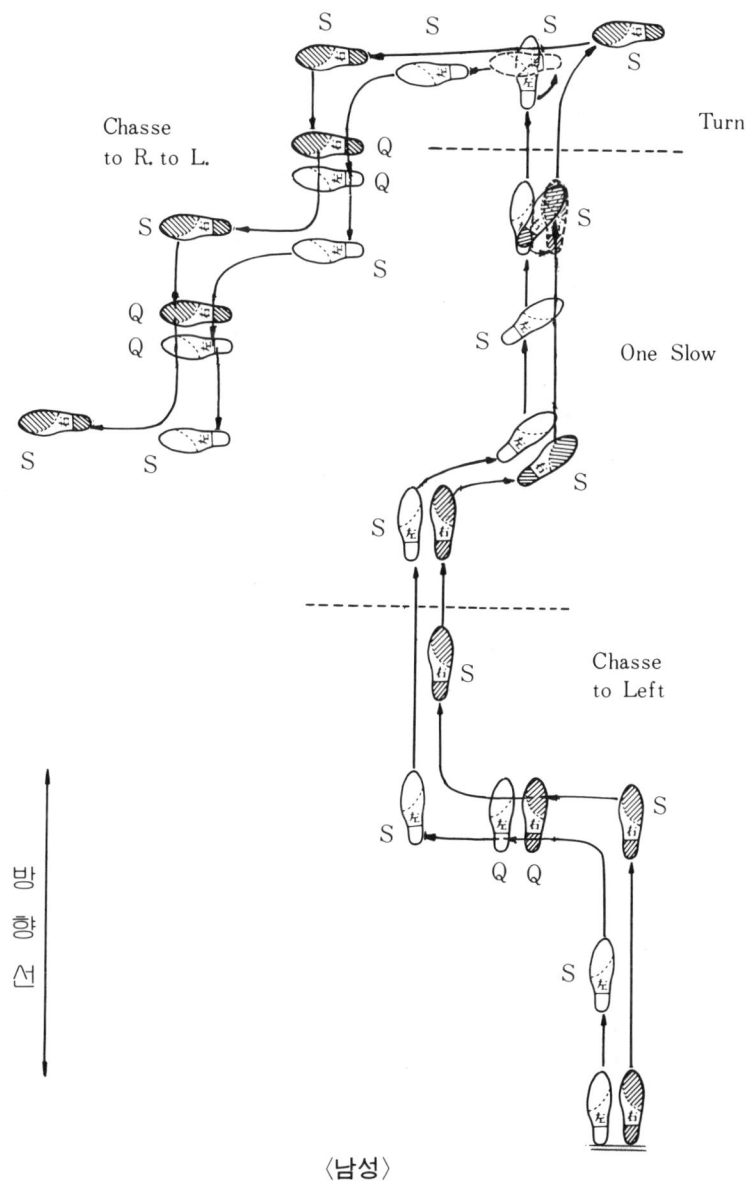

〈남성〉

① One slow, chasse의 연결 연습

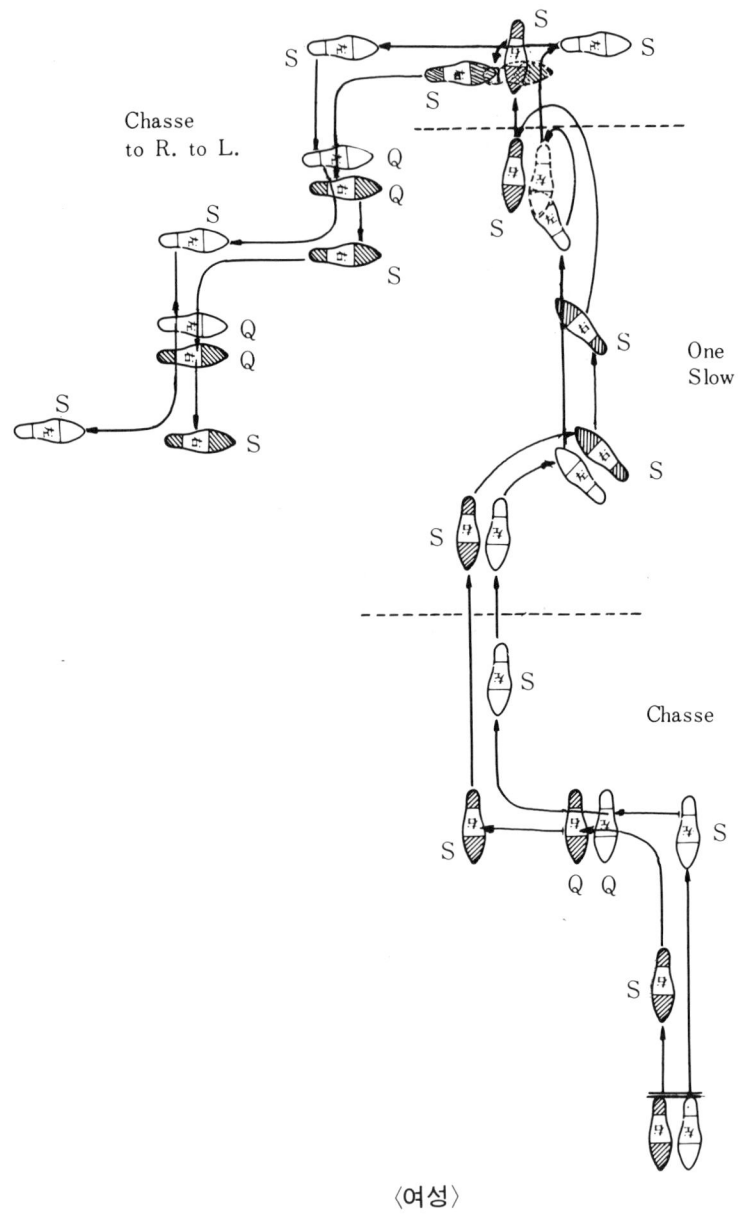

〈여성〉

트롯트

② Three slow, promenade turn, Zig zag with twist turn

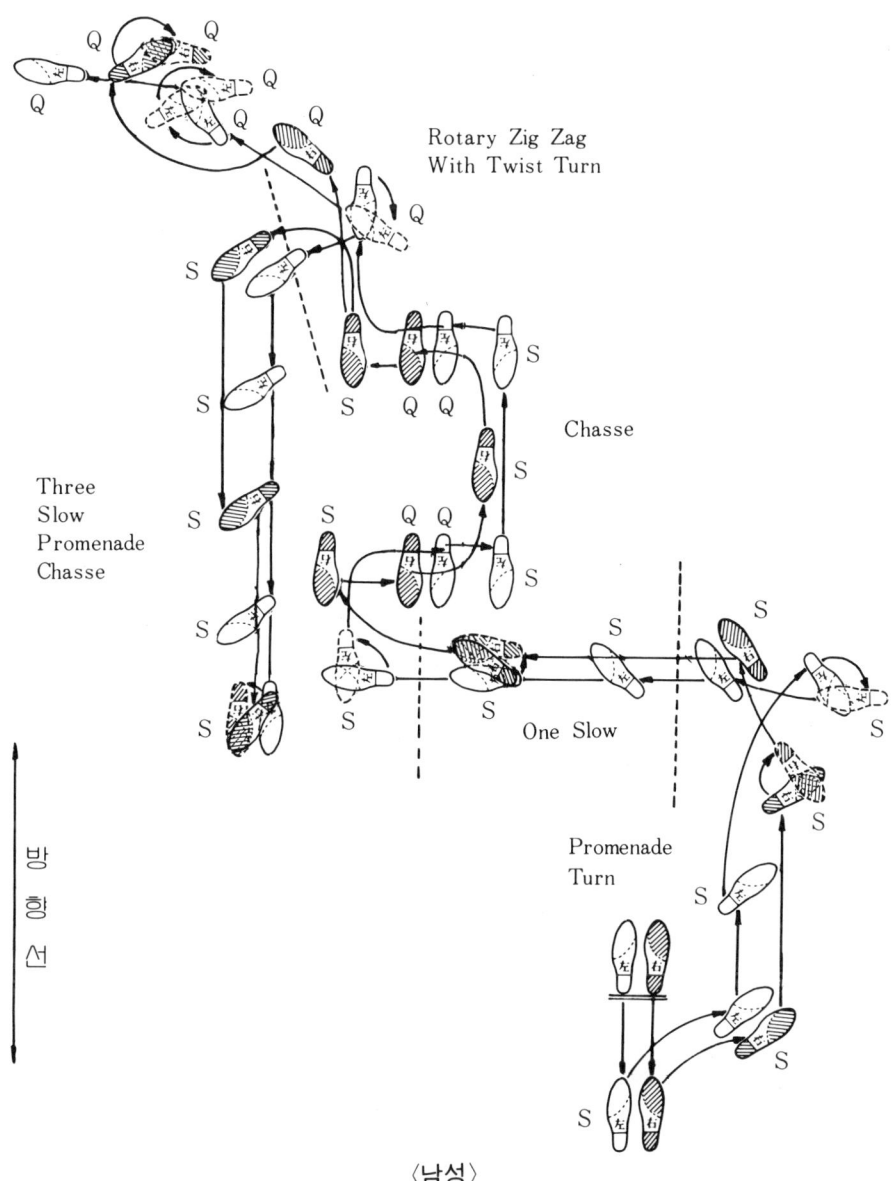

② Three slow, promenade turn, Zig zag with twist turn

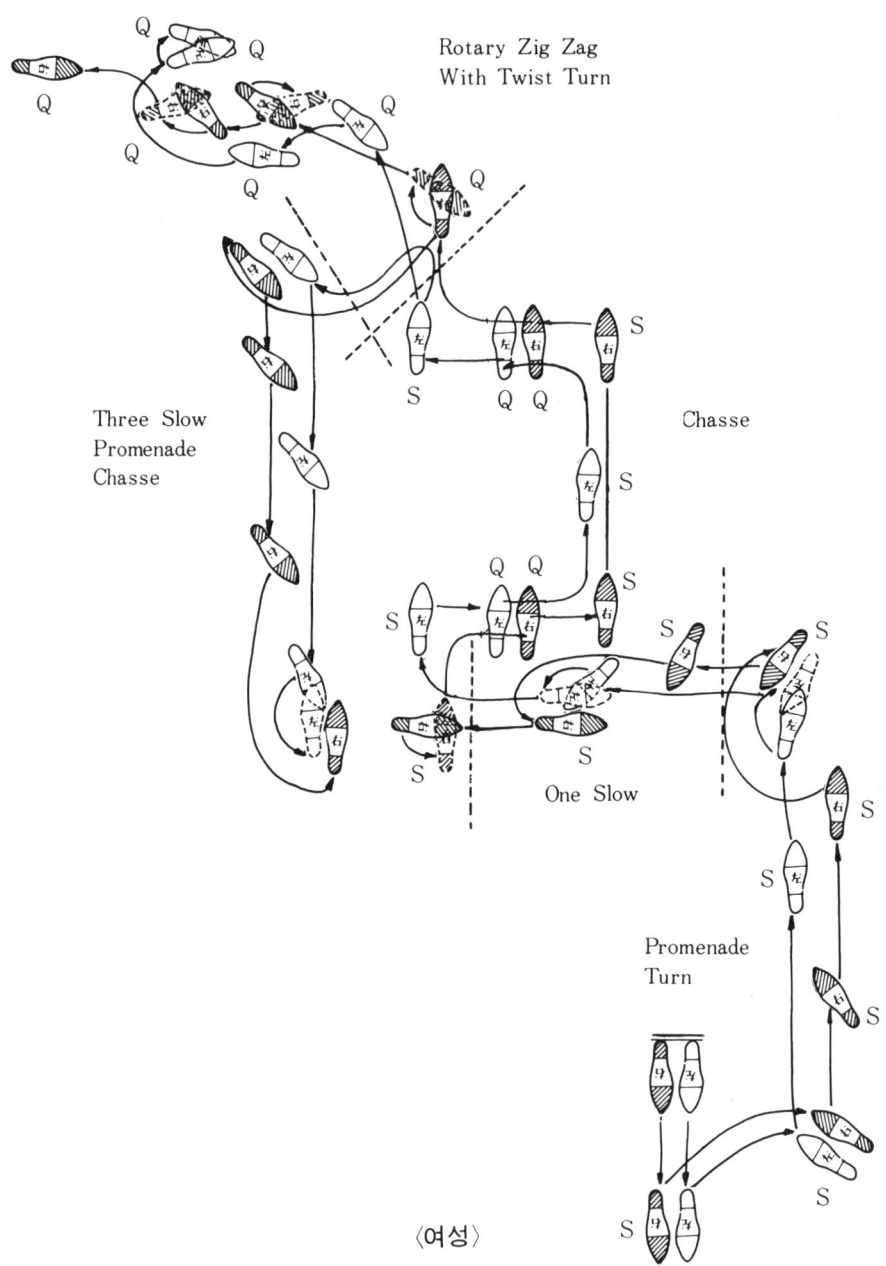

〈여성〉

왈 츠

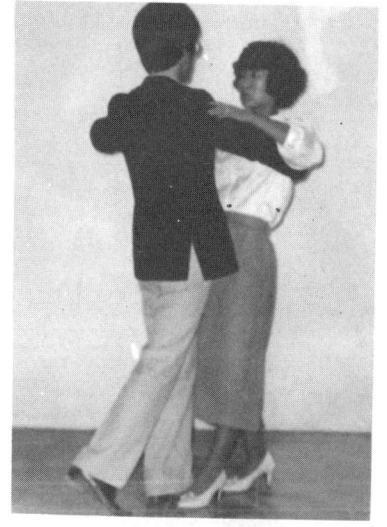

❖ 왈 츠

왈츠는 3/4박자의 곡으로 1분간에 32소절 속도의 곡이다. 춤곡으로서는 경쾌하고 빠른 스케이팅 왈츠…… 등등 여러 종류가 있으나 지금 국내의 왈츠곡은 36~38 소절 정도의 템포이다. 원래 왈츠는 기본 자세 및 워킹 연습을 충분히 한 후 하여야 왈츠다운 멋이 나나 일반인들이 그 정도 할려면 상당한 시간을 요하므로 힘이 들 것이다.

그러나 가능한 한 그 정도가 되도록 노력을 하여야 할 것이다.

여기서는 일반인들이 부담없이 편안히 출 수 있도록 일반용(social)을 주로 다루었다.

1. 왼쪽 전진 체인지(The reverse forward change).
2. 오른쪽 전진 체인지(The natural forward change).
3. 내츄럴 턴(The natural turn).
4. 리버스 턴(The reverse turn).
5. 내츄럴 스핀 턴(The natural spin turn).

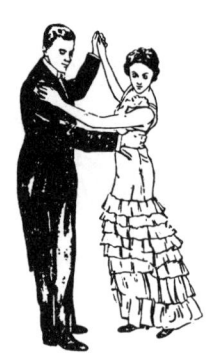

왈 츠

1. 왼쪽 전진 체인지 (The reverse forward change)

일반 사교 댄스에 있어서 가장 많이 사용하는 왈츠 스텝이다. 오른쪽(Natural)과 왼쪽 (reverse)의 2종류가 있다: forward change 스위블(swivel)을 사용하는 스텝이라고 생각하면 쉬울 것이다.
왈츠의 시작에 있어서 제일 먼저 사용하는 스텝이다.

	남　　　　성		여　．　성
1	왼발 앞으로 전진(오른쪽으로 ¼ 회전).	1	오른발 뒤로 후진(오른쪽으로 ¼ 회전).
2	오른발 거의 제자리에서 약간 앞으로.	2	왼발 거의 제자리에서 약간 뒤로.
3	왼발 거의 제자리에서 약간 앞으로.	3	오른발 거의 제자리에서 약간 뒤로.

※ 보통 좌·우 전진 체인지(forward change)를 많이 사용한다.
　리드는 보통 "1"의 카운트에서 주로 행한다.

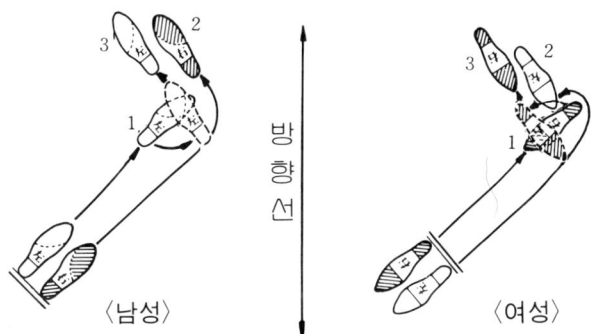

〈남성〉　방향선　〈여성〉

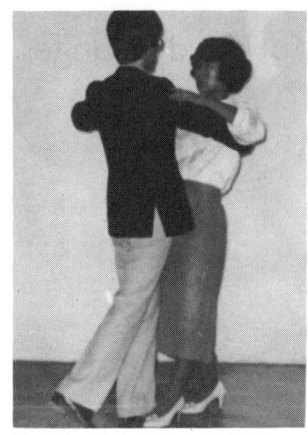

① 남성 : 왼발 앞으로 전진
　　　　(오른쪽으로 ¼ 회전).
　여성 : 오른발 뒤로 후진
　　　　(오른쪽으로 ¼ 회전).

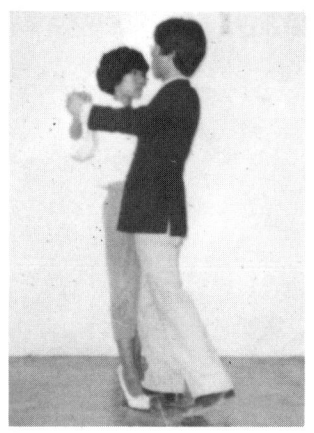

② 남성 : 오른발 거의 제자리에서
　　　　약간 앞으로.
　여성 : 왼발 거의 제자리에서 약
　　　　간 뒤로.

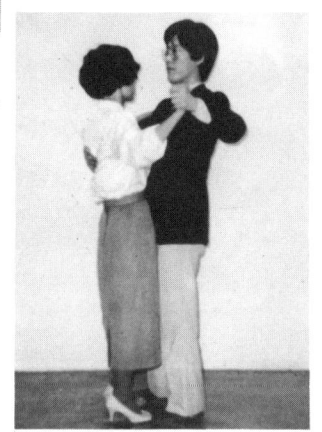

③ 남성 : 왼발 거의 제자리에서 약
　　　　간 앞으로.
　여성 : 오른발 거의 제자리에서
　　　　약간 뒤로.

왈 츠

2. 오른쪽 전진 체인지 (The natural forward change)

일반 사교 댄스에서 1 과 마찬가지로 가장 많이 쓰여지는 왈츠의 스텝(피겨)으로서 1 과는 방향이 반대이다.

남 성	여 성
1 오른발 앞으로 전진(왼쪽으로 ¼ 회전).	1 왼발 뒤로 후진(왼쪽으로 ¼ 회전).
2 왼발 거의 제자리에서 약간 앞으로.	2 오른발 거의 제자리에서 약간 뒤로.
3 오른발 거의 제자리에서 약간 앞으로.	3 왼발 거의 제자리에서 약간 뒤로.

※ 보통 홀이 긴 경우 좌·우 forward change 를 반복하여 사용한다.
(초보자의 경우나 서툰 사람의 경우 제일 무난하다).
리드는 보통 "1"의 카운트에서 주로 행한다.

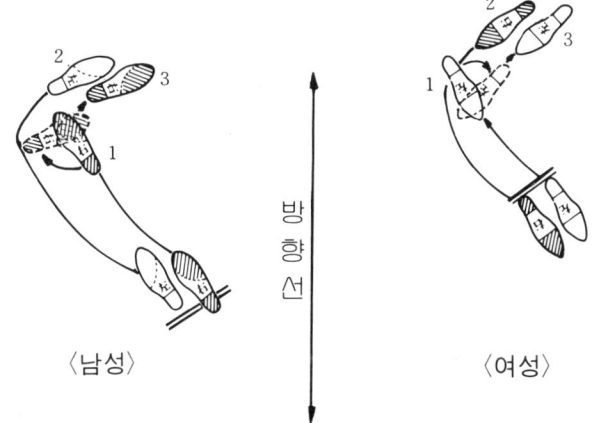

〈남성〉　　방향선　　〈여성〉

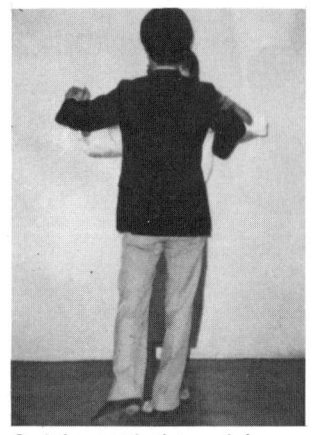

① 남성 : 오른발 앞으로 전진
       (왼쪽으로 ¼ 회전).
  여성 : 왼발 뒤로 후진
       (왼쪽으로 ¼ 회전).

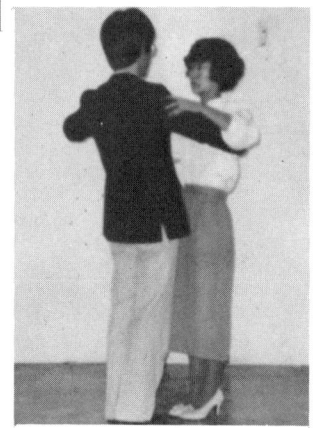

② 남성 : 왼발 거의 제자리에서 약
       간 앞으로
  여성 : 오른발 거의 제자리에서
       약간 뒤로.

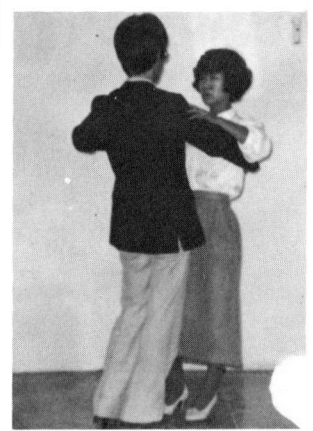

③ 남성 : 오른발 거의 제자리에서
       약간 앞으로.
  여성 : 왼발 거의 제자리에서 약
       간 뒤로.

왈 츠

3. 내츄럴 턴 (The natural turn)

보통 왈츠는 ¾으로써 1소절~2소절을 사용하는 스텝이 많다. 이 스텝은 2소절(6박자)을 사용하는 약간 긴 스텝이다. 후에 기타 다른 스텝에 익숙하여지면 1, 2, 3 따로 4, 5, 6 따로 스텝의 중간에 연결하여 사용할 수 있다.

	남　　　　성		여　　　　성
1	오른발 앞으로 전진(왼쪽으로 ¼ 회전).	1	왼발 뒤로 후진(왼쪽으로 ¼ 회전).
2	왼발 왼쪽 옆으로(왼쪽으로 ⅛ 회전).	2	오른발 오른쪽 옆으로(평행 상태 유지).
3	오른발 왼발에 모으고.		(왼쪽으로 ⅛ 회전).
4	왼발 뒤로 후진(왼쪽으로 ⅛ 회전).	3	왼발 오른발 옆에 모은다.
5	오른발 오른쪽 옆으로(오른쪽으로 ½ 회전).	4	오른발 앞으로 전진(왼쪽으로 ¼ 회전).
	왼발 뒤로 건너서(중앙사를 향한다).	5	왼발 왼쪽 옆으로(평행 상태 유지).
6	왼발 오른발에 모은다(중앙사를 향한다).		(왼쪽으로 거의 ¼ 회전).
		6	오른발 왼발 옆에 모은다.

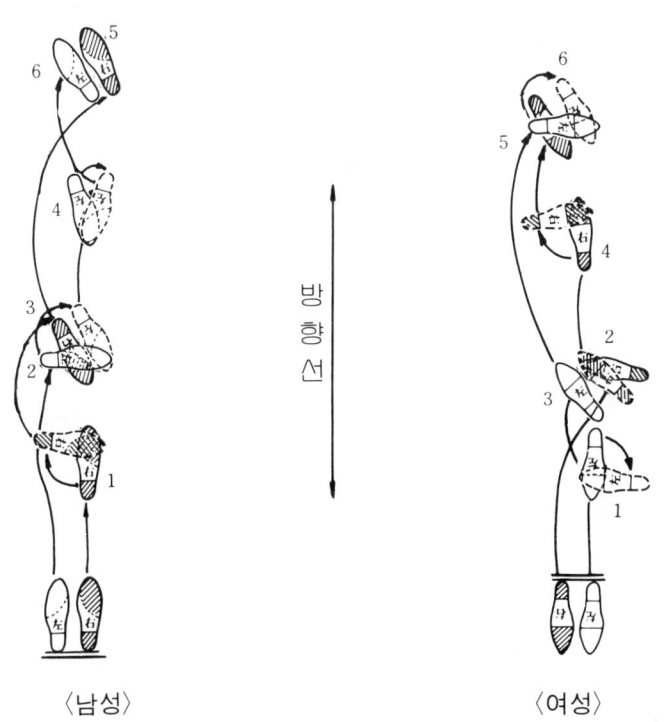

〈남성〉　　　　　　　　〈여성〉

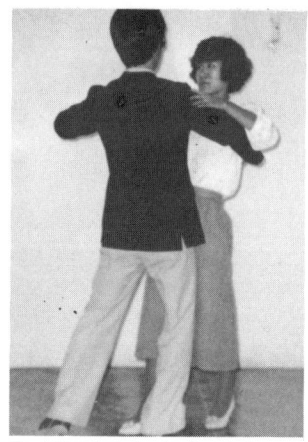

① 남성 : 오른발 앞으로 전진
   (왼쪽으로 ¼ 회전).
  여성 : 왼발 뒤로 후진
   (왼쪽으로 ¼ 회전).

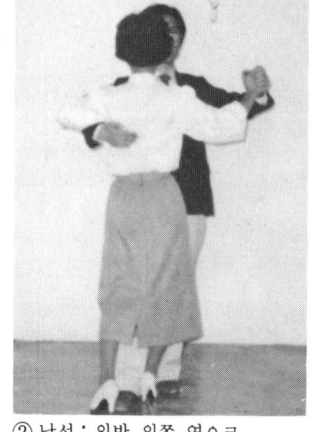

② 남성 : 왼발 왼쪽 옆으로
   (왼쪽으로 ⅛ 회전).
  여성 : 오른발 오른쪽 옆으로 평행상태 유지.
   (왼쪽으로 ⅛ 회전).

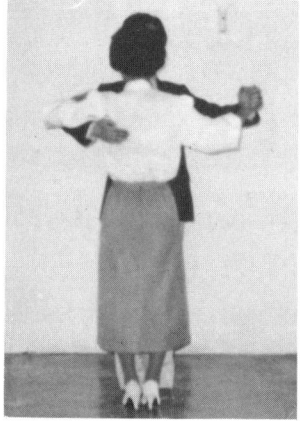

③ 남성 : 오른발 왼발에 모으고.
  여성 : 왼발 오른발 옆에 모은다.

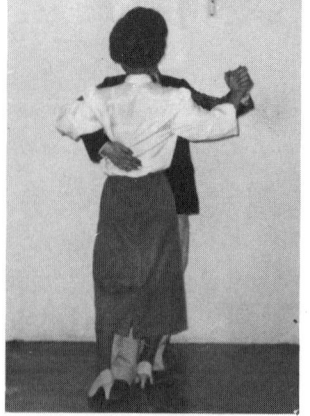

④ 남성 : 왼발 뒤로 후진
   (왼쪽으로 ⅛ 회전).
  여성 : 오른발 앞으로 전진
   (왼쪽으로 ¼ 회전).

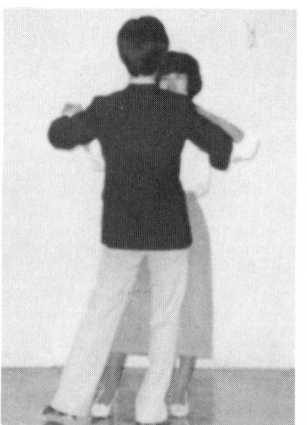

⑤ 남성 : 오른발 오른쪽 옆으로 ½ 회전. 왼발 뒤로 건너서 중앙사를 향한다.
  여성 : 왼발 왼쪽 옆으로 평행 상태 유지
   (왼쪽으로 거의 ¼ 회전).

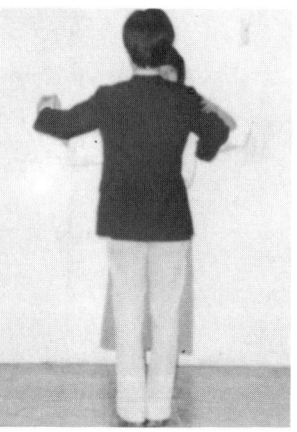

⑥ 남성 : 왼발 오른발에 모은다
   (중앙사를 향한다).
  여성 : 오른발 왼발 옆에 모은다.

왈 츠

4. 리버스 턴(The reverse turn)

이 스텝은 3의 스텝과 방향이 반대인 스텝이다.
일반적으로 Natural → 오른쪽 ⎫
　　　　　　reverse → 왼쪽　 ⎬ 방향의 스텝(피겨)이라고 생각하면 된다.

	남　　성		여　　성
1	왼발 앞으로 전진(오른쪽으로 ¼ 회전).	1	오른발 뒤로 후진(오른쪽으로 ¼ 회전).
2	오른발 왼발 오른쪽 옆으로 나란히 (오른쪽으로 ¼ 회전).	2	왼발 오른발 옆으로 나란히(오른쪽으로 ¼ 회전).
3	왼발 오른발 옆에 모은다.	3	오른발 왼발 옆에 모은다.
4	오른발 뒤로 후진(약간 비스듬히).	4	왼발 앞으로 비스듬히 전진. (오른쪽으로 ¼ 회전).
5	왼발 오른발 스쳐서 방향선을 따라 앞으로 전진.	5	오른발 왼발 옆으로 평행으로 (오른쪽으로 ¼ 회전).
6	오른발 왼발에 모은다.	6	왼발 오른발 옆에 모은다.

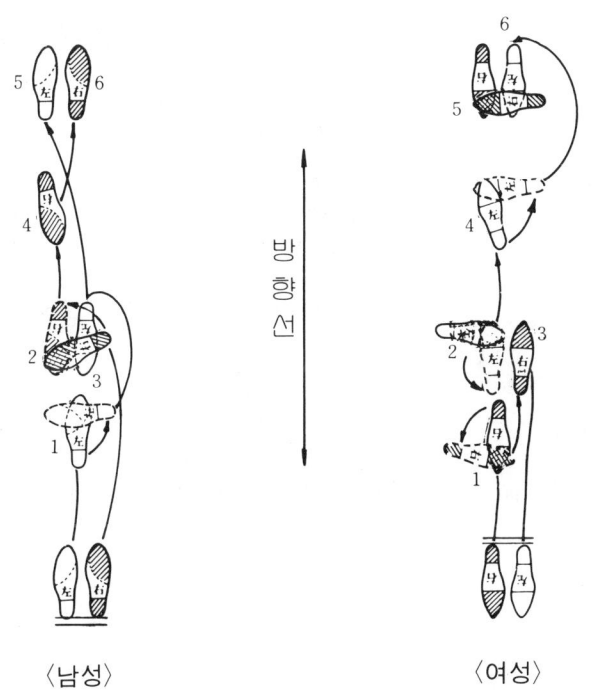

〈남성〉　　　　　　〈여성〉

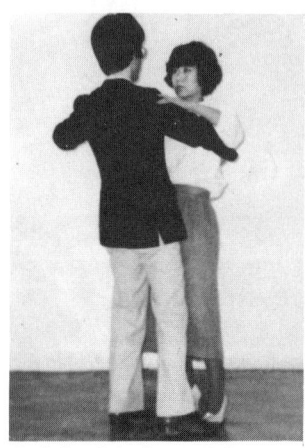

① 남성 : 왼발 앞으로 전진
　　　 (오른쪽으로 ¼ 회전).
　여성 : 오른발 뒤로 후진
　　　 (오른쪽으로 ¼ 회전).

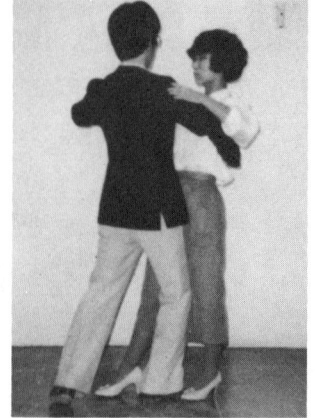

② 남성 : 오른발 왼발 오른쪽 옆으
　　　 로 나란히
　　　 (오른쪽으로 ¼ 회전).
　여성 : 왼발 오른발 옆으로 나란히
　　　 (오른쪽으로 ¼ 회전).

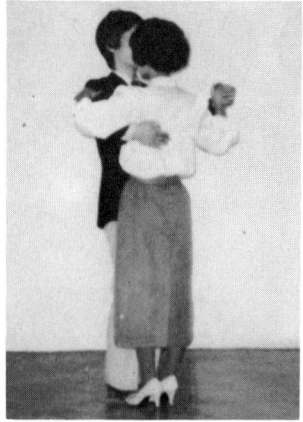

③ 남성 : 왼발 오른발 옆에 모은다.
　여성 : 오른발 왼발 옆에 모은다.

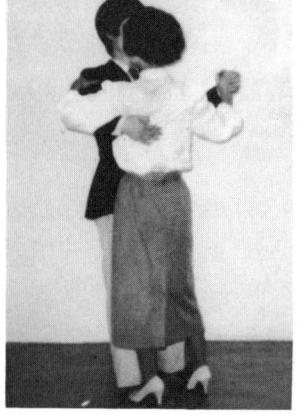

④ 남성 : 오른발 뒤로 후진
　　　 (약간 비스듬히).
　여성 : 왼발 앞으로 비스듬히 전
　　　 진(오른쪽으로 ¼ 회전).

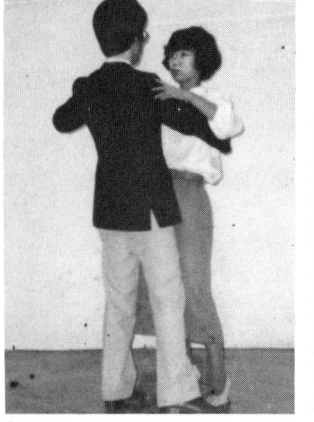

⑤ 남성 : 왼발 오른발 스쳐 방향선
　　　 을 따라서 앞으로 전진.
　여성 : 오른발 왼발 옆으로 평행
　　　 으로
　　　 (오른쪽으로 ¼ 회전).

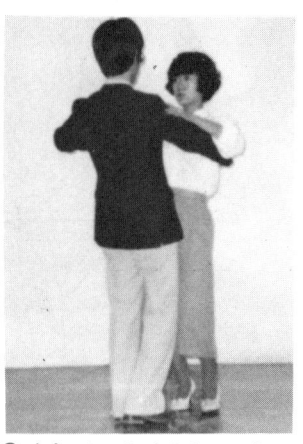

⑥ 남성 : 오른발 왼발에 모은다.
　여성 : 왼발 오른발에 모은다.

왈 츠

5. 내츄럴 스핀 턴 (The natural spin turn)

이 스텝은 코너에서 사용하는 스텝(피겨)으로서 스핀을 이용한 턴이다. 매우 우아하고 다양한 스텝이다. 2보와 3보에서의 각도는 1보와 비교할 때 ½까지도 한다. 홀이 긴 경우의 회전량은 ½, 홀이 짧은 코너에서 행할 때는 회전량을 줄여서 그림과 같이 행하기도 한다.
여기에서는 회전량을 줄여서 사용한 경우를 설명하였다. 4보와 5보에서는 한 발로 회전하는 것이므로 각 발에 완전히 체중을 얹어 중심을 정확히 잡고 행하여야 할 것이다. 회전을 할 경우 몸(상체)으로 회전하여 발(하체)이 따로 오도록 하여야 할 것이다. 4보와 5보시 연속 회전이므로 동작이 연속으로 연결되어 흐름이 끊기지 않도록 한다.

	남 성		여 성
1	오른발 앞으로 전진(왼쪽으로 ¼ 회전).	1	왼발 뒤로 후진(왼쪽으로 ⅜ 회전).
2	왼발 오른발 왼쪽 옆으로 나란히(평행 유지). (왼쪽으로 ⅛ 회전).	2	오른발 왼발 스쳐 앞으로(남성과 마주본다).
3	오른발 왼발 옆에 모은다.	3	왼발 오른발 옆에 모은다.
4	왼발 뒤로 후진(왼쪽으로 ⅜ 회전).	4	오른발 앞으로 전진(왼쪽으로 ⅜ 회전).
5	오른발 왼발 스치며 앞으로 전진. (왼쪽으로 ⅜ 회전).	5	왼발 뒤로 후진(왼쪽으로 ⅜ 회전).
6	왼발 옆으로 그리고 뒤로 후진.	6	오른발 앞으로 전진 그리고 약간 옆으로.

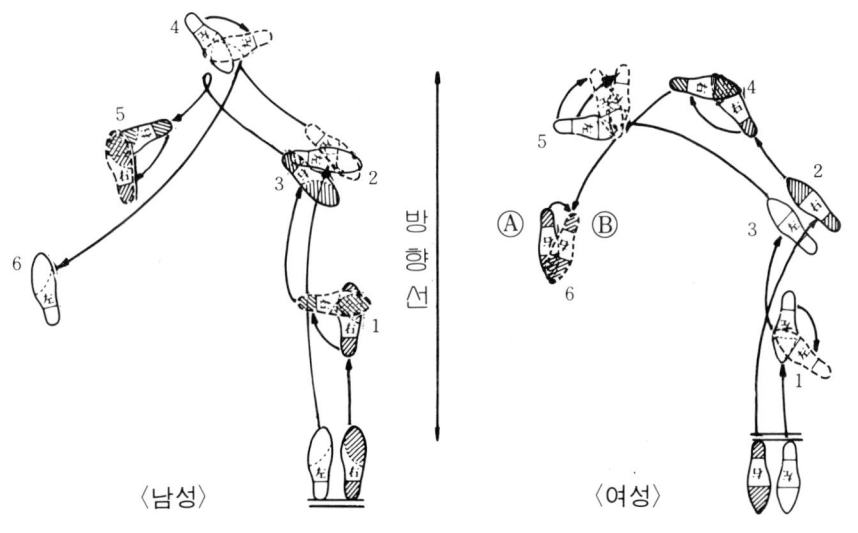

〈남성〉   〈여성〉

179

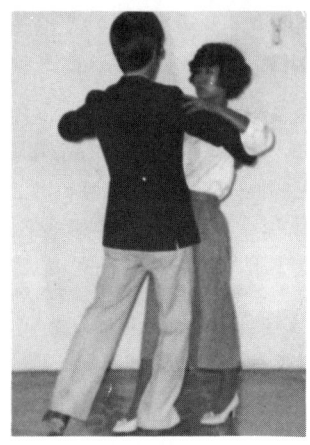

① 남성 : 오른발 앞으로 전진
　　　　(왼쪽으로 ¼ 회전).
　여성 : 왼발 뒤로 후진
　　　　(왼쪽으로 ⅜ 회전).

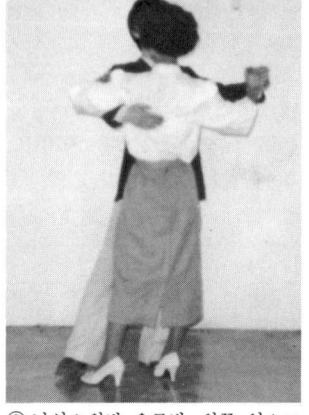

② 남성 : 왼발 오른발 왼쪽 옆으로
　　　　나란히 평행 유지
　　　　(왼쪽으로 ⅛ 회전).
　여성 : 오른발 왼발 스쳐 앞으로
　　　　(남성과 마주본다).

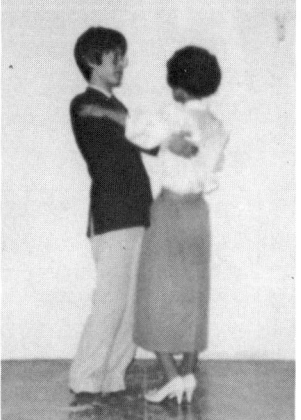

③ 남성 : 오른발 왼발 옆에 모은다.
　여성 : 왼발 오른발 옆에 모은다.

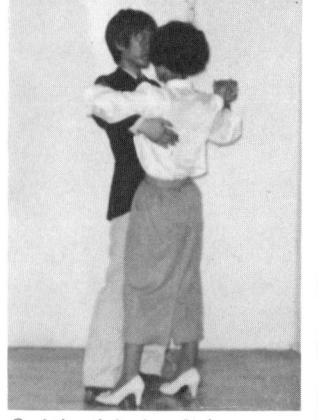

④ 남성 : 왼발 뒤로 후진
　　　　(왼쪽으로 ⅜ 회전).
　여성 : 오른발 앞으로 전진
　　　　(왼쪽으로 ⅜ 회전).

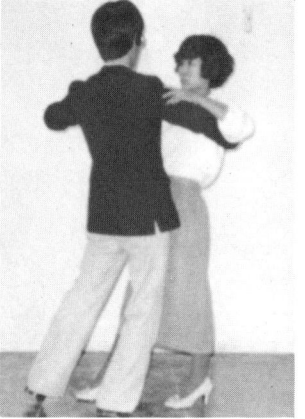

⑤ 남성 : 오른발 왼발 스치며 앞으로 전진
　　　　(왼쪽으로 ⅜ 회전).
　여성 : 왼발 뒤로 후진
　　　　(왼쪽으로 ⅜ 회전).

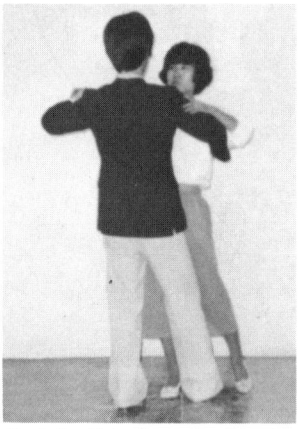

⑥ 남성 : 왼발 옆으로 그리고 뒤로 후진.
　여성 : 오른발 앞으로 전진 그리고 약간 옆으로.

왈 츠

각 스텝의 연결 연습

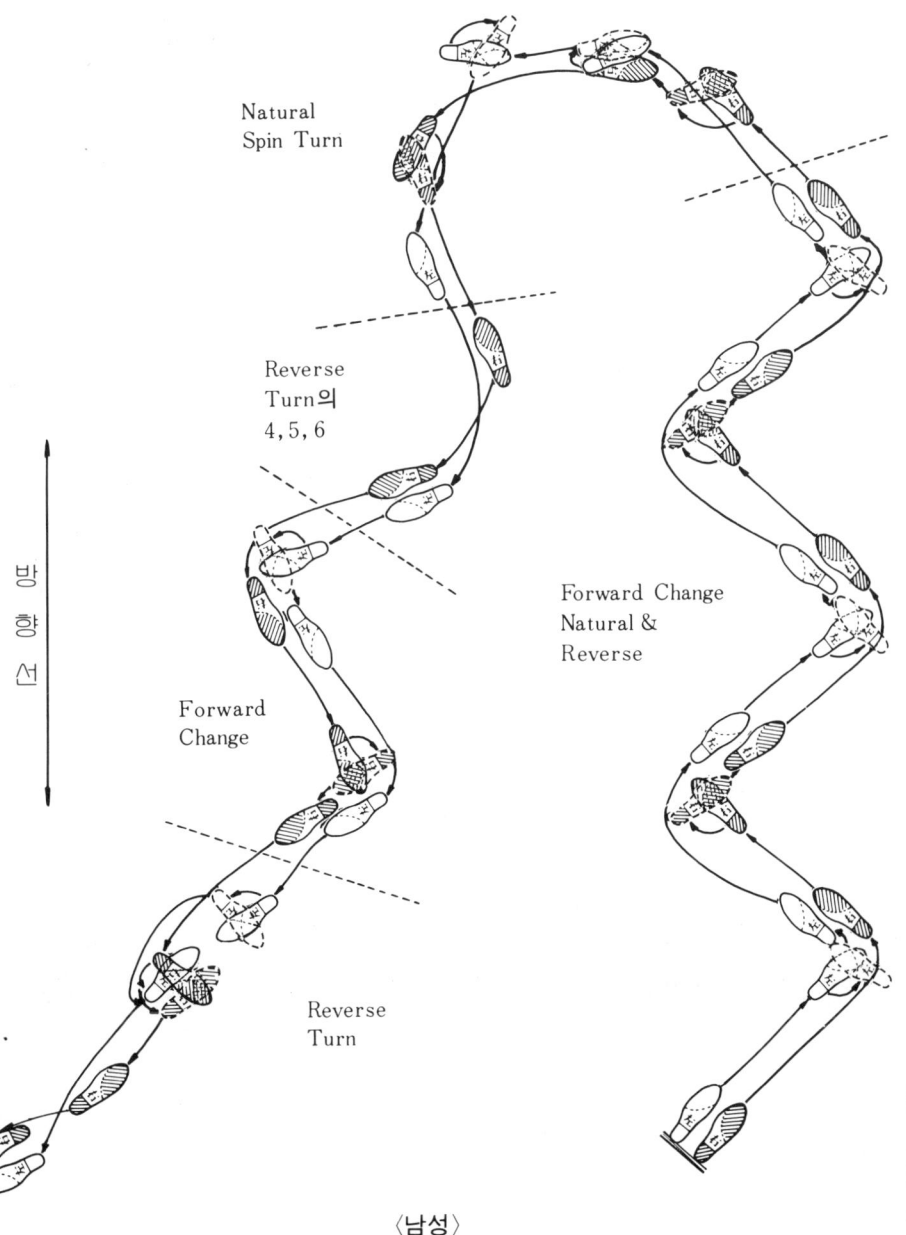

〈남성〉

각 스텝의 연결 연습

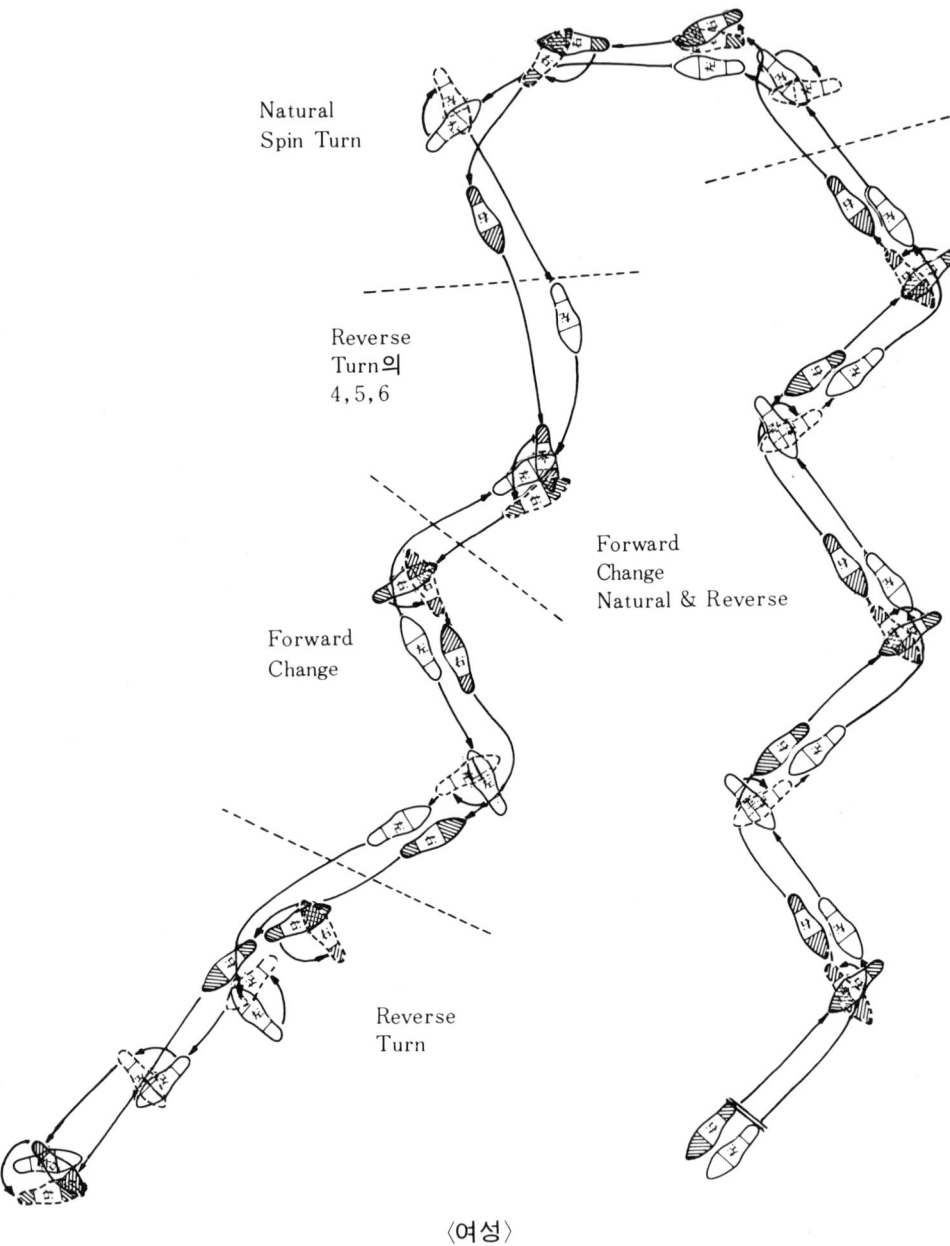

〈여성〉

탱 고

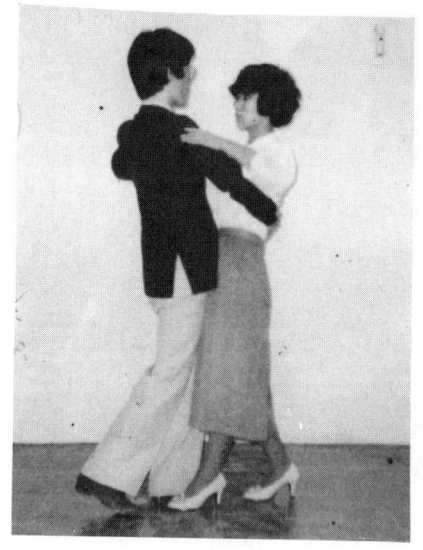

❖ 탱 고

음악은 1분간에 32~34소절의 빠르기로 ²⁄₄, ⁴⁄₄ 박자의 곡으로 국내에서의 탱고 음악은 보통 36~38의 템포이다.

원래 탱고는 다른 춤과 달리 잡는 상태와 위치부터가 다르다. 일반인들이 그러한 자세를 취하고 능숙하게 하기는 어려우나 최대한으로 노력하여 정확한 상태를 유지하기를 바란다. 복잡한 용어, 자세 등은 생략을 하고 일반인들 특히 초보자를 위주로 쉽게 설명을 하였다.

우선 이책의 내용을 완전히 이해한 후 점점 익숙해짐에 따라 상급의 댄스를 터득해가면 훌륭한 댄스가 될 것이다. 여기서는 초급 과정만을 주로 다루었다.

1. 워킹 드리이 스텝(The three step).
2. 오픈(The promenade chasse).
3. 린크(The promenade link).
4. 오픈 턴(The promenade turn).
5. 스위블 턴(The outside swivel turn to left).

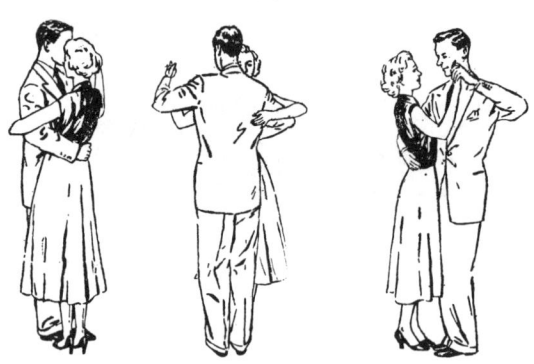

1. 워킹 드리이 스텝 (The three step)

원래 탱고의 워킹은 원을 그리며 전진 또는 후진을 하나 여기서는 일반인(social)용을 주로 하여 적었기에 일반인들이 이해하기에는 훨씬 쉬우리라 생각한다.

남 성		여 성	
1	왼발 앞으로 전진.	1	오른발 뒤로 후진.
2	오른발 앞으로 전진.	2	왼발 뒤로 후진.
3	왼발 앞으로 전진.	3	오른발 뒤로 후진.
4	오른발 앞으로 전진(왼발에 모은다).	4	왼발 뒤로 후진(오른발에 모은다).

※ 워킹시 가능한 한 "S"카운트에서는 한발에 완전히 체중을 얹어 중심을 잡고 모으는 발은 모으지 않는 기분으로 행하여 차차 숙달 시키도록 하여야 할 것이다.

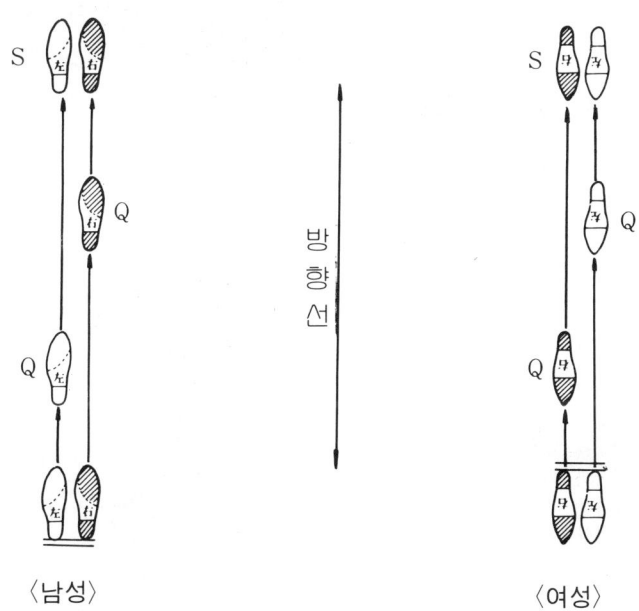

〈남성〉　　　　　　〈여성〉

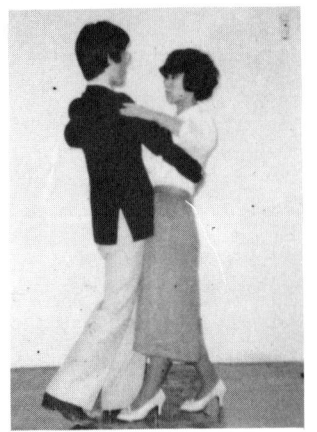

① 남성 : 왼발 앞으로 전진.
　여성 : 오른발 뒤로 후진.

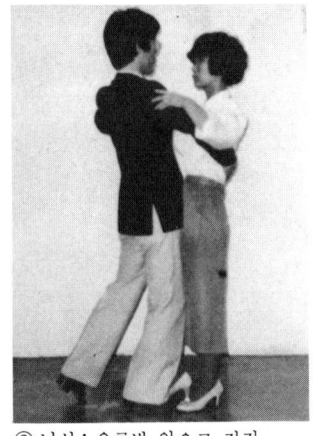

② 남성 : 오른발 앞으로 전진.
　여성 : 왼발 뒤로 후진.

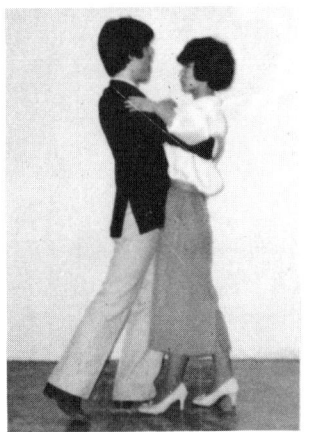

③ 남성 : 왼발 앞으로 전진.
　여성 : 오른발 뒤로 후진.

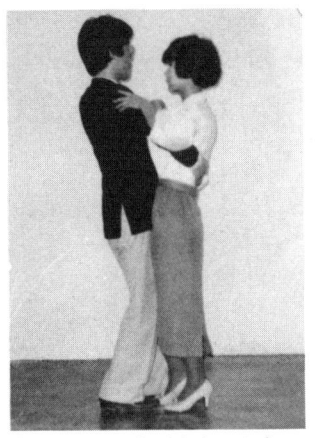

④ 남성 : 오른발 왼발에 모은다.
　여성 : 왼발 오른발에 모은다.

탱 고

2. 오픈 (The promenade chasse)

우선 블루스와의 차이점을 이야기하면 그림에서와 1, 2, 3이 카운트가 S, Q, Q이다. 블루스에서는 Q & Q이나 탱고와는 다르다. 스텝(피겨) 자체는 같으나 카운트가 다르므로 음악에 신경을 써서 행하여야 할 것이다.

	남　　성		여　　성
1	왼발 뒤로 후진.	1	오른발 앞으로 전진.
2	오른발 뒤로 후진(왼발에 모은다).	2	왼발 앞으로 전진(오른발에 모은다).
3	오른발 비스듬히 앞으로 전진.	3	왼발 뒤로 비스듬히 후진.
4	왼발 비스듬히 앞으로 전진(오른발에 모은다).	4	오른발 뒤로 비스듬히 후진(왼발 옆에 거의 모은다).
5	왼발 비스듬히 앞으로 전진.	5	오른발 비스듬히인 채로 앞으로 전진.
6	오른발 비스듬히 앞으로 전진.	6	왼발 비스듬히인 채로 앞으로 전진.
7	왼발 비스듬히 앞으로 전진.	7	오른발 비스듬히인 채로 앞으로 전진.
8	오른발 비스듬히 앞으로 전진(오른쪽으로 ⅛ 회전).	8	왼발 비스듬히인 채로 앞으로 전진. (오른쪽으로 ⅜ 회전).
9	왼발 오른발 옆에 모은다.	9	오른발 왼발 옆에 모은다.

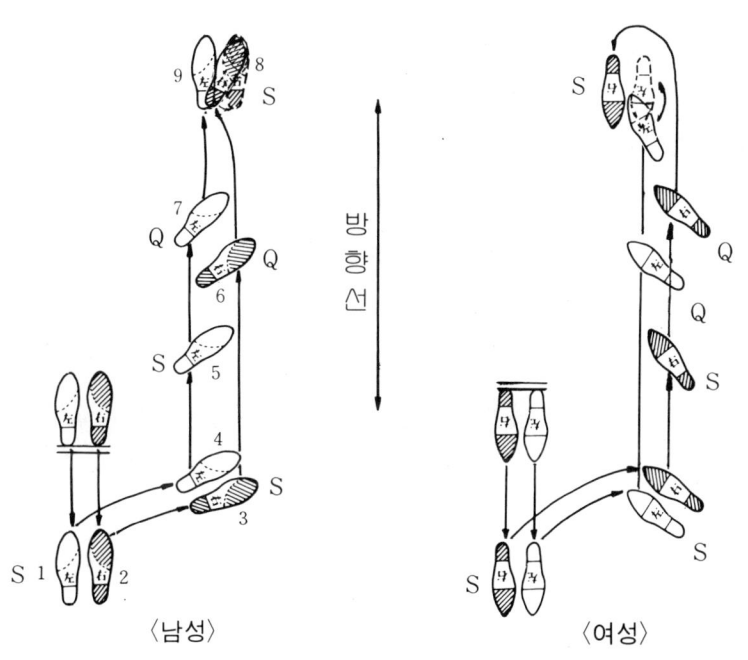

〈남성〉　　　〈여성〉

187

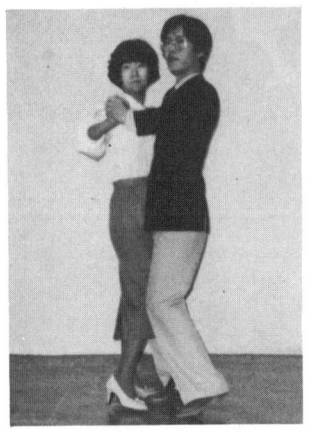

④ 남성 : 왼발 비스듬히 앞으로 전진(오른발에 모은다).
여성 : 오른발 뒤로 비스듬히 후진
(왼발에 거의 모은다).

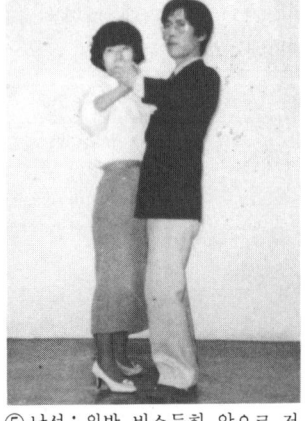

⑤ 남성 : 왼발 비스듬히 앞으로 전진.
여성 : 오른발 비스듬히인 채로 앞으로 전진.

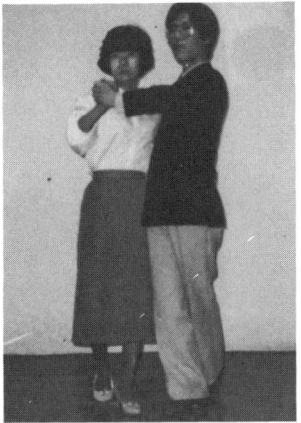

⑥ 남성 : 오른발 비스듬히 앞으로 전진.
여성 : 왼발 비스듬히인 채로 앞으로 전진.

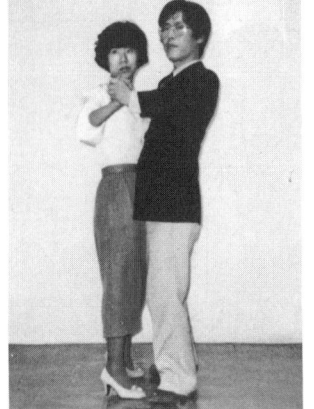

⑦ 남성 : 왼발 비스듬히 앞으로 전진.
여성 : 오른발 비스듬히인 채로 앞으로 전진.

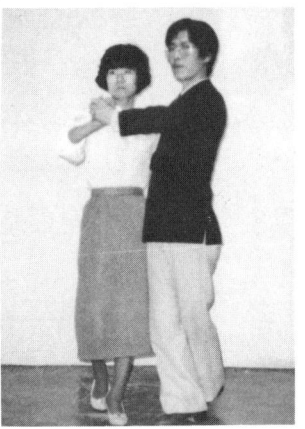

⑧ 남성 : 오른발 비스듬히 앞으로 전진
(오른쪽으로 ⅛ 회전).
여성 : 왼발 비스듬히인 채로 앞으로 전진
(오른쪽으로 ⅜ 회전).

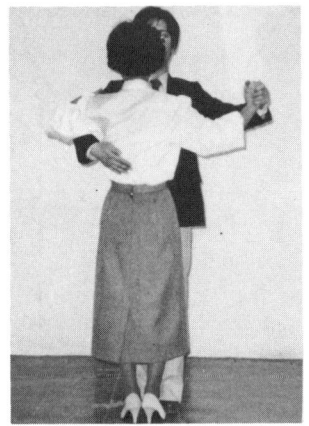

⑨ 남성 : 왼발 오른발 옆에 모은다.
여성 : 오른발 왼발 옆에 모은다.

탱고

3. 링크 (The promenade link)

이 스텝(피겨)은 블루스와 비슷한 형태이다. 블루스 설명을 참조하도록.

	남　　　성		여　　　성
1	왼발 뒤로 후진.	1	오른발 앞으로 전진.
3	오른발 뒤로 후진(왼발에 모은다).	2	왼발 앞으로 전진(오른발에 모은다).
3	오른발 비스듬히 앞으로 전진.	3	왼발 비스듬히 뒤로 후진.
4	왼발 비스듬히 앞으로 전진.	4	오른발 비스듬히 뒤로 후진.
5	오른발 비스듬히 앞으로 전진.		(왼발에 거의 모은다).
6	왼발 비스듬히 앞으로 전진.	5	왼발 비스듬히 앞으로 전진.
7	오른발 비스듬히 앞으로 전진.	6	오른발 비스듬히 앞으로 전진.
	(왼쪽으로 1/8 회전).	7	왼발 비스듬히 앞으로 전진.
8	왼발 오른발 옆으로 모은다.		(오른쪽으로 1/8 회전).
		8	오른발 왼발 옆에 모은다.

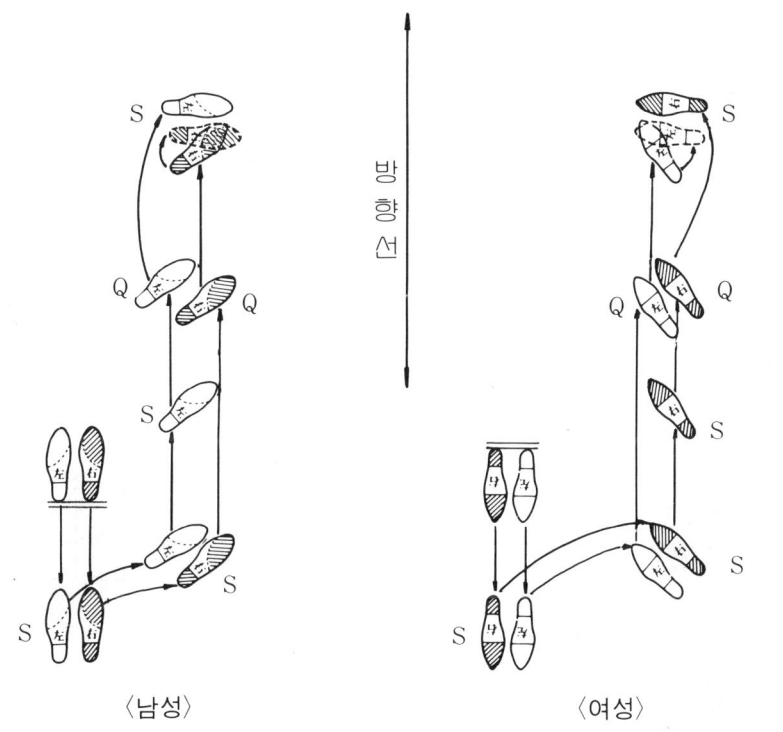

〈남성〉　　　　　〈여성〉

4. 오픈 턴 (The promenade turn)

	남　　성		여　　성
1	왼발 뒤로 후진.	1	오른발 앞으로 전진.
2	오른발 뒤로 후진(왼발에 모은다).	2	왼발 앞으로 전진(오른발에 모은다).
3	오른발 비스듬히 앞으로 전진.	3	왼발 비스듬히 뒤로 후진(p.p 상태).
4	왼발 비스듬히 앞으로 전진. (거의 오른발에 모은다).	4	오른발 비스듬히 뒤로 후진(p.p 상태). (거의 왼발에 모은다).
5	왼발 비스듬히인 채로 앞으로 전진.	5	오른발 비스듬히인 채로 앞으로 전진.
6	오른발 비스듬히 오른쪽 앞으로 전진. (여성의 앞쪽으로). 왼쪽으로 3/8 회전.	6	왼발 앞으로 전진(오른발 가로질러서).
7	왼발 나란히 옆으로 약간 뒤쪽으로. (왼쪽으로 3/8 회전).	7	오른발 앞으로 전진
8	오른발 p.p 상태로 오른쪽으로 회전하며 오픈.	8	왼발 앞으로 전진(남성의 외측으로). 5/8 왼쪽으로 회전. p.p 상태.

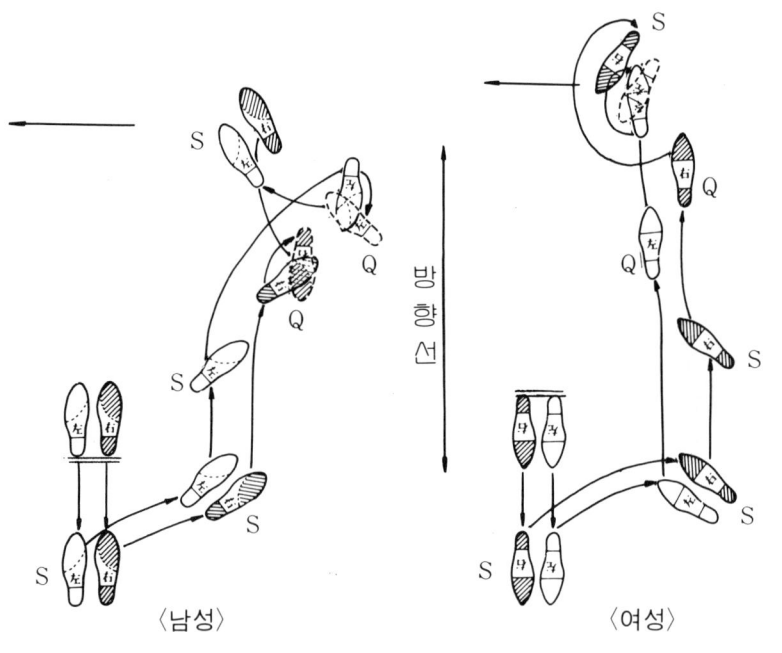

〈남성〉　　〈여성〉

탱 고

5. 스위블 턴 (The outside swivel turn to left)

이 스텝(피겨)은 약간 어려운 스텝으로 남성은 리드에 있어서 특별히 신경을 써야 한다. 1보와 2보에서 계속 회전을 하므로 남성과 여성의 허리놀림이 유연하게 연결이 되어야 할 것이다. 남성은 4보째에서는 오른발이 왼발 앞으로 하여 왼쪽으로 꼬인 상태를 이루게 되므로 체중은 완전히 왼발에 실어 중심을 잃지 않도록 하여야 한다. 여성은 3보에서 왼쪽으로 1/8 회전을 하게 되므로 3보를 가장 잘 하여야 한다. 남성은 여성의 3보에서 여성이 원활히 회전할 수 있도록 리드를 행하여야 한다.

특히 여성은 계속 각 보마다 회전이 계속되므로 몸놀림에 있어서 남성이 부담이 가지 않도록 신속하게 행하여야 할 것이다.

	남　　　　성		여　　　　성
1	왼발 비스듬히 앞으로 전진(오른쪽으로 1/4 회전).	1	오른발 뒤로 비스듬히 후진.
2	오른발 왼발 옆으로 평행으로 나란히 오른쪽으로 1/4 회전	2	왼발 비스듬히 옆으로 나란히 유지.
		3	오른발 왼쪽으로 비스듬히 전진. (왼쪽으로 1/8 회전).
3	왼발 비스듬히 뒤로 후진.	4	왼발 오른발 옆으로.
4	오른발 왼발 앞을 가로질러 왼발 앞으로 (cross 상태).	5	왼발 앞으로 전진.(3/8 회전 오른쪽으로).
5	오른발 앞으로 약간 비스듬히 전진.	6	오른발 왼발 옆으로(p.p상태로).
6	왼발 오른발 옆으로(p.p상태).		

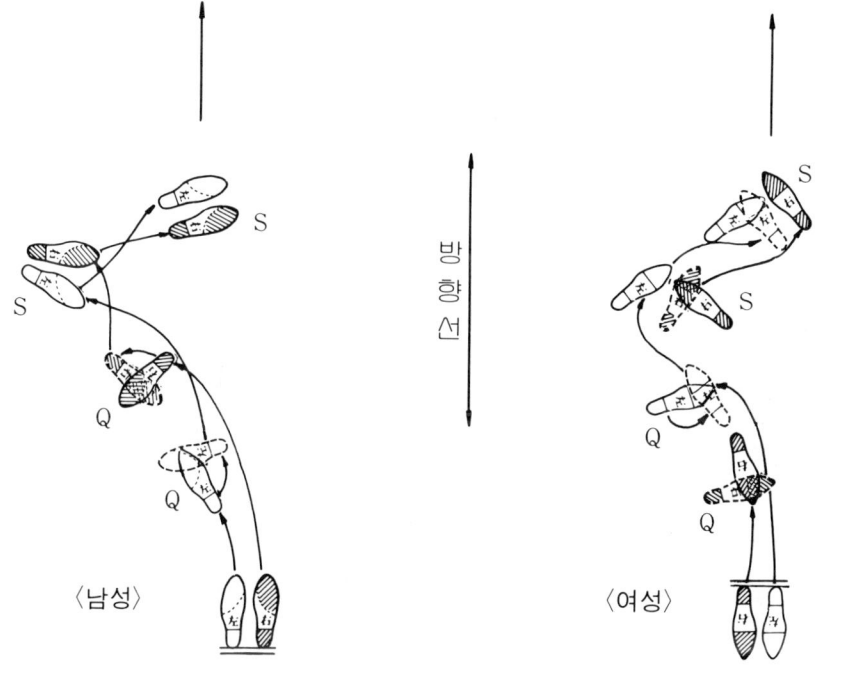

〈남성〉　　　　　〈여성〉

① **Three step, promenade chasse의 연결 연습**

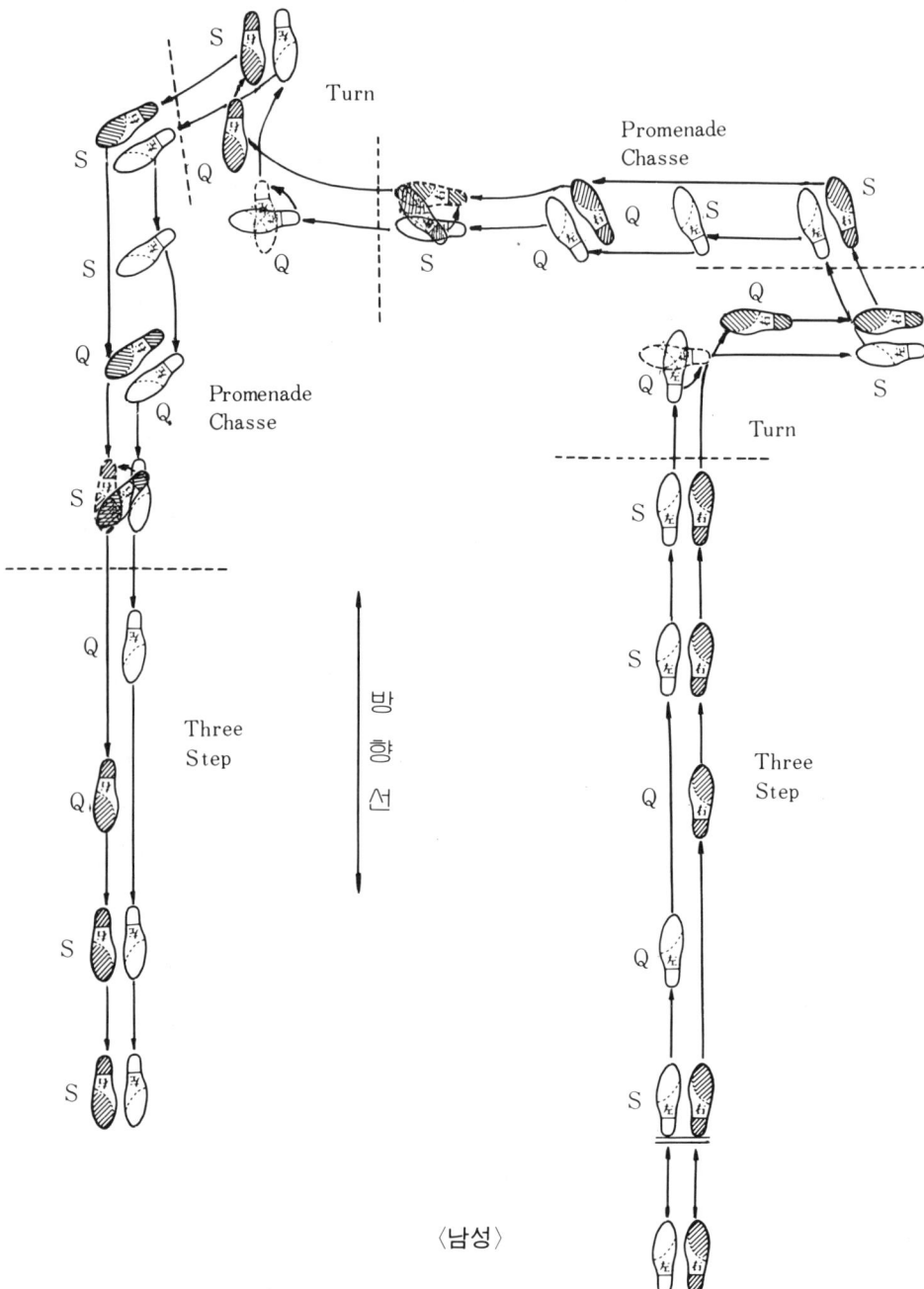

〈남성〉

① **Three step, promenade chasse의 연결 연습**

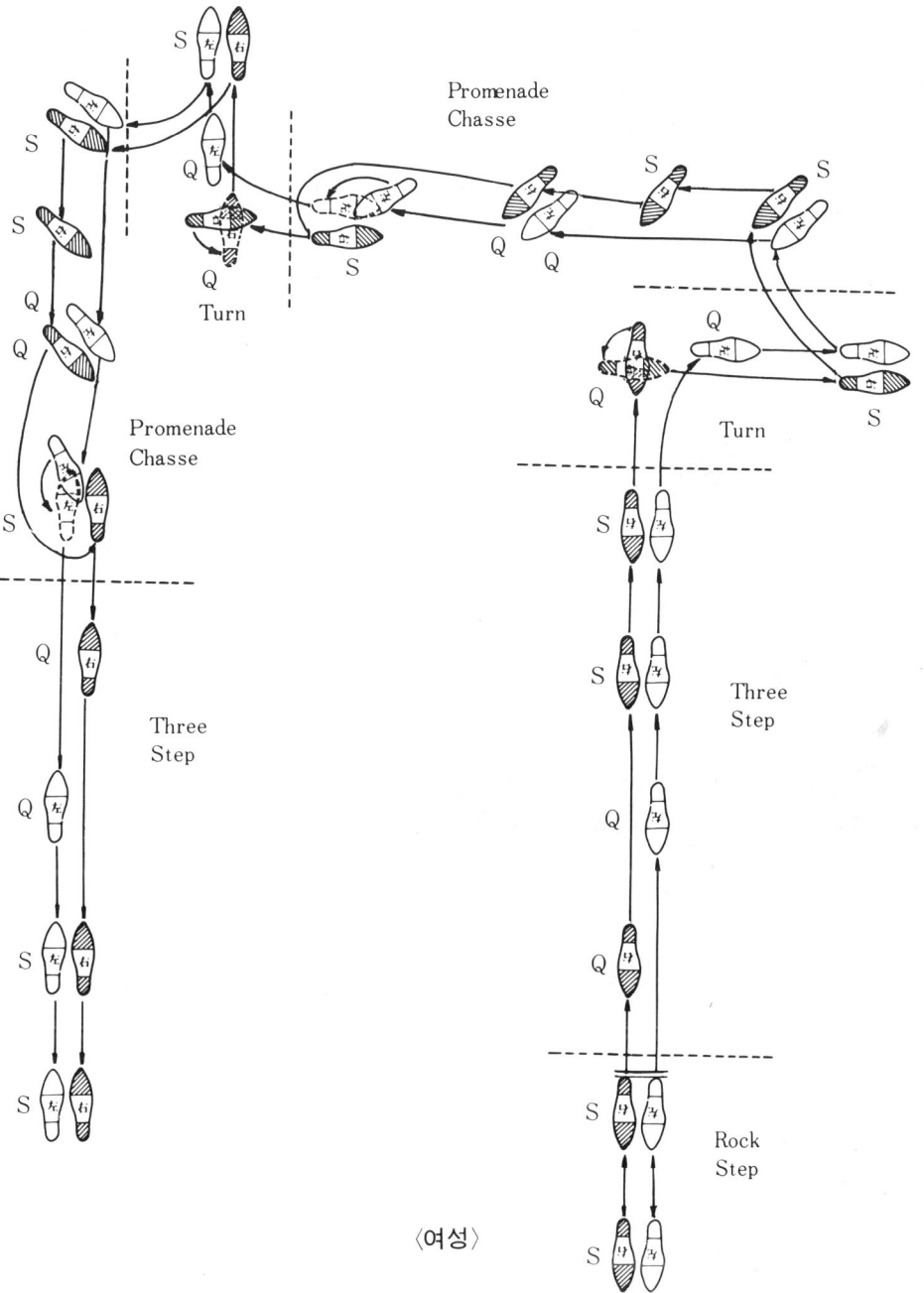

〈여성〉

② The outside swivel turn to left,
promenade(link, turn)의 연결 연습

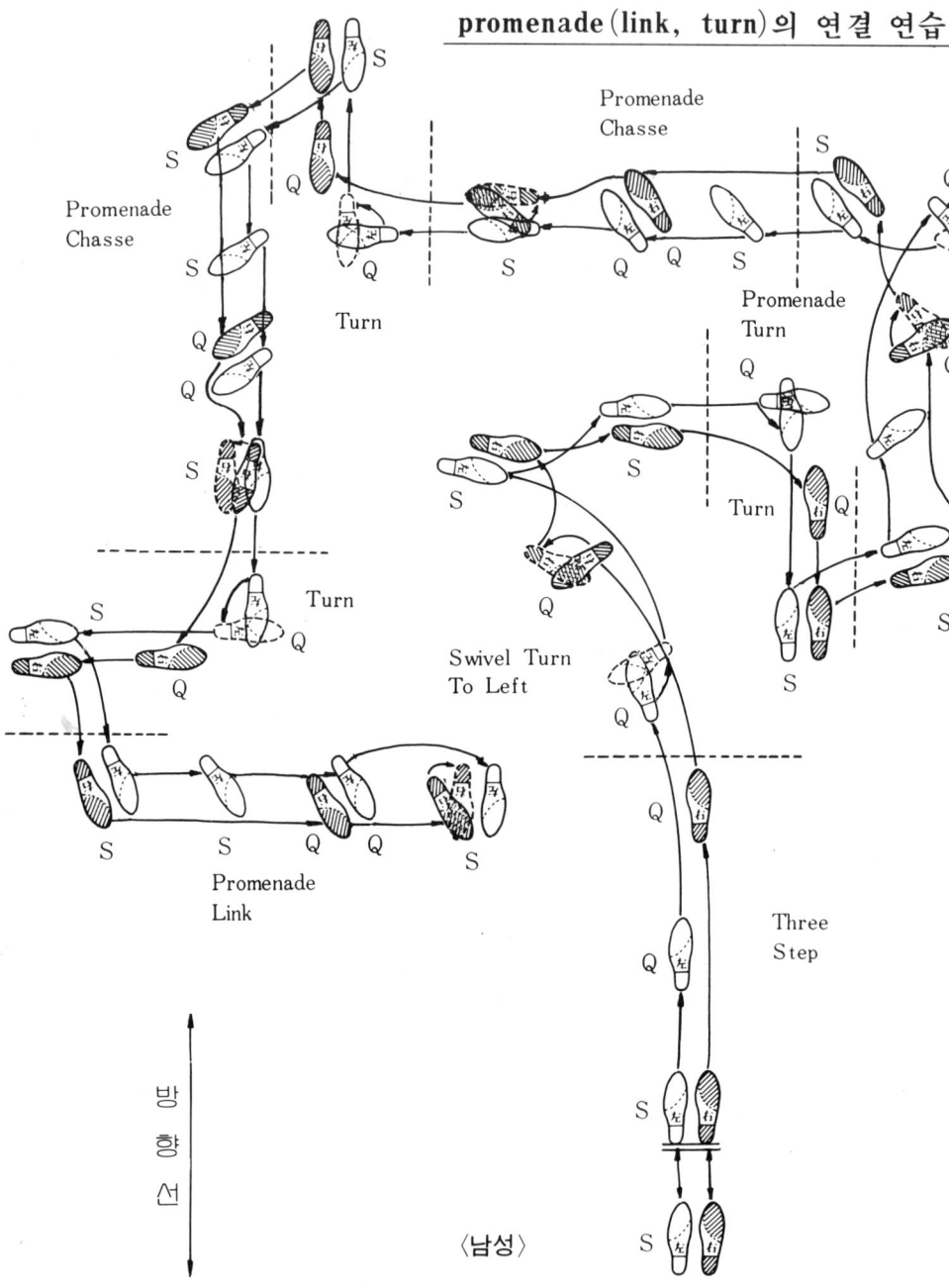

〈남성〉

탱 고

② The outside swivel turn to left, promenade(link, turn)의 연결 연습

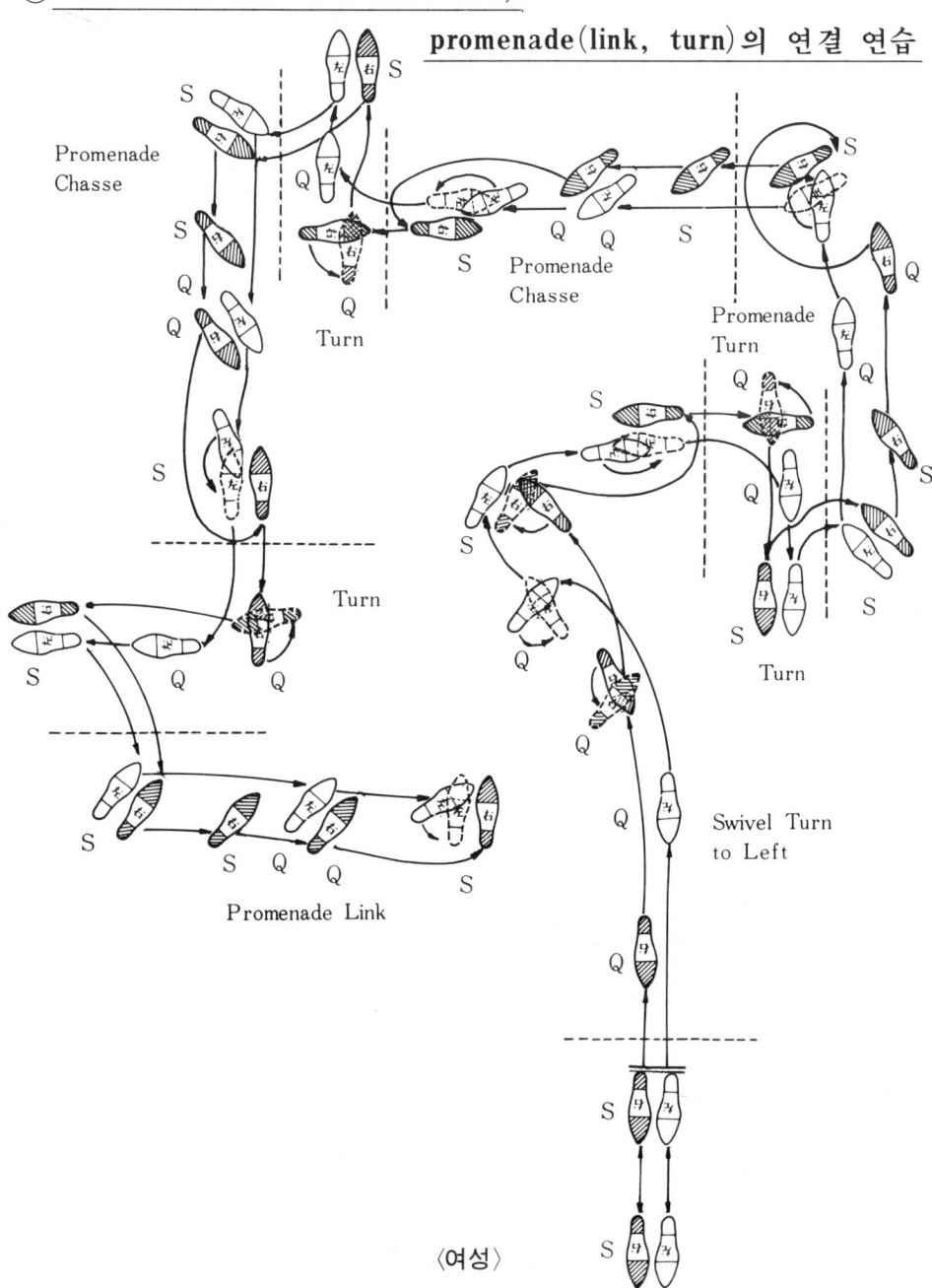

〈여성〉

알기쉬운 댄스교본

2024년 10월 10일 중판 발행

지은이 * 한명호
펴낸이 * 남병덕
펴낸곳 * 전원문화사

07689 서울시 강서구 화곡로 43가길 30. 2층
　　　T.02)6735-2100. F.6735-2103
E-mail * jwonbook@naver.com
등록 * 1999년 11월 16일 제 1999-053호
Copyright ⓒ 1987, by Jeon-won Publishing Co.
*이 책의 내용은 저작권법에 따라 보호받고 있습니다.
*잘못 만들어진 책은 바꾸어 드립니다.

값 8,000원